Die unmittelbare Kranken=Untersuchung

Ärztliches Sehen, Hören und Fühlen

von

Paul Martini
a. o. Professor an der Universität München

Mit 35 Abbildungen im Text

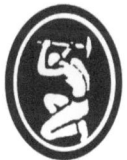

München · Verlag von J. F. Bergmann · 1927

ISBN-13: 978-3-642-90079-2   e-ISBN-13: 978-3-642-91936-7
DOI: 10.1007/978-3-642-91936-7

Alle Rechte,
insbesondere das der Übersetzung in fremde Sprachen vorbehalten.

Copyrigth 1927 by J. F. Bergmann, München.

Softcover reprint of the hardcover 1st edition 1927

Vorwort.

Das kleine Buch, das heute den Weg antritt zu denen, die Ärzte werden wollen, will zeigen, wie der Arzt, vorerst ohne weitere als die einfachsten Hilfsmittel, vom kranken Menschen Eindrücke in sich aufnehmen kann. Dazu müssen ihm die krankhaften Veränderungen erst „auffallen". Erste Aufgabe ist hier also, die Möglichkeiten und Richtungen zu zeigen, in denen der Arzt seine Sinne gebrauchen kann, um das Kranke an einem Menschen erkennen und beurteilen zu können. In diesem Bestreben wird die Erwähnung der wichtigsten Symptome und teilweise auch ihre Einordnung in größere Zusammenhänge wertvolles und unumgängliches Mittel sein. Dagegen kann hier nicht beabsichtigt sein, die Symptomatik des Krankhaften auch nur in einiger Vollständigkeit darzustellen. So verlockend es gewesen wäre, auch die Beobachtungen des Kranken selbst, seine Anamnese, in den Zusammenhang der ärztlichen Untersuchung einzufügen, aus äußeren Gründen mußte leider darauf verzichtet werden.

An neuen diagnostischen Möglichkeiten ist in den letzten Jahrzehnten eine Legion entstanden. Aber die täglichen Methoden des praktischen Arztes, fern von der Klinik, sind doch im wesentlichen die gleichen geblieben. Den physikalischen Methoden unter ihnen ist dies Buch gewidmet. Es hat den Ehrgeiz zu lehren, wie groß das Arbeitsfeld dieser Methoden ist, wieviel Boden hier fruchtbar gemacht werden kann. Es gibt manches gute Buch, das dem gleichen Ziele zustrebt; aber wie die Menschen verschieden denken, so ist auch verschieden die Art und Weise wie sie lernen. Wenn dem einen oder andern durch die hier angewandte Art geholfen werden wird, ein Stück weiter zu kommen, so ist das Buch nicht umsonst hinausgezogen.

Wer sich eingehender mit den Problemen der Perkussion und Auskultation beschäftigen will, sei verwiesen auf die klaren physikalischen Ausführungen in R. Geigels „Leitfaden der diagnostischen Akustik", Stuttgart 1908 und auf E. Edens schönes „Lehrbuch der Perkussion und Auskultation", Berlin 1920; letzteres enthält die vollständige Zusammenstellung der akustisch-diagnostischen Literatur. In das wichtige Gebiet der Bauchpalpation kann kein Buch so tief einführen, wie Th. Hausmanns „Methodische Gastrointestinalpalpation", Berlin 1918; dort finden sich auch ausführliche Literaturnachweise.

Mein Lehrer Friedrich von Müller, der in genialer Lebensarbeit einen überragenden Gipfel diagnostischer Lehrerfahrung erreicht hat, ist in vielfacher Beziehung der geistige Vater dieses Buches. Ihm sei es in Verehrung und Dankbarkeit gewidmet.

Meinen Freunden Otto Kühne und Berthold Oppler danke ich für manchen guten Rat.

München, Herbst 1926.

Paul Martini.

Inhaltsverzeichnis.

	Seite
Vorwort	III
Über das Wesen der ärztlichen Untersuchung	1

Allgemeine Diagnostik.

Die Betrachtung des Kranken. 4
   Größe, Umfang, Form, Haltung, Lage, Farbe. 5
   Haut, Behaarung 11
   Das Gesicht und seine Organe 19
   Hals 23
   Gliedmaßen und Hand 23

Die Behorchung des Kranken 25
   Physikalische Einführung in die diagnostische Akustik 26
   Die Geschichte der akustischen Diagnostik 32
   Die Perkussion 33
      Die Methodik der Perkussion 33
      Ziele und Arten der Perkussion 34
      Die Grundlagen der vergleichenden Perkussion; Lautheit, Dauer, Tonhöhe; Tympanie; Einfluß der Brustwand . . . 35
      Die Grundlagen der topographischen Perkussion 43
   Die Auskultation 48
      Das Stethoskop; Eigentöne und Eigengeräusche; das Schallleitungsvermögen 48

Die Betastung des menschlichen Körpers 51
Der Schmerz 53
Geruchssinn und Krankenuntersuchung 55

Die spezielle Diagnostik.

Die topographischen Punkte, Linien und Regionen des Körpers 58
Die spezielle Diagnostik der Atmungsorgane 60
   Die Symptomatik der oberen Luftwege 60
   Anatomie und Physiologie der Lunge 61
   Die Betrachtung des Brustkorbes 64
   Die topographische Perkussion der Lunge 66
      Untere Lungengrenzen, deren Verschieblichkeit, Zwerchfellstand; die medialen Lungengrenzen; Lungenspitzengrenzen; Lungenlappengrenzen 67
   Die vergleichende Perkussion der Lunge 70
      Die Dämpfung; der besonders laute und tiefe Schall; die Tympanie 71

Inhaltsverzeichnis.

Seite

Die perkussorischen Höhlensymptome: Metallklang, Geräusche des gesprungenen Topfes, die Schallwechselphänomene . . 73
Vergleichende Perkussion und Streifenperkussion 78

Die Auskultation der Lunge 79
    Das physiologische Bronchialatmen: Entstehung und Charakter 80
    Das Vesikuläratmen: Charakter, Entstehung und Abhängigkeiten, Inspirium und Exspirium; Veränderungen seiner Lautheit, Dauer und Tonhöhe; das sakkadierte Atmen . . 81
    Das pathologische Bronchialatmen: Entstehungsbedingungen, Abhängigkeiten; Zwischenstufen zwischen Vesikulär- und Bronchialatmen 87
    Das Atemgeräusch über pathologischen Hohlräumen: Bronchialatmen, amphorisches Atmen, metallischer Beiklang . . . 89
    Die Schalleitung der Stimme durch die Lunge 92
        Die Auskultation der Stimme 92
        Die Palpation der Stimme 94
    Die Nebengeräusche 97
        Die pulmonalen Nebengeräusche: die trockenen und feuchten, die klingenden und nichtklingenden Nebengeräusche; das Knistern 98
        Nebengeräusche als Hohlraumsymptome 104
        Pleurale Geräusche 105
        Die Palpation der Lunge 107
Synopsis der Lungenkrankheiten 107

Die spezielle Diagnostik des Kreislaufs 116
Anatomie und Physiologie des Kreislaufs 116
    Der Klappenapparat, das Reizleitungssystem, Herzschlagfolge, Herzschlagvolumen, physiologische und pathologische Arbeitsvermehrung, die Ursachen der Herzvergrößerung . 116—124
Inspektion und Palpation der Herzgegend 124
Herzstoß und Herzspitzenstoß 128
Die Perkussion des Herzens 128
    Die tiefen Herzgrenzen 129
    Die oberflächlichen Herzgrenzen 130
    Die Normalmaße der Herzgrenzen 130
    Die Bewertung der Herzdämpfung 132
        Fälschungen durch Emphysem und äußere Bedeckungen; Herzfigur und Zwerchfellstand; Verlagerung des Herzens; Verkleinerung der Herzdämpfung; Verkleinerung des Herzens selbst. Vergrößerung der Herzdämpfung 132—135
    Vergrößerung des Herzens 135
        Art und Richtung der Vergrößerung des Herzens und seiner Höhlen; spezielle Ursachen der Herzvergrößerung 135—137
Die Auskultation des Herzens 138
    Die Entstehung der Herztöne und ihre zeitliche Beziehung zur Herzaktion 138
    Die akustische Analyse der Herzaktion 140
        Feststellung der Herzphase, Feststellung des Ursprungsortes eines Tones; die Auskultationsstellen der Herzostien 140
    Die Herztöne und ihre Veränderungen 142

Charakter und Lautheit, Verstärkung der Herztöne, Abschwächung der Herztöne, Spaltungen und Verdoppelungen der Herztöne 142
Die Herzgeräusche 147
    Die kardialen Geräusche 148
        Die Grundlagen der Geräuschbildungen im Kreislauf 148
        Lautheit und Charakter der Herzgeräusche 151
        Die organischen Herzgeräusche 152
        Die differentialdiagnostische Analyse der Herzgeräusche 153
        Die akzidentellen Herzgeräusche 155
    Die extrakardialen Herzgeräusche 158
Die Diagnostik der Blutgefäße 161
    Normale und pathologische Physiologie; Blutdruck 161
    Die Arterien 166
        Die Inspektion der Arterien 166
        Die Auskultation der Arterien 167
        Die Palpation der Arterien 169
        Die Arterienwand 170
        Pulszahl 171
        Die Herzunregelmäßigkeiten 172
        Störungen der Reizentstehung: Sinusarrhythmie, Extrasystolie, Arrhythmia perpetua, die paroxysmale Tachykardie 172
        Die Reizleitungsstörungen 179
        Die Härte des Pulses, Blutdruck, Blutdruckmessung . 183
        Die Schnelligkeit des Pulses 187
        Die Größe des Pulses 187
        Die Kraft des Pulses 188
    Die Venen 189
        Inspektion und Palpation 189
        Auskultation 190
Synopsis der Herz- und Gefäßkrankheiten 192

Die spezielle Diagnostik der Bauchorgane 199
Die Betrachtung des Bauches 199
    Bauchhaut, Bauchwand, die inneren Organe, Aszites, Meteorismus . . . . 199—201
Die Perkussion des Bauches 203
    Die Qualitäten des Bauchschalles, topographische Perkussion des Bauches 204
Die Auskultation des Bauches 206
Die Betastung des Bauches 207
    Die Ziele der Bauchpalpation 208
    Die Prinzipien der Bauchpalpation 208
        Das Verhalten des Kranken, die Methodik des Arztes, die Tiefenpalpation, die Gleitpalpation 208
    Die palpatorische Tumordiagnostik 215
    Der palpatorische Schmerz 217
    Die Fluktuation 218
    Die Speiseröhre 219

	Seite
Der Magen	220
Der Traubesche Raum, der Pylorus	220
Der Darm	222
Pars coecalis ilei, Coecum, Ileozökaltumoren, Appendix, Mac Burneyscher Punkt, Kolon, Sigmoid; die Mastdarmuntersuchung	222—225
Die Leber	226
Leberlage, Lebergröße, Leberform und -Konsistenz	226
Die Bauchspeicheldrüse	230
Die Milz	230
Milzdämpfung und Milzgröße, Form, Konsistenz, Schmerzhaftigkeit	231
Die Nieren	234
Die Harnblase	236
Sachverzeichnis	238

Über das Wesen der ärztlichen Untersuchung.

Das ärztliche Erkennen soll nicht Erzeugnis einer passiven Aufnahme sein, vielmehr das Ergebnis einer stetig zu erneuernden Betätigung des Geistes; es setzt eine, oft mühevolle, geistige Bearbeitung des Gegenstandes, des kranken Menschen, voraus. Die größere oder geringere Kunst, mit der dieses Erkenntnisstreben geübt wird, ist im Einzelfall wie im allgemeinen nicht nur ein Geschenk des Ingeniums; es muß und kann bewußt geschult werden: besonders der angehende Arzt soll mit all seinen Sinnen spüren, bis sich ihm später viele Symptome auch ohne bewußtes Suchen offenbaren werden.

Von den fünf Sinnen, die sich auf äußere Empfindung beziehen, vermitteln zwei, der Geschmack und der Geruch, eine Vorstellung, die für den Menschen mehr die eines Behagens oder Mißbehagens als der Erkenntnis des Gegenstandes bedeutet. Diesen zwei Sinnen gegenüber tragen die Sinne des Gesichts, des Gehörs und des Tastgefühls wesentlich zur Erkenntnis des Gegenstandes bei.

Die Betastung vermittelt uns die ersten räumlichen Erfahrungen, und ohne sie fehlte uns überhaupt der Begriff einer körperlichen Gestalt. Auch über nicht zu rasche Bewegungen kann sie etwas aussagen. Aber sie ist ein recht einseitiger Sinn, der im allgemeinen nur über feste Materien Auskunft gibt.

Das Gehör gibt uns Kunde über Bewegungen gasförmiger sowohl, wie fester und flüssiger Medien. Ohne Bewegung keine Beteiligung des Gehörs; dazu muß diese Bewegung noch bestimmte, später zu definierende Voraussetzungen erfüllen. In diesen zwei Bedingungen liegt die Begrenzung des Gehörs, in der Ausdehnung auf jede Art der Materie liegt seine Vielseitigkeit.

Das Gesicht erstreckt sich auf jede feste und flüssige Materie und auf manche gasförmige. Es gibt über Größenverhältnisse Auskunft, dort wo die anderen Sinne schon längst versagen, über Form, Farbe und sonstige Eigenschaften der Oberfläche. Seine Wahrnehmungen beziehen sich auf die Ruhe wie auf die Bewegung. Es können von ihm sowohl Einzelwahrnehmungen aufgenommen als auch ganze Bilder aus Gruppen von Einzelwahrnehmungen aufgebaut werden. Das Gesicht ist so der uneingeschränkteste der Sinne und, wenn man so will, der edelste.

Je allgemeiner eine Erkenntnismöglichkeit ist, um so mehr wird sie an der Spitze unserer Krankenuntersuchung stehen, um Richtung und Gang der weiteren Methoden zu bestimmen. Es bedeutet Zeitverschwendung, mit speziellen Formen der Untersuchung zu beginnen, ohne erst den Kranken als Ganzes betrachtet zu haben. „Betrachtung" aber ist Inspektion, und τὸ δύνασθαι σκοπεῖν [1] ist wie für Hippokrates, so auch für uns noch ein Hauptteil der ärztlichen Kunst. Die Methoden der übrigen Sinnesorgane sind notwendigerweise Einzeluntersuchungen; ihre Vielzahl hat die Betrachtung diese primitivste, deshalb aber auch umfassendste Möglichkeit der Einsicht zurücktreten lassen. Es darf nicht vorkommen, daß ein Kranker perkutiert, auskultiert, chemisch und mikroskopisch durchuntersucht wird, ehe er nur einmal als Ganzes vom Kopf bis zu Fuß betrachtet worden ist. Wenn die Betrachtung, die zusammen mit der Betastung früheren Jahrhunderten ein und alles war, so außer Kurs gekommen ist, so liegt das nicht daran, daß heute die Kunst des Beobachtens mit dem Auge, „der ärztliche Blick", verloren gegangen und nicht mehr erlernbar wäre; Grund ist vielmehr, daß das naturwissenschaftliche Zeitalter das anschauliche Denken überhaupt zurückgedrängt hat gegenüber der schrittweise vorgehenden Analyse. Hier ist es Zeit, wertvolle alte Kräfte wieder mehr in den Vordergrund zu stellen, ohne in den umgekehrten Fehler zu verfallen und die im letzten Jahrhundert gewonnenen Einsichten in die Lebensvorgänge zu unterschätzen. Wohl ist es in manchen Fällen möglich, allein aus der Anschauung des Ganzen die Krankheit zu erkennen. Es kommen — ungerechnet die eigentlichen Hautkrankheiten — Fälle charakteristischer Veränderungen der gesamten Person vor, die dem erfahrenen Arzt spontan früher gesehene ähnliche Bilder und mit ihnen die Diagnose aufsteigen lassen. Von jedem Arzt aber wäre es heutzutage unverantwortlich, sich mit solcher Teilerkenntnis zu begnügen und auf weitere Einsichten freiwillig zu verzichten. Die modernen ärztlichen Methoden und Erkenntnisse, die uns eine große Strecke weitergeführt

---

[1] Μέγα δὲ μέρος ἡγεῦμα τῆς τέχνης εἶναι τὸ δύνασθαι σκοπεῖν.

haben im Wissen um den kranken Menschen, können die anschauliche Betrachtung des Ganzen nicht nur ergänzen, sondern weitgehend in ihren Grundlagen erklären.

Daher haben auch der Allgemeinbetrachtung, gleichviel ob sie schon zum Ziel geführt zu haben scheint oder nicht, die kritischen, nicht mit Unrecht objektiv genannten **Einzeluntersuchungen** zu folgen, die sich neben dem Gesicht bedienen des Gehörs, des Gefühls, in seltenen Fällen des Geruchs und schließlich auch der Methoden des Laboratoriums. Selbstverständlich ist auch mit dem sinnlichen Erkennen der Symptome weder die Krankheit noch der kranke Mensch erkannt. Dazu ist notwendig zu finden, welche Symptome und wie diese zusammengehören. Hier wird dann manchmal eine erleuchtete Idee mit einem Schlag Licht in ein dunkles Krankheitsbild werfen. Wer aber auf solche Erleuchtung wartet, ohne sich immer wieder im Kleinen strebend zu bemühen, der wird vergebens warten.

Die Diagnose der täglichen Pflicht erwächst aus dem Sichten und Ordnen der Allgemein- und der Einzelsymptome, aus deren Einfügen in erlernte und erlebte Zusammenhänge. Je offener das Auge, je freier die Aufnahmefähigkeit, je größer die Erfahrung, um so mehr solche Zusammenhänge werden mit der Zeit Eigentum des Arztes werden. Der Besitz solcher **Assoziationen** ist das Kapital des guten Arztes. Der beste Diagnostiker ist der, der am reichsten ist an Wissen, an Erfahrungen, an Assoziationen aus der Fülle des gesunden und des kranken Menschenlebens. Bei aller Anerkennung der wichtigen Rolle, die die Assoziationen in der Krankheitserkennung spielen, muß auch auf eine Gefahr hingewiesen werden, die von ihnen droht. Sie ist dann gegeben, wenn eine Assoziation den Arzt so gefangen nimmt, daß er vorschnell mit seiner Diagnose fertig zu sein glaubt, und so den Weg zur Wahrheit übersieht.

Die ärztliche Untersuchung ist nie mit „gestellter Diagnose" abgeschlossen; sie endet nicht früher, als bis der Kranke aus der Behandlung entlassen ist. Dazu verpflichtet ebenso die Unzulänglichkeit unseres Erkenntnisvermögens, wie die Veränderlichkeit alles Lebenden. Der Arzt darf dem Menschen niemals wie einem abgeschlossenen genau erkannten Bild gegenüberstehen, er muß vielmehr immer willens und bereit sein, Neues an ihm zu entdecken und mag er sich auch noch so oft schon — mit wirklichem oder scheinbarem Erfolg — forschend an ihm versucht haben.

Allgemeine Diagnostik.

Die Betrachtung des Kranken.

Inspektion.

Die Betrachtung des Kranken beginnt, sobald und so oft der Kranke in den „Gesichtskreis" des Arztes tritt. Sie muß bewußt geübt werden, bis sie dem Arzt zur inneren Notwendigkeit geworden ist und unbewußt und immer wieder stattfindet. Nur mit dem Gesicht kann man einen „Überblick" gewinnen, von dem weitere Untersuchung wie Anamnese oft ihren Ausgangspunkt nehmen werden. Das Sehen ist fast immer ein sehr zusammengesetzter Vorgang, richtet sich meist auf Bilder und damit auf eine ganze Reihe verschiedener Qualitäten zugleich: auf Größenverhältnisse, auf Bewegungen, auf Farben und auf sonstige Verschiedenheiten der Oberfläche und des bildenden Stoffes. Die optischen Eindrücke werden vom naiven Beobachter benutzt zu einem kombinierten Urteil, über dessen Grundlagen er meist nicht reflektiert, über die er sich damit sehr häufig keine Rechenschaft gibt. Auch im ärztlichen Denken darf solche komplexe Betrachtung ihre Rolle spielen, ja der vielerfahrene Arzt erlebt seine höchste diagnostische Befriedigung und Vollendung in der Krankheitserkennung aus dem Gesamteindruck der Person. Zu diesem letzten Ziele diagnostischen Könnens ist der Weg aber lang, und wer zu früh sich einbildet, das Ziel erreicht zu haben, wird samt seinem Kranken das Opfer seiner Einbildung.

Jeder, der bis zu diesem Endziele gelangen will, muß erst Meister geworden sein im Sehen und im Wahrnehmenkönnen all der Einzelerscheinungen, die die unendliche Mannigfaltigkeit der Krankheitsbilder bedingen. Dazu muß er gelernt haben, bewußt sich Rechenschaft zu geben über die Einzelqualitäten, aus denen heraus er sich sein Urteil bildet. Es müssen ihm auch gegenwärtig sein die physikalischen und psychologischen Faktoren, die seine Beobachtung erschweren und zu Fehlurteilen führen können.

Auf den Körper angewandt bezieht sich die Betrachtung auf den Körper als Ganzes und auf seine einzelnen Teile. Dazu gehören Größe, Umfang, Haltung, Bewegung, die ganzen plastischen Verhältnisse des Körpers, dessen Tonus, die Ausbildung des Skeletts, der Zustand der Muskulatur und des Fettgewebes, der Turgor, die Farbe, die Feuchtigkeit und etwaige Erkrankungen der Haut, und endlich deren Behaarung.

Die Körpergröße ist abhängig vom knöchernen Gerüst. Hochgradige Abnormitäten der Körpergröße, Riesen- und Zwergwuchs fallen auch dem Laien auf. Die Aufmerksamkeit des Arztes müssen auch schon andere, vom üblichen Längenmaß abweichende Individuen eben ihrer über- oder unternormalen Länge wegen erwecken. Sie sollen ihn einerseits auffordern, nach eventuellen anderen Folgen innersekretorischer Störungen (Hypogenitalismus, Akromegalie, Kretinismus und Myxödem) zu fahnden oder nach sonstigen häufigen Ursachen, speziell abnormer Kleinheit, wie z. B. nach Rachitis oder Chondrodystrophie. Andererseits sollen sie seine Gedanken lenken zu den schädlichen Einwirkungen, die die Anomalien des Längenwachstums für die Funktion innerer Organe haben können, wie für Herz und Lunge der lang aufgeschossenen Schmalbrüstigen. Dem aufmerksamen Beobachter wird dabei nicht entgehen, daß sich bei vielen solcher Patienten dazu gesellen Disproportionen der Gliedmaßen und des Rumpfes, wiederum dringende Verdachtsmomente auf Störungen vor allem der Keimdrüsen und der Hypophyse.

Auch sonst hat das knöcherne Gerüst mit seinen Veränderungen innige Beziehungen zum Allgemeinzustand des Körpers. Es verfällt im Alter einer gewissen Atrophie wie auch der übrige Körper; so ist das Kleinerwerden, das Zusammenschrumpfen der Greise noch ein physiologischer Vorgang, dennoch je nach der Zeit seines Auftretens und seinem Grad von diagnostischer und prognostischer Bedeutung. Schon ehe der Patient sich entkleidet hat, kann eine Andeutung von caput quadratum an überstandene Rachitis erinnern. Die Suche nach anderen charakteristischen Merkmalen dieser Erkrankung sichert die Diagnose: Die Auftreibung der Epiphysenenden der Extremitätenknochen und der Rippen (rachitischer Rosenkranz), deren Verkrümmungen, Verbiegungen der Wirbelsäule und die weittragenden Folgen dieser Verbiegungen auf den Bau des Thorax, auf das froschbauchähnliche Vorspringen des Leibes; schließlich die geburtshilflich so wichtige Verunstaltung des rachitisch platten, immerhin symmetrischen Beckens, demgegenüber das asymmetrisch verengte (besonders das schnabelförmig nach vorn auslaufende) Becken das Stigma der Osteomalazie darstellt. Ebenfalls im Gegensatz zur Rachitis verursacht die Tuberkulose keine Verbiegungen, die sich gleichmäßig auf große Teile der Wirbelsäule erstrecken, vielmehr hat bei ihr der Einbruch eines oder mehrerer Wirbelkörper als wesentlichste Veränderungen eine Knickbildung der Wirbelsäule zur Folge, den Gibbus, den Pottschen Buckel. Die Türkensäbelformen der Diaphysen erwecken den Verdacht auf Morbus Paget, dessen Grunderkrankung wahrscheinlich eine hyperplasierende Ostitis fibrosa ist. Schließlich wirft jede lokal begrenzte Knochenauftreibung die Frage von Tumorbildungen auf.

Körperumfang. Übermäßiger Fettansatz, Fettleibigkeit stellt neben der Frage der reinen Mast stets auch die oben erwähnten Störungen der inneren Sekretion (Hypogenitalismus, Hypothyreose, Klimakterium) zur Diskussion, dazu mastbefördernde Eigentümlichkeiten des Berufs (Gastwirt, Metzger), Einflüsse der sonstigen Tätigkeit und des Lebensalters. Auch die Beziehungen zu anderen Erkrankungen, zu Erkrankungen der Gallenblase oder des Herzens müssen bei der Inspektion Fettleibiger in der Peripherie unseres Gesichtskreises erscheinen.

Noch mannigfaltiger ist die Reihe der Möglichkeiten für die Entstehung abnormer Magerkeit. Unterernährung dürfte meist leicht anamnestisch zu bestätigen sein, sei es als Folge sozialer Verhältnisse oder persönlicher Gewöhnung oder als Ausdruck von Störungen im Bereich des Magen-Darmkanals. Daß unter den Ursachen der Abmagerung die Auszehrung im engeren Sinne, die Phthise und die bösartigen Geschwülste ganz im Vordergrund stehen, bedarf keiner besonderen Betonung. Abmagerung infolge von Morbus Basedow und auch schon infolge der leichteren Grade der Dysthyreose ist fast immer von anderen Symptomen begleitet — Struma, Glanzauge bis Exophthalmus, Schwitzen, Haarausfall, Tremor, Tachykardie usw. — die, auch wenn sie nur vereinzelt vorhanden, oder nicht sehr ausgesprochen sind, diese häufige Ursache der Magerkeit nicht übersehen lassen, wenn man sich nur daran gewöhnt hat, genügend auf sie zu achten. Seltener ist die Abmagerung Folge einer Nebennierenerkrankung (M. Addison) oder einer

Störung des Hirnanhangs (Simmonds'sche Krankheit, hypophysaere Kachexie). So kann der Fettansatz eines Menschen ein wertvoller Helfer sein, um Einblick zu gewinnen in die Funktion der inneren Drüsen. Das gilt für krankhafte Bedingungen, aber auch schon für Verhältnisse, die sich noch im Rahmen des Physiologischen halten. Ein ganz besonderes Augenmerk ist dabei familiären, konstitutionellen Anlagen zuzuwenden.

Die Körperform. Starkes Fettpolster bestimmt die Körperformen so weitgehend, daß es andere maßgebende Faktoren bis zur Unkenntlichkeit verbergen und die Körperform völlig verändern kann. Nicht ohne weiteres imponieren der Muskelschwache und Schmalbrüstige als das, was sie sind, wenn sie durch Fettsucht entstellt worden. Das schlankste junge Mädchen kann im Laufe der Jahre unförmig beleibt werden und umgekehrt erlebt man immer wieder staunend, wie eine hochgradig fettleibige Frau in einem langen Krankenlager zu einem federleichten kleinen Mütterchen zusammenschrumpfen kann.

Abgesehen von den obengeannten Erkrankungen innerer Drüsen sind Muskulatur, Thoraxform und auch das übrige Skelett in höherem Maße wie das Fettpolster charakteristisch für die (angeborene) Konstitution eines Menschen. So sind uns breiter Schultergürtel, größte Breite des Brustkorbs in den obersten Partien, wohlgebildete reliefartig modellierte Muskulatur, die die Rippen nur in den Flanken hervortreten läßt, Zeichen des konstitutionell kräftigen Körperbaues, wenn man so will, des Habitus sthenicus oder athleticus. Einen schmalen und flachen Thorax dagegen sehen wir häufig kombiniert mit einer — unter Umständen trotz guter Ernährung und körperlichen Trainings — schmächtigen Muskulatur; auch die übrigen Gewebe (Haut und Fettpolster) zeigen hier oft spärlichere Dickenentwicklung; der Körperbau ist durchschnittlich feingliederiger, was sich nicht zuletzt in verhältnismäßig langen Gliedmaßen und einem oft schmäleren Gesicht ausprägt. Da wir aus Erfahrung wissen, daß die Träger solcher Eigenschaften auch oft weniger widerstandsfähig sind gegenüber den Unbilden ihrer Umwelt, hat man sie mit dem Namen des Habitus asthenicus belegt. Daneben wurde neuerdings ein dritter Typ, der des untersetzen, gedrungenen, kurzhalsigen, zur Völle der Eingeweidehöhlen und des Leibes neigenden, ebenfalls weniger muskelkräftigen gesetzt, der des Habitus pycnicus. Man muß sich aber bewußt sein, daß man mit solcher Typisierung an die Vielgestaltigkeit des Lebens niemals heranreicht, daß diese Typen nicht mehr sind als Marksteine, zwischen denen die Menge der Kombinationsmöglichkeiten liegt. Alle die vielen Faktoren des Lebens müssen bei der ärztlichen Untersuchung gewürdigt werden, natürlich besonders auch die physiologischen Unterschiede zwischen Mann und Weib. Innerhalb des Geschlechts wechseln die Kriterien mit dem Alter, und wenn auch kräftige Muskulatur und gute Thoraxform nur bis zu einem beschränkten Grad im späteren Leben erworben werden können, so ist doch mancher, der an der Grenze vom zweiten zum dritten Jahrzehnt noch als Astheniker imponiert hat, nach einem weiteren Dezennium der Typ des Athleten geworden. Darüber hinaus bedeutet der Stempel Habitus asthenicus ebensowenig eine Verurteilung wie athleticus eine Lebensversicherung. Mancher Astheniker kann einer schweren Erkrankung gegenüber eine erstaunliche Widerstandskraft beweisen, und auch ein Athletiker kann hilflos einer Phthise erliegen.

Bald in völliger Untrennbarkeit von Angeborenem und Erworbenem, bald rein im Leben erworben, drücken der Person ihr Merkmal auf die Haltung und die Lage, die Bewegung und der Gang.

Die Körperhaltung ist abhängig vom Tonus der Muskulatur, der auch in der Bettruhe, ja auch im Schlaf in einigem Grade erhalten bleibt. Der Muskeltonus ist schon beim Gesunden individuell schwankend; er und mit ihm die Haltung sind beim muskelkräftigen Menschen straffer als bei einem schwächeren. Aber Gewöhnung und Erziehung, natürlich auch Willkür bzw. Absicht können hier korrigierend, vertuschend, evtl. aggravierend wirken. Besonders ein bekleideter Körper kann niemals ganz sicher beurteilt werden.

Sehr deutlich setzt der Nichtgebrauch den Tonus herab. Daher erschrickt der bettlägerige Kranke schon nach wenig Tagen — sehr zu Unrecht — über die Schlaffheit seiner Muskulatur. Noch weit auffälliger tritt diese Schlaffheit natürlich hervor bei aufzehrenden Allgemeinerkrankungen, bei Tuberkulose, Karzinom, Diabetes und besonders auch bei akuten Infektionskrankheiten und wird dann zum wertvollen prognostischen Zeichen.

Die Lage. Bettlägerigkeit ist an sich schon alles in allem ein Zeichen allgemeiner Schwäche. Dazu ist die Art der Bettlage sehr verschieden nach dem Grad der Körperschwäche, nach der psychischen Einstellung des Kranken und nach der Art der Erkrankung. Je nachdem wir auch in Bettruhe noch die Herrschaft der Muskelkraft über den Körper erkennen oder vermissen, je nachdem der Kranke mit „beherrschten" Gliedern daliegt oder mit „gelösten", dem Gesetz der Schwere folgend, sprechen wir von aktiver oder passiver Bettlage. Es ist selbstverständlich, daß letztere das Zeichen der Prostration, das Merkmal der schwereren Erkrankung sein wird. Wiederum aber werden bewußte und unbewußte psychische Einflüsse das individuelle Bild weitgehend bestimmen, so daß eine richtige Einschätzung nicht möglich ist, ohne daß eben diese Faktoren in Rechnung gestellt werden. Hinaus über diese für alle Allgemeinerkrankungen geltenden Regeln sehen wir bei einigen Krankheitszuständen spezifische, pathognomonische Lagen. Es sind dies vorzüglich Abwehrlagen. Der dyspnoische, im Bett aufsitzende Kranke sucht durch Feststellung seines Schultergürtels die Hilfsmuskulatur des Brustkorbs zu Inspirationsbewegungen intensiver heranzuziehen; auch die bessere Entleerung der Gehirngefäße dürfte die vertikale Haltung des Oberkörpers bei Atemnot mitbestimmen. Ebenso kann Bevorzugung einer Seitenlage, fast immer der rechten, in Herzerkrankungen ihren Grund haben; das vergrößerte Herz fühlt sich belästigt, wenn es in erheblichem Ausmaß der Brustwand direkt anliegen muß. Ferner sehen wir bei Pleuraaffektion meist Seitenlage bevorzugt: bei Pleuritis sicca verstärkt das Liegen auf der befallenen Seite den Schmerz, so daß sich der Kranke zumeist auf die gesunde Seite dreht; umgekehrt legt er sich bei Pleuritis exsudativa ebenso wie bei Pneumonie, bei Pneumothorax und anderen Erkrankungen, die die eine Lunge mehr oder weniger ausschalten, gerne eben auf die kranke Seite, wohl um die gesunde zur Atmung besser ausnützen zu können. Aber es kann auch einmal gerade eine unerwartete Lage gewählt werden, ohne daß im Einzelfall der Grund zu finden wäre. Andere Lagen, angezogene Beine und Bauchlage, deuten im allgemeinen auf schmerzhafte Erkrankungen der Bauchorgane; in ihren einzelnen Modifikationen sind sie jedoch nicht pathognomonisch für solche Affektionen. Ja bei sehr heftigen Bauchschmerzen sehen wir keine spezielle Haltung mehr bevorzugt, der gepeinigte Kranke wechselt im ständigen Suchen nach einer neuen besseren Situation dauernd die Lage.

In anderer, auswählender Weise verändern Nervenerkrankungen Haltung, Gang und sonstige Bewegungen auf dem

Wege über Tonusveränderungen, Lähmungen, Spasmen. So ermöglichen gerade sie nicht selten ,,Diagnosen auf den ersten Blick". Die ,,hochmütige" Haltung der Dystrophia musculorum progressiva — Oberkörper zurückgebeugt, Bauch vorgestreckt —, die allgemeine Steifigkeit, die mimische Starre, die zu diesen in so merkwürdigem Gegensatz stehende ruhelose ,,Agitation" der Paralysis agitans und des Status postencephaliticus; die ,,Affenhand" der Medianuslähmung; die ,,herabhängende" Hand der Radialislähmung und die ,,Krallenhand" der Ulnarislähmung mit ihren vogelklauenartig flektierten Fingern; der an den Storchenschritt erinnernde ,,Steppergang" der Peroneusparese mit der herabhängenden Fußspitze; der dem Arzt unverkennbare ataktische, schleudernde Gang des Tabikers; der spastisch-paretische ,,hinkende" des Hemiplegikers und der spastisch unbeholfen schwerfällige Gang der multiplen Sklerose mit deren merkwürdiger Schlaffheit des Muskelspiels in den zentralen Gesichtspartien; Maskengesicht und Pfötchenhand der Tetanie; die athetotischen Bewegungen nach zerebraler Kinderlähmung, Tiks, choreatische und epileptische Reizerscheinungen. Diagnostisch recht wertvoll ist auch das Bild des Kranken, der sich infolge von Schwäche des M. quadriceps ohne fremde Hilfe kaum oder überhaupt nicht mehr aus der Kniebeuge erheben kann; es ist, sofern die übrigen Symptome nicht widersprechen, ein Fingerzeig in der Richtung des Morbus Basedow.

Form, Haltung und Bewegungen können schließlich aufs schwerste gestört sein durch Gelenkerkrankungen. Der eindrucksvollste Typ der Wirbelsäulenversteifung durch Synostose der kleinen Gelenke und Verknöcherung der Gelenkbänder ist die Bechterewsche Krankheit. Sonst aber geben die verschiedenen Arten chronischer Gelenkerkrankungen keine sehr typischen Bilder. Die chronische Polyarthritis geht fließend über in die Arthropathia deformans. Diese wieder kann äußerlich größte Ähnlichkeit haben mit der chronischen Gicht, akute gichtische Exazerbationen mit der charakteristischen Lokalisation vorzüglich an der großen Zehe und die Auffindung von Harnsäuredepots besonders an den Ohrmuscheln (Tophi) können die Differentialdiagnose ermöglichen. Oft aber klären erst Anamnese, Röntgenphotographie und quantitative Feststellung der bei Gicht vermehrten Blutharnsäure die Lage. Abgesehen von der ausgeprägten Behinderung der Abduktion macht auch das Malum coxae senile wenig spezifische Erscheinungen. Es wird recht häufig nicht erkannt, oft lange als Ischias behandelt; um so größeres Augenmerk ist dieser nicht seltenen Erkrankung zuzuwenden, Hüftgelenkerkrankungen alter Leute sind stets des Malum coxae verdächtig. Fast alle Gelenkveränderungen sind auch noch in späten Jahren bei Bewegung schmerzhaft; völlige oder fast völlige Schmerzlosigkeit muß immer den dringendsten Verdacht erwecken auf die mit schwersten Substanzdefekten einhergehende Arthropathie der Tabiker.

Die akuten Formen der Gelenkerkrankungen werden schon ihrer Schmerzhaftigkeit wegen nicht übersehen werden. Ihre einzelnen Arten, die Polyarthritis acuta, die Polyarthritis luetica, die Arthritis gonorrhoica, die Arthritis urica (Gicht), ja auch die Poncet'sche, auf Tuberkulose beruhende Arthritis sind oft durch die Betrachtung allein nicht zu unterscheiden. Einige davon können wohl monarthritisch auftreten, brauchen es aber nicht, ja sogar die gonorrhoische Arthritis ist im akuten Stadium häufig eine Polyarthritis. Dazu kann die Polyarthritis acuta ausnahmsweise auch einmal nur ein Gelenk befallen. So wird die Diagnose oft erst gesichert mit Hilfe der Bakteriologie, der Blutchemie, der Röntgenuntersuchung und nicht zuletzt des therapeutischen Erfolgs bzw. Mißerfolgs. Die spezifische, tuberkulöse Gelenkerkrankung dagegen, der Tumor albus mit seiner meist spindeligen Form wird selten differentialdiagnostische Schwierigkeiten machen.

Akuter Muskelrheumatismus verändert, abgesehen von vorübergehendem Schiefhals, Körperhaltung und Form nur wenig. Erreicht die schmerzhafte Schwellung und Rötung erheblichere Grade, so müssen Polymyositis, Dermatomyositis, evtl. auch Trichinose in den Kreis der diagnostischen Erwägungen einbezogen werden.

Die Haut. Es ist natürlich, daß die Haut ein Organ, dem einerseits so vielfache Aufgaben des Schutzes, der Wärmeregulation, der Schweiß- und Talgabsonderung gestellt sind, das andererseits so offen zutage liegt, in besonderem Maße am gesunden und kranken Leben des Gesamtkörpers teilnehmen und uns die Teilnahme auch vor Augen führen wird. Ohne Schwierigkeit unterscheidet sich die durchscheinendere und glattere Gesichtshaut des meist in geschlossenen Räumen Lebenden von der derberen und rauheren Haut des Landmanns, aber auch, und das ist wichtiger, von der des Städters, der seinen Körper an freien Stunden und Tagen dem Wind und der Sonne aussetzt. Konstitutionelle Faktoren spielen auch hier ihre Rolle und einem kräftigen Menschenschlag kommt meist auch eine derbere Haut zu als einem schwächeren, zarter gebauten.

Die Feuchtigkeit der Haut. Sobald die Wasserabgabe durch die Haut, die Perspiratio insensibilis einen Grad erreicht, daß es zu Niederschlägen auf der Haut, zu Schweiß kommt, ohne daß ein äußerlicher Grund — hohe Außentemperatur oder übergroße Flüssigkeitsaufnahme — erkennbar wäre, ist an eine pathologische Ursache im Körperinnern zu denken. Diagnostisch bemerkenswert sind davon die Schweiße der Basedowkranken, die besonders Kopf und Hände, aber auch den ganzen übrigen Körper befallen, in Ruhe schon lästig sind und bei Erregung ein unerträgliches Maß annehmen können. Diese auf dem Wege über eine Affektion des vegetativen Nervensystems entstandenen, thyreotoxischen Schweiße haben eine ursächliche Verwandtschaft mit den halbseitigen Schweißen bei einseitiger Erkrankung des sympathischen Grenzstrangs. Auch das Schwitzen, das unter dem Einfluß psychischer Erregungen entsteht (Angstschweiß), wie es bei Nervösen oft angetroffen wird, und auch die Schweiße der Epileptiker gehören in die gleiche Kategorie. Im Fieber erklärt sich vermehrte Wasserabgabe als wärmeregulatorischer Vorgang und bei ödematösen Herzkranken als Ersatz für mangelhafte Harnausscheidung. In Verlegenheit aber kommen wir mit einer Erklärung, wenn wir sehen, wie nach überstandener Krankheit der Genesungsschweiß einsetzt; vielleicht sind hier wiederum Störungen, Reizbarkeit oder Schwäche des vegetativen Nervensystems schuld. Trägt so auch das übermäßige Schwitzen nicht unmittelbar zur Krankheitserkenntnis bei, so ist es doch geeignet, unseren Verdacht in bestimmte Bahnen zu lenken; unter diesen ist die Auswahl dann weniger schwierig. In ihrer Weise typisch sind manchmal die Nachtschweiße der Lungentuberkulösen. Die Farbe des Schweißes sagt nicht viel Neues; macht Ikterus sich in der Wäsche schon durch gelbe Schweißflecken kenntlich, dann hat er einen Grad erreicht, daß seine Diagnose schon vorher aus dem übrigen Anblick gestellt werden konnte.

Recht wertvoll kann es werden, wenn wir rechtzeitig übermäßige Trockenheit der Haut bemerken und ihren Ursachen nachgehen. Von den chronischen Hautkrankheiten abgesehen, finden wir dann häufig eine übermäßige Wasserabgabe des Körpers durch die Nieren. Der Patient mit der trockenen Haut, mehr aber noch der mit den trockenen Schleimhäuten, der vergebens wieder und wieder an seinen Lippen leckt, um sie feucht zu erhalten, bedarf dringendst einer Untersuchung auf Diabetes mellitus oder insipidus. Auch an den Zusammenhang der Hauttrockenheit mit Erbrechen, besonders bei Pylorusstenosen und bei Magensaftfluß, und mit profusen Diarrhöen muß man denken. Schließlich fällt übermäßige Trockenheit der Haut auch auf bei Karzinomen des Magen-Darm-Kanals; nicht immer sind es Kranke, die aus irgendwelchen Gründen ihre Flüssigkeitsaufnahme sehr eingeschränkt haben.

Glanz und Glätte der Haut. Eine fettig glänzende Haut des Gesichts und im besonderen der Nase hat ihren Grund in vermehrter Talgabsonderung. Sie kommt familiär vor, sagt jedoch diagnostisch wenig aus. Einen merkwürdig talgartigen Glanz besitzt häufig das starre Gesicht des Status postencephaliticus, dem man deshalb mit Recht den Namen ,,Salbengesicht" gegeben hat. Faltige und schlaffe Haut findet sich normalerweise im Alter. In früheren Jahren erweckt sie den Verdacht auf vorzeitige Senilität, besonders durch Arteriosklerose oder auf pathologische Herabsetzung des Ernährungszustandes durch zehrende Erkrankungen (Krebs, Tuberkulose).

Enge Beziehungen führen von hier zum Turgor der Haut. Maßgebend für ihn ist wohl zum Teil das Unterhautzellgewebe, aber mehr noch die Beschaffenheit der Haut selbst, der Spannungszustand ihres Gewebes, ihr Wassergehalt, die Füllung ihrer Gefäße, Faktoren, die weitgehend abhängig sind vom nervösen Apparat. Der Turgor verwischt die Konturen nicht, er gibt ihnen vielmehr erst ihre Harmonie.

Verwaschenheit der Konturen kann zustandekommen bei hochgradiger Fettleibigkeit; sie ist hier aber meist gering und unschwer zu unterscheiden von dem konturarmen, gedunsenen Bild des Ödems; dieses ist verschieden lokalisiert, je nachdem es auf Nierenerkrankung oder Herzschwäche beruht. Im ersteren Fall beginnt es im Gesicht, vor allem an den Lidern, im letzteren, dem Gesetz der Schwere folgend, mehr an den unteren Gliedmaßen, zuerst an den Fußknöcheln, so daß die spezifische Lokalisation uns hier zu einem wertvollen diagnostischen Hilfsmittel wird.

Der Ödematöse ist neben den bisher genannten Merkmalen gekennzeichnet durch eine erhöhte Plastizität des Gewebes, die bewirkt, daß nicht nur der Fingereindruck als Delle bestehen bleibt, sondern daß auch die Formen und der Umfang der befallenen Körperteile wechseln je nach der Lage des Kranken.

Im Sitzen fließen die Wassermassen des Ödems mehr in die Unterschenkel und Füße, während sie sich im Liegen mehr in den Rückenpartien am Gesäß sammeln. Weitere Charakteristika sind der Glanz der Haut und ihre, je nach der ursprünglichen Hautbeschaffenheit variierende, aber oft geradezu wächserne Blässe.

Die Hautfarbe. Die Feststellung einer Farbe beruht auf subjektiven Empfindungen und bedarf der Kritik. Wir sehen den gleichen Gegenstand nicht unter allen Bedingungen gleichfarbig. Auch die Hautfarbe, das Inkarnat, hängt ab von der Art des auf den Körper fallenden und von ihm reflektierten Lichts; besonders gilt dies von Personen mit einem an sich farbenarmen Teint. Sie können in grüngehaltenen Räumen oder auch in der Beleuchtung eines nebelgrauen Tages erschreckend „schlecht" aussehen und ebenso eine blühende Gesichtsfarbe vortäuschen in einem rotgestrichenen Zimmer[1], im Reflex eines roten Hutes usw. Künstliches Licht gar ist völlig untauglich, so ein Urteil über die Hautfarbe gewonnen werden soll; das weiße Gasglühlicht fälscht noch am wenigsten, elektrisches Licht bringt ganz grobe Täuschungen.

Von der Beleuchtung abgesehen hängt die Hautfarbe in erster Linie ab von der Durchblutung und zwar sowohl von der Menge und der Beschaffenheit des Blutes, wie von der Weite und Lage der Blutgefäße in der Haut und von deren Dicke. In zweiter Linie sind von Einfluß außerhalb der Blutbahn gelagerte Farbstoffe.

Es kann nicht genug betont werden, daß die — einwandfrei festgestellte — Hautfarbe des Gesichts, aber auch des übrigen Körpers noch keine Entscheidung bringt über die Frage blutarm oder nicht. Wohl kann Blässe der Haut beruhen auf Anämie, sie muß es aber nicht. Wir haben erwähnt, daß der Ödematöse blaß sei; die Kompression der Hautgefäße durch den Druck der ödematösen Flüssigkeitsmassen trägt die Schuld daran. Manche Personen, häufig sind sie zum asthenischen, hier vielleicht besser zum neurasthenischen Typ zu rechnen, sind ihr Leben lang blaß, trotz völlig normalen Blutbildes. Andere von ihnen zeigen einen typischen Farbenwechsel: im Berufe blaß, kommen sie aus einem kurzen Urlaub, ja schon von einem freien Sonntag mit frischer Gesichtsfarbe zurück, um nach wenigen Tagen der Arbeit wieder genau so blaß auszusehen,

---

[1] Daher ist grau-grün die psychologisch allerschlechteste Farbe für Krankensäle.

wie zuvor; vor allem jede seelische Spannung, jedes „Hetzen" führt bei ihnen zu vermehrten spastischen Verengerungen der Hautgefäße. Auch bei ihnen ist also eine Enge der Hautgefäße die Ursache der Blässe, nur daß sie hier im Gegensatz zu den Ödematösen auf nervös vegetativem Weg („vegetativ Stigmatisierte") hervorgerufen und unterhalten wird. In anderen Fällen wieder ist es lediglich eine besonders dicke Epidermis oder eine ungewöhnlich tiefe Lage der Hautgefäße, die den blassen Teint bewirkt.

Mutatis mutandis gilt das gleiche für das gerötete Gesicht. Ein rotes Gesicht mit deutlich sichtbarer Gefäßzeichnung beweist noch nicht eine Vermehrung des Hämoglobins und der roten Blutkörperchen, ja es schließt noch nicht einmal die Möglichkeit einer Anämie unbedingt aus. Erweiterung der Hautgefäße, konstitutionell bedingt, oder durch ein in Sonne, Wind und Wetter verbrachtes oder dank einem zu stark mit alkoholischen Getränken begossenen Leben erworben, können zum fälschlichen Verdacht einer Polycythaemia rubra führen. Dem aufmerksamen Beobachter wird allerdings bei Kombination von verstärkter Gefäßzeichnung und Anämie die Blässe der Haut an nicht gefäßerweiterten Hautpartien nicht entgehen, ja sie wird ihm vielleicht erst recht auffallen. Eine Täuschungsursache kann auch sein die fieberhafte Rötung eines anämischen Gesichts; beschränkt sich die gerötete Zone auf das Zentrum der Wangen („Friedhofsrosen"), so spricht man gerne von „hektischer" Rötung und meint damit die eigentümliche Gesichtsfarbenstimmung, die bei manchem fortgeschrittenen Phthisiker einen merkwürdigen Kontrast bildet zur Schwere seines sonstigen Zustandes. Die Folgen der Insolation (Sonnenbrand) unterscheiden sich ohne Schwierigkeiten von anderen Ursachen der Hautrötung. Wohl gibt die Farbe der Schleimhäute zuverlässigere Auskunft über die Güte des Blutes als die Farbe der Haut; immerhin sind auch hier Mißdeutungen nicht immer zu vermeiden. Mit Sicherheit werden Irrtümer verhütet durch eine rechtzeitige Blutuntersuchung auf Hämoglobin und rote Blutkörperchen.

Die ins Bläuliche gehenden Nuancen der Hautfarbe beruhen zumeist auf einer Überladung des Blutes mit Kohlensäure und sind die Folgen von Stauungen bzw. Strömungsverlangsamungen im Lungenkreislauf, gleichviel ob Erkrankungen des Herzens, der Luftwege, der Lunge oder des Brustkorbs die Schuld tragen. Geringe Grade von Zyanose können leicht übersehen werden, besonders bei künstlichem Licht; die Farbenanomalie läßt sich meist zuerst feststellen an den vorspringenden Teilen: an Nase, Ohrläppchen, Wangen und an den Schleimhäuten, z. B. den Lippen. In späteren Stadien nehmen besonders auch die — bei Stauungen nicht selten zu „Trommelschlegelfingern" deformierten — Fingerspitzen an der Blaufärbung teil. Die höchsten Grade von Zyanose werden erreicht bei angeborenen Herzfehlern, wir sprechen dann von Blausucht „Morbus caeruleus". Lokal begrenzte Blaufärbungen können die Folge lokaler Gefäßverengerungen sein: Arteriosklerose, Embolien oder auch nur nervöse Gefäßverengerungen. Wir sehen sie immer nur an den schmal zulaufenden periphersten Teilen des Körpers bzw. der Gliedmaßen (den Akren). Auch bei „blaugefrorenen" Körperteilen kann die Diagnose Schwierigkeiten machen; der Erfolg der Behandlung bringt dann die Entscheidung.

Nichts wird bei künstlichem Licht so leicht übersehen, wie die diffuse Gelbfärbung der Haut durch Gallenfarbstoff, der Ikterus. Er unterscheidet sich eindeutig von anderen Gelbfärbungen durch die frühzeitige und meist sehr intensive Beteiligung der Skleren. Der Ikterus läßt nicht nur an die eigentlichen Gallengang- und Lebererkrankungen denken, sondern auch an die toxischen Leber- und Blutschädigungen bei akuten (hämolytische Sepsis, Lungenentzündung) und chronischen (Lues) Infektionskrankheiten, an perniziöse Anämie und an die Stauungsleber bei Insuffizienz des rechten Herzens. Die Mischung von Ikterus und Zyanose bei Herzleiden kann so charakteristisch sein, daß sie dem Kundigen die Diagnose schon von weitem sagt. Die Bronzefarbe des Morbus Addison zeigt sich zuerst an den den Witterungseinflüssen ausgesetzten Körperteilen; ihre Kupferfarbe nähert sich manchmal sehr ikterischen Farbentönen, die Beteiligung der Skleren entscheidet für Ikterus. Auch bleiben im Gegensatz zum Ikterus bei Addison die Fingernägel immer weiß. Verwechslung der Gelbsucht mit den Pingueculae, den Fettträubchen auf den Skleren vorzüglich alter Leute, kommt kaum in Betracht. Recht schwierig aber kann die Differentialdiagnose sein gegen die Gelbfärbung der Pikrinsäurevergiftung; sie ist eigentlich nur möglich, solange bei Ikterus noch Gallenfarbstoff im Harn nachgewiesen werden kann.

Tertiäre Luetiker haben nicht selten einen charakteristischen Gesichtshauttypus; eine leichte Blässe mit einem Stich ins Graue scheint mir das Maßgebende dafür zu sein.

Die Behaarung. Recht wenig zur Erkenntnis akuter Allgemeinerkrankungen, jedoch viel zur Charakterisierung konstitutioneller und innersekretorischer Anomalien teilt uns mit die Behaarung des Menschen. Sie verhält sich sehr verschieden je nach der Körpergegend: Haupthaar, Augenbrauen, Wimpern und Lanugo sind dem Kinde schon eigen, man nennt sie die Primärbehaarung. Zu ihr tritt ergänzend erst in der Pubertätszeit die sog. Terminalbehaarung, nicht auf einmal, sondern allmählich ungefähr in der Reihenfolge: Genital- und Achselhaare, Bart und zuletzt die Rumpfbehaarung an Stelle der kindlichen Lanugo. Der Reihenfolge der Entstehung entspricht ungefähr auch die nosologische Wichtigkeit, indem schwache Genital- und Achselbehaarung in viel höherem Maße als schwacher Bartwuchs als krankhaftes Symptom zu bewerten ist, und zwar als Symptom mangelhafter Ausbildung oder Funktion der männlichen und weiblichen Keimdrüsen, eines Hypogenitalismus. Dabei unterscheidet sich die Behaarung der Geschlechter nicht nur durch das Fehlen des Barthaares und die schwächere Terminalbehaarung an Rumpf und Gliedmaßen der Frau, sondern sehr wesentlich auch durch die Anordnung der Genitalbehaarung: beim Mann ein spitzwinkliges Zulaufen der Schamhaargrenze gegen den Nabel zu, bei der Frau eine ungefähr horizontale obere Begrenzungslinie. Alles, was den Unterschied der Geschlechter verwischt und so dem Manne einen femininen, der Frau einen maskulinen Einschlag verleiht, begründet den Verdacht auf mangelhafte Funktion der Hoden oder Ovarien: beim Manne also spärliche Genital-, Achsel- und Bartbehaarung, bei der Frau stärkere Behaarung an Oberlippe, Kinn, Beinen und evtl. spitzwinkliges Zulaufen der Schamhaargrenze; auch einzelne Haare in der Umgebung der Brustwarze sieht man mit Vorliebe bei Frauen von etwas virilem Typ. Bei Männern sind solche Anomalien fast immer konstitutionell begründet. Bei Frauen können sie sich auch im Verlaufe des späteren Lebens infolge Schädigung oder Versagen der Keimdrüsen entwickeln, so besonders im Klimakterium.

Mehr charakterologisch als pathologisch, darum aber nicht weniger ärztlich interessant ist die Tatsache, daß sich Unterschiede finden in der Anordnung und Ausbildung des Kopfhaares, je nachdem der Träger des Haares mehr zu den zwei großen Gruppen der zyklothymen (körperlich meist pyknischen) oder zu der der schizothymen (körperlich häufiger asthenischen oder athletischen) Charakteren neigt. Zu den ersten gehören viele von Anfang an schwach behaarte Köpfe, wohl aber auch die frühzeitigen „Geheimratswinkel" und Glatzen. Die letzteren dagegen haben eher Anlage zu dichtem, buschigem Kopfhaar, das in besonders ausgeprägten Fällen so tief in das Gesicht hereinreicht, daß es wie eine Pelzmütze dem Kopf aufsitzt. Auf die weiteren Kennzeichnungen dieser Typen kann hier nicht eingegangen werden.

Für den Arzt ist noch auffälliger als Haarausfall manchmal das Abbrechen der Haare. Beide aber verlangen von ihm eine eindringliche Anamnese über Dauer und Umfang des Haarverlustes, denn sie gehören zu den Symptomen, die wir so oft bei Dysthyreosen erleben, daß wir sie immer als Fingerzeig in dieser Richtung ansehen müssen. Allgemein wichtige Bedeutung hat der Haarausfall auch als die schlampig-fleckige Alopecia luetica, während die Alopecia areata und totalis lediglich dermatologisches Interesse haben.

Haar- und Barttracht spielen für die Einschätzung ihres Trägers im Leben eine nicht immer unerhebliche Rolle; dennoch sagen sie oft weniger darüber aus, was und wie ein Mensch ist, als darüber, was er gerne sein möchte. Ähnliches gilt von der Kleidung. Bei einer solchen, etwas skeptischen Einstellung wird man mancher Täuschung entgehen.

Zu den allgemeinen Richtlinien der Körperbetrachtung gesellen sich eine Reihe **spezieller Hautveränderungen,** von denen je nach Vorgeschichte, Alter und Geschlecht bald diese bald jene mehr beachtet werden muß, um Wegweiser werden zu können zur weiteren Diagnose. Nicht wichtig genug einzuschätzen ist die rechtzeitige Ausschau nach akuten Exanthemen; auch Scharlach- und Masernexantheme können so unscheinbar verlaufen, daß sie nur dem emsig Fahndenden nicht entgehen. In noch viel höherem Maße gilt dies von dem Exanthem der Typhusgruppe, von den Roseolen; bei allen unklar sich hinziehenden Fieberzuständen muß die Bauchhaut pedantisch genau nach diesem kaum stecknadelkopfgroßen, blaßroten Fleckchen abgesucht werden. Diagnostisch sehr wichtig können ferner werden geschwürige Prozesse mit und ohne Fistelbildung (Tuberkulose und Lupus, Lues, Osteomyelitis), Furunkulose (Diabetes) und Akne (Bromismus), Ekzeme (Asthma, Gicht), Urtikaria (neben alimentären Ursachen Verdacht auf Angioneurose), Lichen (Skrofulose), Hautblutungen (Purpura, Morbus Werlhof, senile Gefäßschädigungen, Hautembolien bei Sepsis), Leukoderma (Lues).

Eine ganz eigene Anamnese können Hautnarben erzählen über überstandene Operationen, über Verletzungen, Verbrennungen und geheilte Geschwüre, deren Genese sich je nach Lokalisation, Art und Tiefgang (narbige Einziehung) auch an den Narben manchmal noch erkennen läßt. Von sonstigen umschriebenen Veränderungen der Haut, die Ausdruck innerer Erkrankungen sein können, ist besonders auffällig das Bild der Porphyrinurie mit ihren blasigen Ausschlägen und schließlichen großen, braunroten Narben, an den dem Tageslicht ausgesetzten Hautregionen. Die anderen Pigmentanomalien wie Albinismus, Vitiligo, Arsenmelanose, Ochronose (bei Alkaptonurie) und auch die Argyrie haben verhältnismäßig wenig Beziehungen zu Allgemeinerkrankungen, sind zwar sehr auffällig, aber zumeist harmlos.

Das Gesicht. Das Gesicht des Patienten öffnet sich als erstes unserer prüfenden Betrachtung. In ihm spiegeln sich Schmerz und Freude, Ruhe und Unrast, Gelassenheit und Spannung, frische Kraft und Erschöpfung, kluges Verständnis und verständnislose Torheit, Kultur und Unkultur, Edelmut und Roheit. Eigenschaften, die teilweise abhängig sind von willkürlichen und unwillkürlichen Innervationen der Gesichtsmuskulatur, teilweise auch von der Willkür niemals unterworfenen Faktoren, von der knöchernen Konfiguration des Schädels, der Verteilung der Weichteile, dem Turgor und der Konsistenz der Haut und des Unterhautzellgewebes, von Feuchtigkeit und Farbe der Haut, vom Haarwuchs und von den Augen.

In einigen wenigen Fällen ist die Gesichtsbetrachtung imstande, sogleich eine fertige Erkenntnis vor uns aufzurichten; der Risus sardonicus bei Tetanus, die perverse Mischung von Lachen und Trauer infolge der gleichzeitigen krampfhaften Kontraktion aller mimischen Gesichtsmuskel; die mimische Starre, wie sie bei Läsionen im Gebiet der Stammganglien entsteht — Paralysis agitans, Wilsonsche Krankheit, Encephalitis lethargica —; die konturlose Stumpfheit bei Myxödem; das aufgeregte, erethische Gesicht des Basedowkranken mit Struma, Glanz- oder Glotzauge und dem schütteren und abgebrochenen Kopfhaar; der akromegale, grobschlächtige Typ bei Hypophysenerkrankung; die femininen, weichen Männergesichter und die maskulinen behaarten Frauengesichter und andere innersekretorische Störungen gehören hierher.

Auch für einige akute Zustände ist das Aussehen des Gesichts höchst charakteristisch. Mit großer Sicherheit erkennen wir aus dem „fiebernden" Antlitz die Temperatursteigerung, wenn wir auch nicht exakt angeben können, was außer den feuchtglänzenden Augen, der Rötung der Wangen und individuell höchst wechselnden Affekten das unverkennbare Charakteristikum ausmacht. Auch Atemnot drückt sich meist schon offenkundig im Gesicht aus, und zwar nicht nur an der zyanotischen Verfärbung der Haut, sondern auch an Mundstellung und eventuellem Nasenflügelatmen kombiniert mit einem eigentümlich gespannt-ängstlichen Gesichtsausdruck. Fortgeschrittene **kardiale Stauung** führt gerade im Gesicht zu dem merkwürdigen Mischmasch von Zyanose und Ikterus, wie es sonst kaum mehr vorkommt. Schließlich läßt bei manchen terminalen Zuständen, besonders wenn Bauchfellentzündung mit im Spiele ist, die **Facies Hippokratica** mit der spitzen weißen Nase, den zurückgesunkenen Augen, den eingefallenen Gesichtszügen und der leicht zyanotischen Blässe keinen Zweifel an dem großen Ernst der Lage.

Keine Krankenuntersuchung ist vollständig ohne die gesonderte **Betrachtung der Augen**; so häufig wird das Auge in Mitleidenschaft gezogen bei Erkrankungen des übrigen Körpers. Ein großer Prozentsatz der Iritiden fordert angesichts ihrer tuberkulösen Natur auf, nach weiteren Lokalisationen der Tuberkulose im Körper zu fahnden; ebenso die Conjunctivitis phlyctaenulosa. Hornhautnarben wiederum erinnern an die luetische kongenitale Keratitis parenchymatosa. Die Ungleichheit der Pupillen (Anisokorie) ist ein weiteres wertvolles Luessymptom, wenn nicht eine einseitige Sympathikusläsion oder gar ein gutes Glasauge an der Pupillenungleichheit schuld ist. Das weitaus wichtigste Zeichen zerebraler Lues und deshalb ein ganz unentbehrlicher Bestandteil einer jeden Krankenuntersuchung aber ist die Prüfung auf reflektorische Pupillenstarre: Reaktion auf Akkommodation bei fehlender Lichtreaktion. Strabismus darf nicht von vornherein als harmloses Schielen vernachlässigt werden, sonst kommt es vor, daß zugleich mit einer Augenmuskellähmung schwerwiegende neoplastische, entzündliche (luetische) oder degenerative Prozesse der Hirnbasis und deren Nerven übersehen werden. Schließlich ist Frühstar immer so lange diabetesverdächtig, bis man sich vom Gegenteil durch eine Harnuntersuchung überzeugt hat.

Auf einen ganz besonders wichtigen Teil der optischen Diagnostik kann hier nur angelegentlich verwiesen werden, auf die Spiegeluntersuchung des Augenhintergrunds. Der **Augenhintergrund** ist der Ort, wo die kleinen Gefäße so offen wie nirgend sonst im Körper zutage treten, hier prägt eine ganze Reihe von Gehirnerkrankungen ganz besonders früh ihr Merkmal ein, hier machen sich aber auch andere Erkrankungen wie Nierenleiden in prognostisch wertvollster Weise bemerkbar. Die Untersuchung des Augenhintergrunds ist für den praktischen Arzt nicht weniger wichtig wie für den Augenarzt.

Auch die Nase bietet neben den Symptomen mannigfacher Lokalerkrankungen einige wertvolle Hinweise auf Krankheiten, die den ganzen Menschen betreffen. Von der spitzen, weißen Nase der Facies Hippokratica wurde schon gesprochen. Die Träger roter Nasen kommen leicht in den Geruch des Alkoholmißbrauchs; viel häufiger aber ist die rote Nase der Ausdruck einer fehlerhaften Funktion der Hautgefäße, wie sie vor allem vielen Neurasthenikern eigen ist, den gleichen Patienten, die auch an kalten und roten Ohrläppchen und Händen und an kalten Füßen leiden.

Glücklicherweise selten zeichnet die tertiäre Lues ihr Opfer durch den Einbruch des Nasenknochens, die kompromittierende Sattelnase. Entstellender noch wirkt der zu schweren Weichteildefekten führende Lupus des Gesichts.

Nasenbluten ist meist die harmlose Folge einer erhöhten Lädierbarkeit des Locus Kieselbach; bei habituellem Nasenbluten aber wird man sich nicht zufriedengeben dürfen, ehe ernstere Ursachen ausgeschaltet sind: Hypertonie und Urämie, Kreislaufschwäche, schwere Blutkrankheiten, besonders die Leukämie und die Polyzythämie.

In der Mundhöhle interessiert zuerst die Zunge. Ihre Veränderungen sind für manche Erkrankungen direkt pathognomonisch. Die glatte, atrophische Zunge kann bei der Differentialdiagnose perniziöse Anämie oder Karzinom die Wagschale zugunsten der ersteren senken. In die gleiche Richtung weist uns die sog. Huntersche Zunge: Schmerzhaftigkeit mit feinsten Rötungen der Papillenspitzen und mit aphthenähnlichen Effloreszenzen. Weniger typisch und weniger regelmäßig anzutreffen ist die manchmal auffällig gefurchte Zunge der Leukämiker und die rote Zunge der Diabetiker; um so charakteristischer wiederum die hochrote „Himbeerzunge" des Scharlachkranken.

Die „belegte" Zunge ist ein Attribut nicht nur aller Erkrankungen des Magendarmkanals, sondern überhaupt jeder das Allgemeinbefinden stark herabsetzenden Krankheit, und eine dickbelegte, trockene Zunge kann geradezu ein Gradmesser sein für die Verschlimmerung des Gesamtzustandes — allerdings in etwas auch ein Gradmesser für die Güte der Krankenpflege. Aber auch bei genügender Mundpflege heben sich an der Typhuszunge des öfteren nur Spitze und Seitenränder rein ab von den belegten mittleren Partien.

Auch die übrige Mundschleimhaut kann von großer diagnostischer oder prognostischer Wichtigkeit werden, wenn wir nach Enanthemen und an den Wangen nach Koplikschen Flecken suchen zur Stützung eines Masernverdachtes oder wenn wir die weißen bald inselförmigen, bald zusammenhängenden Soorbeläge finden, das Zeichen des schwer darniederliegenden Kranken, oder wenn uns die Stomatitis und Gingivitis auf eine Quecksilbervergiftung oder der schwarze Bleisaum an der Zahnfleischgrenze auf eine Bleivergiftung aufmerksam machen.

Ein gründlicher Blick muß bei jeder Untersuchung den Gaumenmandeln gewidmet werden. Wie therapeutisch wichtig gerade hier eine rechtzeitig und richtige Spezialdiagnose ist, lehren die Gegenüberstellungen: abszedierende Angina — Abszeßeröffnung, Rachendiphtherie — Seruminjektion, Plaut-Vincentsche und sekundäre luetische Angina — Salvarsan. Die luetischen Prozesse können, wie sonst, so auch in der Mundhöhle von erheblicher Mannigfaltigkeit sein; sie treten in der sekundären Periode nicht nur auf den Mandeln als Plaques muqueuses mit und ohne Ulzerationen auf, in der tertiären Periode als große Defekte vor allem des weichen Gaumens.

An den Zähnen lassen auf Lebenszeit ihre Zeichen zurück Rachitis und Lues: Rachitis als zirkuläre Karies mit Stellungsanomalien der Schneidezähne infolge Unterkieferdeformation und Lues als halbmondförmige Ausbuchtung in der Mitte der Ränder der Schneidezähne, manchmal mit kolbiger Deformierung (Hutchinsonsche Zähne). Die Unterscheidung zwischen beiden ist aber recht oft keine sichere. Vorzeitige Neigung zum Zahnausfall kann auf Diabetes beruhen, macht jedenfalls eine Urinuntersuchung auf Zucker unabweislich. Im übrigen bildet die Güte des Gebisses keine Parallele zur Güte des sonstigen körperlichen Zustandes. Die Neigung zu Zahnkaries ist familiär bedingt, ohne daß wir Näheres darüber wüßten. Um so fruchtbarer für Diagnose und Therapie ist es, sich der wichtigen ursächlichen Beziehungen bewußt zu sein zwischen Gebißdefekten bzw. mangelhaften Kauflächen einerseits und Magenerkrankungen andererseits.

Von den Drüsenerkrankungen befällt die Parotitis (Mumps) das Gesicht bald einseitig, bald doppelseitig und führt durch die Abdrängung der Ohren zu ebenso charakteristischen wie komischen Entstellungen (Ziegenpeter).

Der Hals. Am Hals ist die Feststellung etwaiger Drüsenerkrankungen die wichtigste Aufgabe der Inspektion: Schwellungen von Submaxillar- und Mandibulardrüsen kommen vor als Äquivalente der Parotitis, häufiger aber durch Infektion von der Mundhöhle aus bei Angina, Stomatitis und Gingivitis. Mit besonderer Vorliebe nehmen die Lymphdrüsen teil an allen Entzündungen der Mundhöhle und des Rachens. Bei großen Drüsentumoren darf aber der Gedanke nicht ausbleiben an Drüsentuberkulose, an maligne Tumormetastasen, an Leukämie und an Granulom. Einzelne kleine, reizlose aber harte Lymphdrüsen der Fossa supraclavicularis bei Tuberkulose der Lungenspitzen werden meist besser getastet als gesehen. Vereitern tuberkulöse Drüsen, so kommt es zu Fistelbildung und eingezogenen strahligen Narben, ein sehr typisches Bild.

Schließlich beansprucht am Halse die Schilddrüse eine ganz besonders sorgfältige Beachtung. Weniger die großen Strumen, sie drängen sich von selbst dem Auge auf, als vor allem die leichten und leichtesten Grade der Schilddrüsenvergrößerung, die nicht weniger häufig zu Dysthyreosen führen als die großen Strumen, viel zu häufig aber nicht genügend gewürdigt werden[1].

Die Gliedmaßen. An Form, Haltung und Stellung der Gliedmaßen prägen sich Lähmungen, Atrophien, Kontrakturen, Krämpfe und andere Bewegungsanomalien deutlicher aus als am übrigen Körper und ebenso die Gelenkveränderungen und ihre Folgeerscheinungen. Tiefsitzende Narben erzählen hier häufiger als sonst von Knochentuberkulose und Osteomyelitis.

Im besonderen ist es die **Hand,** die dank ihrer innigen Anteilnahme am Leben und Tun ihres Besitzers auch die Form dieses Lebens wiederspiegelt, allerdings immer auf der Grundlage der Konstitution, kraft deren trotz aller Pflege eine plumpe Hand nicht schlank gemacht werden kann wie umgekehrt die ursprünglich feingliederige Hand auch nach Jahren schwerer Handarbeit die Zeichen ihrer Herkunft noch an sich trägt. Auch der Grad der Pflege der Hand, besonders der Fingernägel, verrät dem Arzte Einiges über seinen Patienten. Schwielen sind ein untrügliches Zeichen, daß bis vor kurzer Zeit noch körperliche Arbeit geleistet worden ist; Krankenlager und Müßiggang räumen in wenigen Monaten mit ihnen auf.

---

[1] Die Betrachtung des Brustkorbes wird bei der speziellen Diagnostik der Lunge und des Herzens besprochen werden.

Die charakteristischen gelbbraunen Spitzen der ersten 3 Finger sind ein kaum widerlegbarer Indizienbeweis für Nikotinmißbrauch, insbesondere für übermäßiges Zigarettenrauchen. **Feuchte Hände** werden uns bei entsprechenden Fragen sehr oft hinführen zu anderen Krankheitszeichen, wie Übererregbarkeit, Neigung zu Spasmen und weiteren Erscheinungen, die, wie die Vasolabilität der Hände, der Füße und auch der Nase, insgesamt Teile eines vegetativ-neurotischen Symptomenkomplexes darstellen. Hochgradige spastische Gefäßkrämpfe sind imstande — an den **Füßen** häufiger als an den Händen — zum Verschluß der Arterien zu führen, zum Bild der blassen spastischen Asphyxie und schließlich der **Raynaud**schen **Gangrän**. Sehr schwer kann hier werden die Differentialdiagnose gegen arteriosklerotische Gefäßverschlüsse und noch mehr gegen isolierte oder auch multiple Embolien. Einen ganz besonders wertvollen Hinweis auf die lange Dauer einer Herz- oder Lungenerkrankung geben uns die zumeist viel zu wenig beachteten **Trommelschlegelfinger** (Osteoarthropathie hypertrophiante pneumique); auch Sepsis spielt eine Rolle in ihrer Ätiologie, vielleicht ebenfalls auf dem Wege über gleichzeitige Herzaffektion.

Außer den schon obengenannten Leiden erfordern an den Beinen die varikösen **Venenerweiterungen** und die varikösen **Geschwüre** Beachtung als die Quellen lästiger Venenentzündungen und gefährlicher Lungenembolien. Vom varikösen Ulkus unterscheiden sich die luetischen Ulzera durch ihre Tiefe und ihre „lochartig" ausgestanzte Form.

Wir sehen bei der Betrachtung des kranken Menschen teils Zeichen, die direkt pathognomonisch sind für bestimmte Organerkrankungen, teils Symptome, die nur in Verbindung mit anderen Schlüsse erlauben, teils bemerken wir Erscheinungen, aus denen wir indirekt auf vielleicht fernliegende Veränderungen schließen. Die Inspektion ist das Gebiet, auf dem der Arzt am allerwenigsten jemals auslernen kann; gerade dort, wo die Betrachtung über die Persönlichkeit des Patienten die wertvollsten Aufschlüsse geben kann, und deshalb, weil sie das kann, ist die Individualität für sie das Ausschlaggebende. Daher ist die Inspektion mit ihren unzählbaren Möglichkeiten und Variationen nicht lehrbar im Sinne eines Schulwissens. Das ist ja auch der Grund, warum eine Physiognomik des kranken Menschen nicht existiert und nicht existieren kann. Jeder Arzt muß sich die Kunst der Erkennung des kranken Menschen aus der Betrachtung Schritt für Schritt selbst erwerben.

Die Behorchung des Kranken.

Der Arzt muß auf alles hören, was irgend an akustisch wahrnehmbaren Erscheinungen im Körper seines Patienten entsteht. Die diagnostische Akustik im weiteren Sinn beginnt schon in dem Augenblick, in dem der Patient den Mund öffnet zum Gruß und zum Bericht über sein Leiden. Die Art der Sprache und der Stimme, der Atmung und des Hustens, auch die hörbaren Geräusche des Darmkanals, all das muß das Ohr des Arztes bemerken und registrieren. Gegenüber dieser Gesamtaufgabe des Gehörs rechnet man zur akustischen Diagnostik im engeren Sinne die Phänomene der Perkussion und Auskultation, die im allgemeinen nur unter bestimmten Voraussetzungen zur Wahrnehmung kommen.

Die Möglichkeit, sich mit Hilfe des Gehörs ein Urteil zu bilden über den Zustand eines Körpers, ist begründet in der Tatsache, daß ein Körper, der auf irgendeine Weise aus seinem Gleichgewichtszustand entfernt worden ist, sich bestrebt, diesen Zustand wieder zu erreichen und dabei meist um die Gleichgewichtslage hin- und herpendelt. Kraft dieser pendelnden Bewegung gibt er einen Ton — seinen Eigenton — bzw. ein Geräusch von sich und sagt so etwas aus über seine Elastizität bzw. seine Festigkeit, die weitgehend seiner Dichte proportional ist, ferner über seinen Rauminhalt.

Wie eine Violinsaite ebensogut durch plötzliche Spannung wie durch Schlagen zum Tönen gebracht wird, so gibt es auch eine Reihe von Möglichkeiten, Teile des menschlichen Körpers aus ihrem Gleichgewichtszustand zu entfernen: wir erreichen dies willkürlich durch Schlagen mit der Hand, mit dem Finger oder einem künstlichen Hammer, nennen dies Perkutieren und erzielen so einen Schall, der so laut ist, daß wir ihn in einiger Entfernung vom Körper noch hören können.

Aber auch schon unwillkürlich erzeugt der menschliche Körper Eigentöne und Geräusche durch die Aktion des Herzens und durch die respiratorischen Bewegungen der Lungen, die im Inspirium im wesentlichen einer plötzlichen Spannung gleichkommen. Es sind dies Schallerscheinungen, die im allgemeinen so leise sein werden, daß wir sie nur bei dem Körper angelegtem Ohr bzw. bei fester Verbindung des Ohres mit dem Körper hören — auskultieren — können.

Gleichviel, ob der Körper auf die eine oder die andere Weise in Bewegung gesetzt wird, die maßgebenden Faktoren für sein Tönen sind immer die gleichen: der Elastizitätsmodul (die Spannung, Festigkeit) und sein Volumen bzw. seine Größenverhältnisse. Dementsprechend sind auch seine Eigentöne je nach der Art der erregenden Kraft wohl in ihrer Stärke und ihrem Klangcharakter verschieden, aber in ihrer wesentlichen Tonhöhe sind sie identisch.

Physikalische Einführung in die diagnostische Akustik.

Die Probleme der **Perkussion und Auskultation** sind mechanischer Art, sie sind zurückzuführen auf die Lehre von der Bewegung. Enger begrenzt fallen sie zumeist in das Gebiet der Akustik, der Lehre vom Schall. Wenn wir von dieser sprechen, müssen wir uns darüber klar sein, daß der Schall nichts anderes ist als eine Bewegung, die von uns vorzüglich mit Hilfe des Gehörs wahrgenommen werden kann.

Wird ein ruhender Körper durch irgendwelche Kraft — Stoß, Zug oder etwas Ähnliches — in Bewegung versetzt, und so aus seinem Gleichgewichtszustand gebracht, so sucht er kraft seiner Erdanziehung (Schwerkraft) oder seines Elastizitätsmoduls (seiner elastischen Kraft) seinen Gleichgewichtszustand wieder zu erlangen. Bei diesem Bestreben schießt er wie ein Pendel über das Ziel hinaus und gerät in Schwingungen; diese können transversal sein (z. B. Pendel, Geigensaite, Trommelfell, auch Brustwand) oder longitudinal wie die der Luft oder ganz oder teilweise lufthaltiger Hohlräume (z. B. in der Trommel, auch innerhalb der Lunge).

Die Schwingungen verlaufen für jeden Körper in gesetzmäßiger Weise mit einer konstanten Schwingungszahl = Frequenz in der Sekunde. Eine solche Bewegung, der eine ganz bestimmte Zahl von Schwingungen in der Sekunde zukommt, nennen wir periodisch. Die Periodizität ist die Grundbedingung dafür, daß ein Bewegungsvorgang als Ton empfunden werde. Sind dagegen die Bewegungen infolge der Uneinheitlichkeit des Körpers nicht periodisch, sondern ungleichmäßig, so kommt statt eines Tons die Empfindung eines Geräusches zustande. Die Zahl der Schwingungen, die in der Sekunde von einem schwingenden Gebilde ausgesandt und von unserem Ohr empfangen wird, ist maßgebend für die Tonhöhe.

Die Tonhöhe ist nicht das einzige Merkmal eines Klanges; jede Schallerscheinung ist weiterhin gekennzeichnet durch ihre Lautheit und ihre Dauer. Diese drei Merkmale:

Tonhöhe,
Lautheit,
Dauer

am einzelnen Schall zu erkennen und die Grundlagen ihrer Entstehung rückschließend beurteilen zu können, ist das Hauptziel jeder akustisch-diagnostischen Schulung.

Die Tonhöhe. Je größer die Schwingungszahl in der Sekunde ist, um so höher ist der Ton; je weniger Schwingungen auf eine

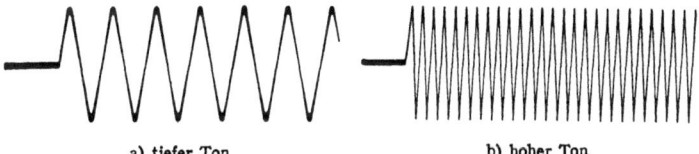

a) tiefer Ton b) hoher Ton
Abb. 1. Die Tonhöhe.

Sekunde treffen, um so tiefer ist er. Das ist das Grundprinzip der Tonhöhe.

Nicht jeder periodische Bewegungsvorgang wird von unserem Gehör als Ton empfunden — schon das Beispiel des Pendels macht das klar. Treffen in der Sekunde weniger als 16—20, wenn auch periodische Stöße an unser Ohr, so empfinden wir jeden Stoß für sich und nicht, wie bei rascher Aufeinanderfolge, den akustischen Gesamteindruck. Überschreitet andererseits die Schwingungszahl etwa 20000 in der Sekunde, so ist unser Gehör ebenfalls nicht mehr in der Lage, eine bestimmte Tonhöhe zu empfinden, ja die Wahrnehmung verschwindet schließlich ganz. Für die akustische Diagnostik kommen diese beiden Extreme jedoch nicht in Betracht. Die niedersten Schwingungszahlen, mit denen wir es zu tun haben, sind etwa 48 Schwingungen in der Sekunde = Tonhöhe G_1; die höchsten liegen bei etwa 5000 Schwingungen in der Sekunde = Tonhöhe e^5 und werden von uns schon als metallisch empfunden und auch so bezeichnet.

Dadurch, daß wir jedem Körper eine bestimmte Schwingungszahl in der Sekunde zuschreiben, sagen wir nach unserer Definition zugleich, daß ihm eine bestimmte Tonhöhe zukomme, sobald er auf irgendeine Weise durch einen einmaligen Impuls in Bewegung gesetzt wird. Diese immer gleichbleibende Tonhöhe eines Körpers ist sein Eigenton. Von welchen Faktoren hängt dieser ab? Er wird höher: 1. je größer der Elastizitätsmodul (die elastische Kraft) wird; die Tonhöhe ist dem Elastizitätsmodul also direkt proportional.

2 Je kleiner das Volumen (korrekter gesagt die Masse) des schwingenden Körpers wird; die Tonhöhe ist dem Volumen also umgekehrt proportional.

Der Elastizitätsmodul entspricht, wie gesagt, im allgemeinen der Festigkeit; je fester ein Stoff, ein Gewebe, ein Organ ist, einen um so höheren Ton dürfen wir von ihm erwarten. Wenn wir uns vorstellen, wie und wie sehr sich eine Stahlfeder, eine Holzleiste, ein Stück Kautschuk und ein Gummischwamm, die wir auf irgendeine Weise durch Anschlag oder sonstwie zum Schwingen bringen, in ihrer Tonhöhe unterscheiden, dann wird uns klar die Bedeutung der Festigkeit eines Stoffes. Bei manchen Körpern wechselt, steigt und fällt, der Elastizitätsmodul mit dem Grad ihrer Spannung; so gibt eine gespannte Violinsaite einen höheren Ton als eine schlaffe, und wenn wir ein durch starke Biegung gespanntes Holzbrett anschlagen, so ist sein Schall höher als in seiner natürlichen ebenen Haltung.

Als zweiter gleichberechtigter Faktor bestimmt das Volumen (die Masse) eines Körpers die Höhe seines Eigentons. Offenkundig ist dies bei der Glocke: eine große Kirchenglocke gibt einen tiefen Ton, eine kleine Zimmerglocke einen hohen. Bei lufthaltigen Hohlräumen verhält es sich nicht anders als bei festen Körpern; füllt man ein Hohlgefäß nach und nach mit Wasser an, so wird der Eigenton, der gleichzeitig immer kleiner werdenden Luftsäule immer höher und höher.

Unter den Größenmaßen länglicher Körper (Körper, bei denen eine Dimension die anderen beiden wesentlich übertrifft) ist nicht mehr das Volumen, sondern vorzüglich der längste Durchmesser, kurz die Länge maßgebend für die Tonhöhe: von zwei verschieden weiten Glaszylindern gleichen Volumens gibt der schmälere, aber dafür längere, den tieferen Ton; der weitere und kürzere gibt den höheren. Allbekannt ist das Beispiel der Violinsaite, die je nach dem Abgreifen höher oder tiefer klingt.

Das zweite Charakteristikum eines Schalls ist seine **Lautheit.** Sie ist proportional der Schwingungsweite = der Amplitude der Schallschwingungen. Sie wächst mit der Amplitude und nimmt mit ihr ab.

Die Lautheit eines Schalls ist einerseits bestimmt durch die Stärke der auslösenden Kraft, andererseits durch die physikalischen Faktoren des schallenden Körpers. Unter der Voraussetzung einer gleich starken schallauslösenden Kraft ist die Lautheit überhaupt nur abhängig von den speziellen, physikalischen Faktoren, und selbstverständlich ist ein Vergleich der spezifischen Lautheit zweier Körper nur möglich bei völliger Gleichheit der auslösenden Kraft.

1. Der wichtigste physikalische Faktor der Lautheit ist der Elastizitätsmodul, der sich uns schon für die Tonhöhe

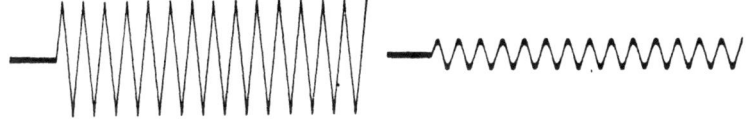

a) lauter Schall   b) leiserer Schall

Abb. 2. Die Lautheit des Schalls.

als herrschend erwiesen hat. Während aber dort die Tonhöhe mit zunehmendem Elastizitätsmodul (Festigkeit, Spannung usw.) wuchs, schwindet hier die Lautheit immer mehr, je größer der Elastizitätsmodul wird[1]. Es sind also Tonhöhe und Lautheit in gerade entgegengesetzter Weise durch den Elastizitätsmodul bestimmt und verhalten sich deshalb auch untereinander immer entgegengesetzt.

2. So ziemlich alle langen und flachen Gebilde wie Saiten, Stäbe (z. B. Rippen, Membranen, Platten, Thoraxwand) gehören zu den transversal schwingenden Körpern. Bei diesen wächst die Lautheit bzw. die Schwingungsweite auch mit der Durchbiegbarkeit des Körpers. Die Durchbiegbarkeit ist um so größer, je ausgedehnter nach Länge und Fläche ein Körper ist, sie ist um so geringer, je dicker ein Körper ist. Natürlich ist auch die Durchbiegbarkeit vom Elastizitätsmodul ab-

---

[1] Dies gilt allerdings nur innerhalb gewisser Grenzen. Wird der Elastizitätsmodul sehr klein, so wird meist gleichzeitig die Dämpfung groß, so daß schließlich überhaupt keine Periodizität und so kein Schall mehr zustande kommt.

hängig; gerade wie die Lautheit überhaupt, ist auch sie um so größer, je kleiner die Festigkeit oder die Spannung ist.

3. Ganz allgemein ist ein größerer Körper imstande, einen lauteren Schall zu geben als ein kleiner; um bei einem schon gebrachten Beispiel zu bleiben, eine große Kirchenglocke tönt nicht nur tiefer, sondern auch lauter und länger als eine kleine Zimmerglocke.

Schlagen wir eine Saite an, so sind ihre Schwingungen anfangs so weit und so ausgiebig, daß wir sie mit bloßem Auge sehen können; dementsprechend ist der Ton anfangs am lautesten; allmählich werden die sichtbaren Schwingungen kleiner und kleiner und in gleichem Maß nimmt die Tonstärke ab. Ähnliches können wir auch bei flächenhaften Gebilden beob-

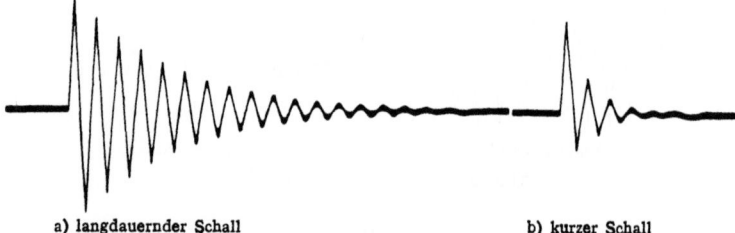

a) langdauernder Schall   b) kurzer Schall
Abb. 3. Die Schalldauer.

achten. Ursache des Abklingens ist die (physikalische) Dämpfung. Die **Dauer** eines Tones ist daher abhängig: 1. von seiner Anfangsamplitude: je größer die anfängliche Lautheit, desto größer auch die Dauer, 2. von der Dämpfung des schallgebenden Körpers: je kleiner die Dämpfung, um so länger der Ton.

Keineswegs gehört zur anfänglichen Lautheit notwendigerweise eine geringe (physikalische) Dämpfung. Trotzdem liegen die Verhältnisse einfach, da in der praktischen Anwendung, wie sie uns am Krankenbett entgegentreten wird, die anfängliche Lautheit die anderen Faktoren der Schalldauer immer bei weitem überragt und so fast allein ausschlaggebend wird.

Wir sehen, daß alle drei Qualitäten (Tonhöhe, Lautheit und Dauer) eigentlich nur von zwei Faktoren abhängen, vom Elastizitätsmodul (der Festigkeit, der Spannung) einerseits und von den Größenverhältnissen andererseits. Mit wachsendem Elastizitätsmodul wird ein Ton höher, leiser und kürzer, mit abnehmendem Elastizitätsmodul tiefer, lauter und länger; umgekehrt wird mit zunehmender Größe ein Ton tiefer, lauter und länger, mit abnehmender Größer aber höher, leiser und kürzer. Bei diesen inneren Zusammenhängen wird es kein Zufall sein, wenn wir bei der diagnostischen Akustik erleben werden, daß ein

tiefer Schall meist auch laut und lang und ein hoher Schall meist leise und kurz

sein wird.

Neben den bisher besprochenen Schallqualitäten verwertet der Musiker noch weitere: die Klangfarbe, die Tonhelligkeit und das Tonvolumen. Die Klangfarbe kommt zum Ausdruck in der Polarität leer—voll, die in der alten Skodaschen Nomenklatur eine große Rolle spielte, aber bei dem Geräuschcharakter des Perkussionsschalls doch nicht viel anderes bedeutete als kurz—lang. Tonhelligkeit will sagen, daß im allgemeinen hohe Töne uns zugleich die Empfindung von etwas Hellem, tiefe eher die von etwas Dunklem geben werden; hieraus allein geht hervor, wie mißverständlich und korrekturbedürftig die Bezeichnungen „hell" statt „laut" und „dumpf" statt „leise" sein müssen. Das Tonvolumen schließlich korrespondiert ebenfalls weitgehend mit der Tonhöhe; ein tiefer Ton hat für unsere Empfindung etwas Voluminöses, ein hoher etwas Spitzes an sich. In der medizinischen Akustik ist es nicht, oder noch nicht möglich, diese besonderen Qualitäten diagnostisch zu verwerten.

Bei der akustischen Untersuchung des menschlichen Körpers werden wir nur selten musikalische Töne zu hören bekommen, nicht einmal Klänge, die Kombination von Tönen mit ihren harmonischen Obertönen, sondern meist nur Geräusche. Im Geräusch sind viele verschiedenartige Empfindungen unregelmäßig gemischt und durcheinander geworfen, während dem Ton und dem Klang eine einfache regelmäßige Art der Empfindung entspricht. Immerhin ist der Unterschied kein ganz prinzipieller, noch existiert eine scharfe Grenze zwischen beiden und in der Tat kann man Geräusche aus musikalischen Klängen zusammensetzen.

Ebenso wie unser Ohr aus dem gleichzeitigen Erklingen vieler Töne den Gehörseindruck eines Geräusches erhalten kann, ist es andererseits imstande, aus dem Gewirr verschiedener Klänge den einen oder den anderen Klang besonders herauszuhören und so ein Geräusch zu analysieren. Besonders deutlich spielt sich dieser Vorgang ab, wenn wir in einem Gewirr gleich lauter Stimmen nur auf die Worte eines einzigen Redenden hinhören und sie verstehen. Dies ist nur dadurch möglich, daß die einzelnen Schallschwingungen zwar ein sehr kompliziertes Schallgebilde zusammensetzen, trotzdem für sich unversehrt erhalten bleiben, sich gegenseitig nicht stören. Immerhin hat solche Analyse ihre Grenzen; sie wird um so schwieriger, je näher die einzelnen Geräuschkomponenten bezüglich Tonhöhe und Lautheit beieinander liegen. Umgekehrt wird in Fällen, wo sich eine Geräuschkomponente in ihrer Tonhöhe wesentlich von den anderen Komponenten entfernt, oder die anderen durch ihre Lautstärke erheblich überragt, eine Analyse dem Geübten höchst wertvolle Aufschlüsse geben können über die Art der einzelnen Schallkomponenten, indirekt auch über die zugrunde liegenden physikalischen und schließlich auch über die anatomischen Verhältnisse.

Daß überhaupt ein Geräusch und nicht ein Klang zustande kommt, liegt begründet in der Uneinheitlichkeit des schallenden Gebildes, sei es, daß ein Körper schon in seiner inneren Struktur uneinheitlich ist, sei es, daß es sich überhaupt nicht um einen einzigen physikalischen Körper, sondern um ein System von mehreren Körpern handelt, die nicht aufeinander abgestimmt sind. Letzterer Mechanismus ist der weitaus häufigere und auch maßgebend für die Schallerscheinungen, die zum Zwecke der akustischen Diagnostik dem menschlichen Körper entlockt bzw. ihm abgelauscht werden[1].

Die Geschichte der akustischen Diagnostik.

Wir verdanken die Perkussion dem Wiener Arzte Auenbrugger, der seine Erfindung im Jahre 1761 in seinem Werke „Inventum novum ex percussione thoracis humani ut signo abstrusos interni pectoris morbos detegendi" veröffentlicht hat. Auenbrugger perkutierte die Brustwand „direkt" mit vier gebeugten Fingern. In dieser Form war jedoch die Perkussion eine recht schwere Kunst, lieferte wohl auch nicht zufriedenstellende Resultate; jedenfalls konnte sie sich nicht einbürgern. Erst als Corvisart Auenbruggers Werk 1808 ins Französische übersetzt, kommentiert und energisch propagiert hatte,

---

[1] Ich habe mich soviel wie möglich einer korrekten physikalischen Nomenklatur befleißigt. Trotzdem könnte man im ärztlichen Teil der akustischen Diagnostik in dieser Hinsicht Einiges beanstanden. Das rührt daher, daß ich mich bei der Wahl zwischen physikalisch korrekter Ausdrucksweise und Sinnverständlichkeit für verpflichtet hielt, die letztere zu bevorzugen. So ist z. B. der geläufige Ausdruck Elastizität auch im Sinne von Elastizitätsmodul gebraucht, zu dem er sich tatsächlich reziprok verhält. Aber es wird kaum irgendwo schwerfallen, den richtigen Sinn zu erkennen.

fand es allmählich allgemeine Anerkennung. Viel trug dazu bei die Erfindung des Plessimeters ($\pi\lambda\acute{\eta}\sigma\sigma\varepsilon\iota\nu$ = schlagen) durch Piorry 1827 und damit die Einführung der indirekten Perkussion. Laennecs Erfindung der Auskultation 1819 aber schuf der Perkussion die notwendige Ergänzung; aus beiden zusammen ward das, was wir heute akustische Diagnostik nennen. Besondere Verdienste um diese erwarb sich Skoda in Wien durch die physikalische Erklärung und planmäßige Ordnung des Gebiets seit 1839. In der neueren Zeit haben vor allem die Forschungen R. Geigels und Friedrich Müllers unsere Erkenntnis des Gebiets gefördert.

Die Perkussion.

Perkussion nennt man die Auslösung der Eigentöne des menschlichen Körpers durch Beklopfen. Der Perkussionsstoß erschüttert auf dem Wege über den Plessimeterfinger oder eine Plessimeterplatte die Brustwand und durch diese hindurch auch die inneren Teile, vor allem die Lungen. Beide, Wand wie innere Teile, geraten dadurch in ihre Eigenschwingungen. Den verhältnismäßig leisen Eigenschall der Brustwand hören wir unmittelbar, den Eigenschall der inneren Organe dadurch, daß ihre Schwingungen auf die benachbarte Brustwand übertragen und so ebenfalls unserem Ohr zugeleitet werden.

Methodik der Perkussion.

Die indirekte Perkussion ist der direkten fast durchweg weit überlegen. Nur dort, wo es sich darum handelt, sich rasch mit dem Ohr einen ,,Überblick" zu verschaffen, z. B. über den Zustand einer größeren Lungenpartie, mag die Anwendung der direkten Perkussion noch angebracht sein. Sonst besitzt sie nur Nachteile. Ihr Charakter ist unklarer, deshalb schlechter definierbar und dazu leiser wie der der indirekten Perkussion. Die Ursache dazu liegt in dem Verlust an Stoßenergie, den der direkte Perkussionsschlag beim Zusammenpressen der weichen Körperbedeckungen erleidet; bei der indirekten Perkussion dagegen wird das Zusammenpressen der Weichteile schon zuvor durch das Plessimeter bzw. den Plessimeterfinger besorgt.

Dazu kommt, daß bei der direkten Perkussion, damit überhaupt ein lauter Schall zustande kommt, meist mit dem ganzen Unterarm, d. h. einem schweren, massigen Perkussionshammer perkutiert werden muß. Je schwerer aber der Hammer ist, um so länger bleibt er auf der Brustwand liegen und hemmt diese. Die Brustwand, die wir doch zum Schwingen bringen wollten, wird so von uns selbst gehindert, frei auszuschwingen und die Schwingungen des von ihr bedeckten Organs zu uns zu senden. Dieser Nachteil verbietet die Perkussion mit schwerem Hammer bzw. Unterarm überhaupt, auch bei der indirekten Perkussion, ganz abgesehen davon, daß sie schon ihrer Schmerzhaftigkeit wegen ein Verstoß gegen ärztliche Kunst und Sitte ist. **Perkutieren mit dem ganzen Arm, wie überhaupt starkes Perkutieren, ist immer fehlerhaft. Es muß immer aus dem Handgelenk oder, wenn ganz schwache Perkussion am Platze ist, aus dem Fingergrundgelenk heraus perkutiert werden.**

Dabei ist streng darauf zu achten, daß alle Gelenke locker gehalten werden; nur so wird der aufprallende Hammerfinger durch den Rückstoß der perkutierten Stelle sofort wieder zurückgeworfen.

Ebenso wichtig ist strenge Selbstkontrolle, damit nicht der Untersucher, wenn auch unbewußt, durch asymmetrisches oder sonst verschiedenes Auflegen des Plessimeterfingers sich das erhoffte oder befürchtete Ergebnis vorperkutiere — vortäusche.

Ein geübter Arzt kann mit künstlichem, leichtem Hammer meist ebenso gute Resultate erzielen wie mit der Fingerperkussion. Immerhin erlaubt die Perkussion mit künstlichem Hammer nicht in gleichem Maße Variationen wie die reine Fingerperkussion — Wechsel zwischen Schlag aus Handgelenk oder Fingergrundgelenk — und vermehrt dazu die Abhängigkeit vom Instrumentarium.

Die Ziele und Arten der Perkussion.

Wir können mit der Perkussion zweierlei Zwecke verfolgen, entweder wir wollen erkennen, ob Organe oder Teile von solchen in ihrer Festigkeit, in ihrer Dichte, in ihrem Luftgehalt krankhaft verändert sind. Diese Art nennen wir vergleichende Perkussion, weil wir vorzüglich durch den Vergleich mit anderen, unter physiologischen Bedingungen gleichen Körpergegenden uns versichern können, ob normaler oder pathologischer Klopfschall vorliegt; denn einen in seiner Tonhöhe und den anderen Schallqualitäten genau festgelegten, als Standard zu gebrauchenden Normalschall gibt es nicht am Körper weder für die Lungen noch sonstwo.

Der andere Zweck der Perkussion geht darauf aus, die einzelnen Organe gegeneinander abzugrenzen und festzustellen, ob die aus der topographischen Anatomie bekannten, normalen Grenzen eingehalten sind oder nicht. Dies ist die **abgrenzende oder topographische Perkussion**. Sie hat die weitere Aufgabe, auch krankhaft Verändertes gegenüber Gesundem abzugrenzen und so Grenzlinien festzustellen, die erst unter pathologischen Bedingungen zustande kommen, wie z. B. die Grenzen einer Verdichtung innerhalb der Lunge.

Die Grundlagen der vergleichenden Perkussion.

In der Lunge erleiden die bisher entwickelten allgemein physikalischen Prinzipien gewisse Modifikationen: bei der Perkussion über tiefen Lungenpartien kann der Stoß wohl die ganze Lunge durchsetzen, trotzdem schwingt hier die Lunge nicht als Ganzes, nicht mit ihrem ganzen Volumen, sondern in einzelnen elastischen Abteilungen. Ihr Schall ist daher auch nicht abhängig von ihrem Volumen, sondern nur von ihrer Elastizität, ihrer Spannung, ihrem Luftgehalt[1]. Erst wenn beim Perkutieren über den seichten Lungenrändern oder beim Zusammendrängen der Lunge auf einen kleineren Raum (durch Pleuraergüsse, durch Geschwülste usw.) die Tiefe des perkutierten Lungenteils auf etwa 4 cm herabgesetzt ist, schwingt dieser seichte kleine Teil als Ganzes und seine Schwingung wird dann abhängig auch vom Volumen des in Betracht kommenden Lungenbezirks.

Wenn wir im folgenden von den den Organen eigentümlichen Schallarten sprechen, so wird für die tieferen Bezirke der Lunge nur die Abhängig-

---

[1] Man kann sich einen solchen Mechanismus durch ein analoges Beispiel klarer machen: auf eine große Schar dicht hintereinander aufgespannter elastischer Membranen werde ein Stoß geführt senkrecht zu ihrer Fläche. Durchsetzt der Stoß mehrmals die ganze Membranschar in beiden Richtungen, so bedeutet dies eine periodische Schwingung der Gesamtschar. Ist aber die Tiefe der Schar zu groß, so erliegt der Stoß, schon ehe es zu einer Periodizität gekommen ist. Währenddessen können die einzelnen Membranen nach ihren eigenen Gesetzen periodisch schwingen, und diese Schwingungen sind unabhängig von der Gesamtmasse der Membranen. Den Schwingungen dieser einzelnen elastischen Membranen entsprächen in der Lunge die „Schwingungen in elastischen Abteilungen".

keit von der Elastizität, für die übrigen schwingungsfähige Organen wie für die seichten Lungenpartien die Abhängigkeit von Elastizität + Volumen maßgebend sein.

Je intensiver die Eigenschwingungen der inneren Körperteile, speziell der Lunge sind, eine um so kräftigere Schallwelle wird natürlich die Brust oder die sonstige Körperwand zu unserem Ohr senden können. Und da, wie oben festgestellt wurde, die **Lautheit** eines Körpers im allgemeinen um so größer ist, je geringer seine Festigkeit ist, so bemerken wir bei der Perkussion des menschlichen Körpers, daß seine Organe um so lauter schallen, je lufthaltiger sie sind; denn fast durchweg gilt: je lufthaltiger die Teile des menschlichen Körpers sind, um so weniger dicht und fest sind sie auch.

Umgekehrt wird ein Organ, je luftärmer es ist, um so dichter und fester sein[1] und um so weniger imstande, hörbare Schwingungen zu erzeugen und sie auf die (Brust-)Wand zu übertragen. Um so leiser wird sein Schall sein. Ist ein voluminöses Organ ganz luftleer so gibt es überhaupt keinen Schall mehr, ist stumm. Dort, wo absolut luftleere flüssige oder feste Massen direkt der Brustwand anliegen, hören wir also nichts mehr als das Patschen von Finger auf Finger oder von Hammer auf Plessimeter und den Eigenschall der Brustwand.

Wenn auch ein lauter Klopfschall immer verhältnismäßig lang und ein leiser immer kurz nachklingen wird, so ist es doch nicht unnütz, auf Unterschied der **Schalldauer** gesondert zu achten. Zwar verhalten sich die beiden Schallqualitäten im allgemeinen gleichsinnig, trotzdem kann ein Schallunterschied bald bei der Schallstärke, bald bei der Schalldauer, bald bei der sogleich zu besprechenden Schallhöhe besonders deutlich hervortreten.

Die allgemeinen physikalischen Regeln für die Bildung der **Tonhöhe** bestätigen sich restlos an der Lunge, so daß eine Lunge einen um so tieferen Schall gibt, je lufthaltiger sie ist, und einen um so höheren, je luftärmer, fester, dichter sie ist; bei einer total infiltrierten Lunge können wir, da sie ganz „stumm" geworden, von Tonhöhe überhaupt nicht mehr sprechen.

---

[1] Daraus entnehmen wir im folgenden die Berechtigung, bei der Perkussion an Stelle der physikalischen Bezeichnung „fest", oft allein „luftarm" oder „luftleer" bzw. „dicht", statt wenig fest „lufthaltig" zu setzen.

Zusammenfassend ist festzustellen:

1. Je weniger fest (je lufthaltiger) ein Gewebe, um so
tiefer ⎫
lauter ⎬ ist sein Schall.
länger ⎭

2. Je fester (je luftärmer) ein Gewebe, um so
höher ⎫
leiser ⎬ ist sein Schall.
kürzer ⎭

Das Höher-, Leiser- und Kürzerwerden eines Schalls bezeichnen wir als (medizinische[1]) Dämpfung. Unter ihr versteht der Arzt heutzutage tatsächlich diese Dreiheit[2]. Ist ein Organ ganz luftleer und so stumm geworden, so erhalten wir in seinem Bereich, soweit es der Körperoberfläche direkt anliegt, eine „absolute Dämpfung".

Die Praxis der Perkussion des menschlichen Körpers demonstriert die Anwendbarkeit dieser Prinzipien auf den menschlichen Körper.

I. Der lauteste, längste und tiefste Perkussionsschall (Tonhöhe C bis E) findet sich beim Pneumothorax, bei ganz großen Kavernen und bei Gasansammlungen in der freien Bauchhöhle, Pneumoperitoneum. Auch beim Emphysem ist der Klopfschall noch sehr laut, lang und tief (D bis E) (Abb. 4).

II. Die normale Lunge des normalen Erwachsenen gibt noch einen recht lauten, langen und tiefen Schall; jedoch

---

[1] Sie ist keineswegs identisch mit dem, was der Physiker unter Dämpfung versteht.

[2] In der alten Skoda-Nomenklatur bedeutete allerdings ein gedämpfter, dumpfer Schall einen leisen Schall und stand als solcher dem hellen = lauten Klopfschall gegenüber. Nun ist, wie oben schon ausgeführt, der übertragene Begriff „hell" höchst mißverständlich, da dem gewöhnlichen Sprachgebrauch widersprechend; jeder junge unvoreingenommene Mediziner versteht unter hellem Schall einen hohen Schall. Es scheint darum höchste Zeit, allgemein die Ausdrücke hell und gedämpft zu ersetzen durch laut und leise. Ähnlich verhält es sich mit voll und leer; sie fallen fast durchweg zusammen mit den klaren Begriffen lang- und kurzdauernd; und wenn man diesen vorwirft, daß sie nichts aussagen über die Klangfarbe, so ist dazu zu sagen, daß die Klangfarbe eine so unsichere Schallqualität darstellt, daß sie hier, wo wir es mit Geräuschen zu tun haben, eine ganz untergeordnete, Rolle spielt. Tatsächlich wissen die meisten Ärzte nichts mit ihr anzufangen. (Siehe dazu S. 31.)

sind die größere Tonhöhe (A bis c) und die geringere Lautheit und Dauer schon wohl bemerkbar (Abb. 4).

III. Eine Zunahme der Tonhöhe findet sich beim Schall der kindlichen Lunge, deren Gewebe unverbraucht und deren elastische Kraft verhältnismäßig groß ist (etwa f). Der Schalldurchlässigkeit der kindlichen Thoraxwände wegen ist der Klopfschall hier außerdem laut (Abb. 4).

IV. Deutlich ist das Höherwerden (c—g), Leiser- und Kürzerwerden auch bei den mit Festigkeitszunahme einhergehenden, partiellen Infiltrationen der Lunge, wie wir sie bei Bronchopneumonien, bei diffus wachsenden Tumoren

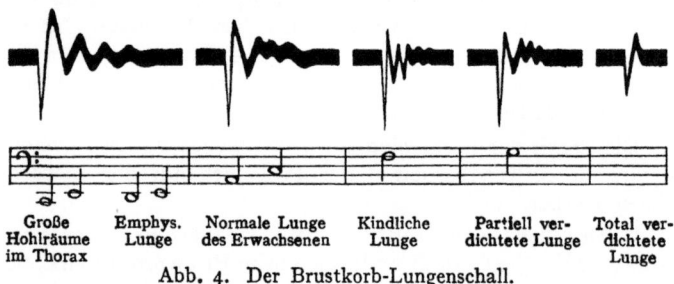

Abb. 4. Der Brustkorb-Lungenschall.

und besonders täglich bei der Lungentuberkulose erleben (Abb. 4).

V. Wird gar die Verdichtung der Lunge total, so wird der Schall unhörbar, das völlig konsolidierte Lungengewebe ist ganz stumm: über ihm ist absolute Dämpfung (Abb. 4). Diese absolute Dämpfung ist das Merkmal aller durchaus luftleeren, festen oder flüssigen Bestandteile des Körpers:

1. Der festen Teile, seien sie schon in der Norm fest wie die Muskeln[1] und das Fettgewebe[2], wie Herz, Leber, Milz,

---

[1] Daher stammt der manchmal an Stelle von absoluter Dämpfung gebrauchte Name Schenkelschall oder Muskelschall. Diese Bezeichnung ist offensichtlich höchst einseitig und oberflächlich und daher wäre es am besten, sie verschwände ganz. Immerhin kann man sich beim Perkutieren der Extremitätenmuskeln sehr leicht und klar den Typ der absoluten Dämpfung vordemonstrieren.

[2] Wird aber, wie es z. B. bei Gasbrand der Fall ist, das Muskel- oder Fettgewebe von Gasblasen durchsetzt, so wird auch hier der Klopfschall laut und sogar tympanitisch.

Nieren, Schilddrüse, Thymus usw. — oder erst durch pathologische Prozesse ihres Luftgehalts verlustig gegangen, wie die total infiltrierte oder die durch Atelektase oder sonstwie total verdichtete Lunge. Auch die übrigen unter krankhaften Verhältnissen entstehenden festen Gewebe, wie Tumoren, gehören hierher.

2. Der mit Flüssigkeit oder festen Massen gefüllten Hohlräume, seien es:

Blutgefäße oder

Magen und Därme, soweit sie festen oder flüssigen Inhalt besitzen, oder

Ergüsse in Herzbeutel, Brust- oder Bauchhöhle.

Zu den Qualitäten der Tonhöhe, Lautheit und Dauer tritt als vierte die der **Tympanie.** Tympanitisch wird ein Schall genannt, der — im Gegensatz zum normalen Brustkorblungenschall — dem Schall des Tympanon, der Pauke, ähnelt, d. h. wie dieser klangähnlich ist. Es liegt im Wesen der Begriffsbestimmung, daß hier alle Übergänge möglich sind und daß es Grenzfälle gibt, wo der eine den Schall schon oder noch als klangähnlich empfindet, ein anderer nicht.

Wann wird ein Schall als klangähnlich empfunden werden? Klangähnlich sind natürlich vor allem die Töne der Musik infolge ihrer Harmonie. Für den Arzt aber ist viel wichtiger die Klangähnlichkeit, die dadurch zustande kommt, daß ein Teilton über die anderen Teiltöne dominiert. Dieses Vorhandensein eines Tonbeherrschers ist als das eigentlich Typische der perkutorischen Tympanie anzusehen. Von welchen physikalischen Faktoren ist der Grad der Tympanie abhängig?

1. Je einheitlicher ein System ist, um so größer ist die Aussicht, daß es einen schallbeherrschenden Hauptton erzeugen kann. Die einheitlichsten Systeme im menschlichen Körper sind die durchaus lufthaltigen: gasgefüllter Magen und Därme, Pneumoperitoneum, dazu Pneumothorax und Kavernen. Viel uneinheitlicher ist die Lunge, und zwar sowohl die emphysematöse wie die normale.

2. Von diesen Organen und Systemen kann der größere Teil seinen Schall nur nach Passage der Brustwand zu unserem Ohr senden. Je stärker, je dicker die Brustwand ist, um so mehr wird sie dabei den Schall entstellen. Dabei wird ein an sich schon leiser Lungenschall durch die Brustwandpassage verhältnismäßig stark entstellt werden, ein lauter Schall verhältnismäßig wenig. Hier liegt der Grund, warum der Klopfschall

über emphysematösen Lungen, also Lungen mit lautem Eigenschall unter magerer Brustwand häufig klangähnlicher ist als in der Norm, und als allgemeine Regel kann aufgestellt werden: je lauter und einheitlicher der Schall innerer Organe und je dünner die bedeckenden Wände, um so größer ist die Klangähnlichkeit. Je leiser der Schall des inneren Organs und je stärker die Wandung, um so geringer ist die Klangähnlichkeit.

Daher ist die Tympanie:

I. Am deutlichsten über Magen, Därmen und Pneumoperitoneum. Ursache: Einheitlicher, lauter Hohlraumschall und sehr dünne Wandung (Abb. 5).

II. Weniger deutlich ist sie schon über dem Kehlkopf und über der Luftröhre, über Kavernen und über Pneumo-

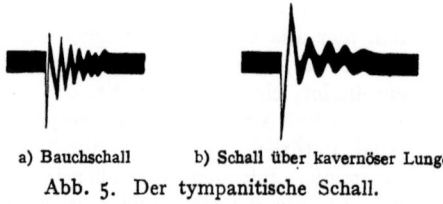

a) Bauchschall   b) Schall über kavernöser Lunge
Abb. 5. Der tympanitische Schall.

thorax. Ursache: einheitlicher, lauter Hohlraumschall, aber stärkere Wand, d. h. Brustwand. Bei besonders dicken und bei sehr gespannten Wänden (Ventilpneumothorax!) kann die Tympanie sogar völlig fehlen (Abb. 5).

III. Noch weniger deutlich ist die Tympanie bei einer durch Emphysem in ihrer Spannung herabgesetzten und in ihrem Luftgehalt vermehrten Lunge. Ursache: noch lauter, aber weniger einheitlicher (Lungen-) Schall, verhältnismäßig widerstandsfähige (Brust-) Wand. Bei magerer, dünner Brustwand ist die Tympanie aber bei Emphysem noch deutlich und manchmal auch bei normaler Brustwand noch angedeutet.

IV. In manchen Fällen wird auch über Lungenpartien, die durch Kompression (Pleuraerguß!) oder beginnende Infiltration in ihrer Spannung verändert sind, eine Spur von Tympanie wahrgenommen.

V. Ganz verschwunden ist die Tympanie erst über normaler Lunge mit normal starker Brustwand.

Es ist offenkundig, daß die Kenntnis so allgemein gültiger Prinzipien gestattet, weitgehende Schlüsse zu ziehen auf die physikalische Struktur eines Körperteils und — mit Hilfe der Empirie — auch auf dessen anatomischen Zustand. Dennoch wären ohne Berücksichtigung eines weiteren Faktors solche Schlüsse vorzeitig, da einseitig, wenigstens im Bereiche des Brustkorbs.

Der maßgebende Einfluß der Brustwand mußte soeben bei der Besprechung der Tympanie anerkannt werden; damit ist **die Rolle der Brustwand** aber noch nicht erschöpft. Die Lunge kann ihre Schwingungen nur so zu unserem Ohre senden, daß sie dieselben zuerst der Brustwand aufzwingt; diese erst gibt sie an die umgebende Luft weiter. Was wir bei der Perkussion hören, ist also zusammengesetzt aus zwei Komponenten: 1. aus dem Eigenschall der Brustwand, 2. aus den auf die Brustwand übertragenen Lungenschwingungen. Inwieweit die Lunge die Brustwand zum Mitschwingen bringen kann, hängt teils von ihrer eigenen Schwingungsenergie, großenteils aber auch von der Schwingungsfähigkeit der Brustwand ab. Die Schwingungsenergie ist auf unser Ohr bezogen nichts anderes als die Lautheit; alles, was wir über diese sagten, trifft auf jene zu.

Die Schwingung eines so flächenhaften Gebildes wie der Brustwand ist eine ausschließlich transversale; maßgebend für die Weite transversaler Schwingungen, für die Schwingungsfähigkeit, ist die Durchbiegbarkeit des schwingenden Körpers, hier der Brustwand. **Je größer die Durchbiegbarkeit der Brustwand, um so besser, je größer deren Widerstandsfähigkeit, um so schlechter werden die Lungenschwingungen auf die Brustwand übertragen werden** und auf diesem Wege zum Ohr des Arztes gelangen. Die Durchbiegbarkeit der Brustwand hängt ab von den Rippen, der Muskulatur und dem Fettpolster. Starke, plumpe und engzusammenschließende Rippen, erhebliche Kallusbildung über alten Rippenbrüchen, und vor allem auch Rippenverkrümmungen, wie sie als Folge rachitischer Skoliosen außerordentlich häufig sind, setzen die Durchbiegbarkeit herab. Ebenso werden an sich dicke oder durch Kontraktion verstärkte Muskelmassen für die Lungenschwingungen ein größeres Hindernis bilden als muskelschwächere, erschlaffte Stellen; ähnlich wirken andere größere Weichteilmassen der Brustwand wie Fettpolster und die weibliche Brustdrüse. Die Durchbiegbarkeit und

Schwingungsfähigkeit des Thorax werden vermindert, gleichviel, ob das Hindernis außen oder innen an der Brustwand sitzt; hierher gehört also auch die Dämpfung im Bereich von Pleuraschwarten.

Wir hören daher bei einem mageren Kranken im Brustwandlungenschall den Eigenschall der Lunge erheblich lauter und länger heraus als bei einer muskulösen und fetten Person; wir hören ferner den Lungeneigenschall beim gleichen Patienten über schwachen, mageren Wandstellen deutlicher als über stärkeren, resistenteren; wir hören ihn bei Skoliose über den gekrümmten Rückenpartien leiser als über ebenen Partien und schließlich während des Hustens oder Erbrechens über Stellen stark kontrahierter Muskulatur leiser als im Zustand der Erschlaffung.

Je nach dem Zustand der Brustwand ändert sich so im Gesamtperkussionsschall das Stärkeverhältnis der beiden obengenannten Komponenten, des Eigenschalls der Brustwand und der Lunge. Da der Brustwandschall die höhere, der Lungenschall die tiefere Komponente ist, so kommt es bei besonders widerstandsfähiger Brustwand durch Zurückdrängung des tieferen Lungenschalls zu einer relativen Erhöhung, umgekehrt bei besonders nachgiebiger Brustwand zu einer relativen Vertiefung des Klopfschalls.

Die absoluten Erhöhungen und Vertiefungen des Klopfschalls wurden oben in ihren wichtigsten Erscheinungsformen aufgezeichnet (Abb. 4). Nur sie sind hervorgerufen durch pathologische Veränderungen in den inneren Organen, vor allem in der Lunge, und sie allein interessieren den Arzt, nicht die relativen Veränderungen, die nur auf Besonderheiten der Brustwand zurückzuführen sind. Nun ist aber unser Ohr nicht immer imstande, absolute und relative Erhöhungen bzw. Vertiefungen der Tonlagen auseinanderzuhalten. Es ist tatsächlich aus dem Perkussionsbefund allein häufig nicht zu entscheiden, ob der leisere, kürzere und scheinbar höhere Schall über einer Lungenspitze Folge einer beginnenden (tuberkulösen) Verdichtung oder einer einseitigen Verstärkung des knöchernen oder muskulären Schultergewölbes ist; ebensowenig ob ein besonders lauter, langer und tiefer, inkorrekt „emphysematös" genannter Klopfschall auf einem vermehrten Luftgehalt des Lungengewebes beruht, wie es beim Emphysem der Fall ist, oder nur auf einer großen Schwingungsfähigkeit schwacher, schalldurchlässiger Brustwandungen. Weniger leicht führt ein durch starke Fettmassen bedingter sehr leiser und kurzer Klopfschall am Rücken zu Verwechslungen mit Verdichtungen der Lungenunterlappen; zwar wird hierbei allein schon die Doppelseitigkeit der „Dämpfung" Mißtrauen erwecken müssen, immerhin ist es gut, daran zu denken, daß derartige Täuschungen vorkommen.

Aus dem Bewußtsein solcher diagnostischer Klippen ergibt sich die ebenso dringliche, wie häufig vernachlässigte Forderung, vor und evtl. nach der Perkussion den Brustkorb einer gründlichen inspektorischen und evtl. auch palpatorischen Untersuchung zu unterziehen, auf seine Symmetrie bzw. Asymmetrie und auf andere Besonderheiten seiner Wandung, kurz darauf, ob der Klopfschall der Lunge nicht verzerrt sein könne durch Anomalien ihres Gehäuses.

Die Grundlagen der topographischen Perkussion.

Die Abgrenzung der Organe und Organteile des menschlichen Körpers voneinander ist der Zweck der topographischen Perkussion. Dabei kann die Grenze dicht unter den Körperbedeckungen verlaufen: **oberflächliche oder absolute Grenze**; oder die gesuchte Grenze liegt in der Tiefe, durch lufthaltiges Gewebe, als welches hier nur Lungengewebe in Betracht kommt, von der Brustwand getrennt: **tiefliegende oder relative Grenze**.

Die **oberflächliche Grenzbestimmung** zwischen zwei Organen beruht auf der selbstverständlichen Tatsache, daß zwei Medien verschiedenen Luftgehalts (verschiedener Festigkeit, Dichte), auch wenn sie benachbart sind, verschiedenen Schall geben. Dagegen können zwei ganz luftleere Organe wie Herz/Leber, Milz/Niere unter sich oder gegen ein anderes luftleeres Organ wie gegen einen Flüssigkeitserguß oder gegen den kotgefüllten Darm niemals abgegrenzt werden. Ebenso steht es mit der Grenze zweier lufthaltiger Medien wie Lunge/gasgefüllte Darmschlingen oder Magen/Darm.

Der Klopfschall zweier Körperteile wird um so verschiedener sein, je verschiedener ihr Luftgehalt ist. Dennoch sind ein absolut luftleeres und ein durchaus luftgefülltes Organ keineswegs exakt voneinander abzugrenzen: ein durchaus luftgefüllter Körper ist auf Schlag so empfindlich, so laut schallend, daß er schon durch die Erschütterung seiner Nachbarschaft in Schwingung gebracht werden kann; damit aber macht er eine korrekte Grenzbestimmung unmöglich. Deshalb ist z. B. die

Grenze der Leber gegen die Magenblase viel weniger genau zu bestimmen als die Lungen/Lebergrenze.

Diese Schwierigkeit kann man nur dadurch lindern, daß man sich bei der oberflächlichen topographischen Perkussion einer recht **schwachen Perkussion** befleißigt. Sie muß um so leiser sein, je lufthaltiger und deshalb je empfindlicher, lautstärker das eine Grenzorgan ist, so daß bei allen Grenzen gegen durchaus lufthaltige Gebilde wie Magen-Darm oder Pneumothorax nur eine ganz leise, eben hörbare Perkussion erlaubt ist. Aber auch die oberflächlichen Grenzen der Lunge gegen ihre festen Nachbarorgane vertragen höchstens eine mittelstarke Perkussion.

Die **topographische Tiefenperkussion.** Über den tiefen Teilen der Lunge gilt ohne Einschränkung die frühere Feststellung, daß die Lunge nicht als Ganzes schwingt und daß ihr Klopfschall daher unabhängig ist vom Volumen. Für die seichteren Partien aber trifft dies nicht mehr zu. Bei der Perkussion des Thorax bemerken wir beim Vordringen innerhalb der immer schmäler werdenden Lungenränder ein allmähliches Höher-, Leiser- und Kürzerwerden des Klopfschalls, eine an Intensität immer mehr zunehmende Dämpfung. Das ist das Zeichen, daß die Lungenschwingung nun nicht mehr nur von den elastischen Kräften des Gewebes bestimmt wird, sondern auch in Abhängigkeit geraten ist von der Tiefe der perkutierten Lungenschicht, vom Volumen. Die Wendung tritt ein, wenn die Lunge sich auf etwa 4 cm Tiefe verschmälert hat, mit anderen Worten: über ausgedehnten Lungenteilen ist die den ,,typischen" Lungenschall erzeugende schallende Zone ungefähr 4 cm tief. Diese Zone wird sich mit der Basis an der Brustwand ,,kugelschalenähnlich" ausbreiten, d. h. sie wird sich im Zentrum, der Stelle des brüskesten Stoßes am tiefsten, je mehr peripherwärts um so seichter in die Lunge erstrecken. Einen schematisierenden Querschnitt ihrer wahrscheinlichsten Form geben die Abb. 6a u. b.

Bei der abgrenzenden Perkussion wird die schallende Zone immer mehr eingeengt, je weiter wir eintreten in die schmal zulaufenden Lungenränder; und bald macht die **Verkleinerung der Zone** sich geltend an dem Höher-, Leiser- und Kürzerwerden des Klopfschalls. Das ist die Grundlage der topographischen Tiefenperkussion, wie sie heute ziemlich allgemein geübt wird. Stoß- bzw. Schallrichtung spielen dabei keine wesentliche Rolle.

Es ist klar, daß bei solchem Mechanismus keine wenn auch noch so wünschenswerte Schalländerung auf Millimeterbreite zu erhoffen ist, sondern nur allmähliche Übergänge. Immerhin hat der Arzt es in der Hand, die Aussichten seiner Perkussion günstiger oder ungünstiger zu gestalten: je schmäler die Basis der schallenden Zone von Lungengewebe, um so besser sind die Aussichten auf exakte Grenzbestimmungen. Die Basis wird besonders breit sein, wenn über harten Brustwandteilen perkutiert wird; daher werden die Aussichten ganz besonders ungünstig bei der Perkussion auf Rippen, überhaupt auf Knochen[1] (Abb. 6b). Die schallende

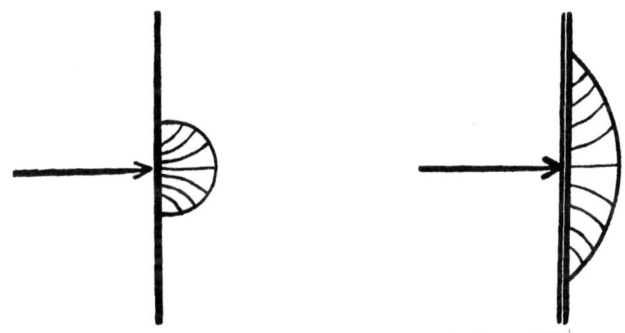

a) Perkussion im Zwischenrippenraum. b) Perkussion auf Rippe.

Abb. 6. Ausbreitung der schallenden Zone bei der Perkussion.

Zone wird hier so ausgedehnt, daß auch noch nach Überschreiten z. B. der relativen Herzgrenze der Rest der schallenden Zone zu groß ist, als daß ihre Einschränkung durch das Herz zu einer Schallveränderung führen würde. (Abb. 7. Rechts Perkussion auf Rippe, links Perkussion im Zwischenrippenraum.) Dagegen liegen die Verhältnisse recht günstig in dem weichen Zwischenrippengewebe; jede topographische Perkussion ist so weit wie möglich in den Zwischenrippenräumen auszuführen.

Um in den Zwischenrippenräumen perkutieren zu können, ohne die Rippen in Mitschwingung zu versetzen, bedient man

---

[1] Es ist selbstverständlich, daß auch äußere Unebenheiten der Brustwand die abgrenzende Perkussion illusorisch machen können. Besonders gilt dies von der weiblichen Brust, die immer, soweit ohne Schmerzerzeugung möglich, aus dem Bereich der Perkussion verzogen oder verschoben werden muß.

sich mit Vorteil einer besonderen Haltung des Plessimeterfingers: erstes Interphalangealgelenk rechtwinklig durchgebogen, zweites Interphalangealgelenk überstreckt, Fingerkuppe (mit kurzgeschnittenem Nagel!) senkrecht in den Zwischenrippenraum eingesetzt, der sog. Griffelperkussion (Plesch) (s. Abb. 8). Ist diese senkrechte Fingerstellung unmöglich, so ist wenigstens streng darauf zu achten, daß der Plessimeter,

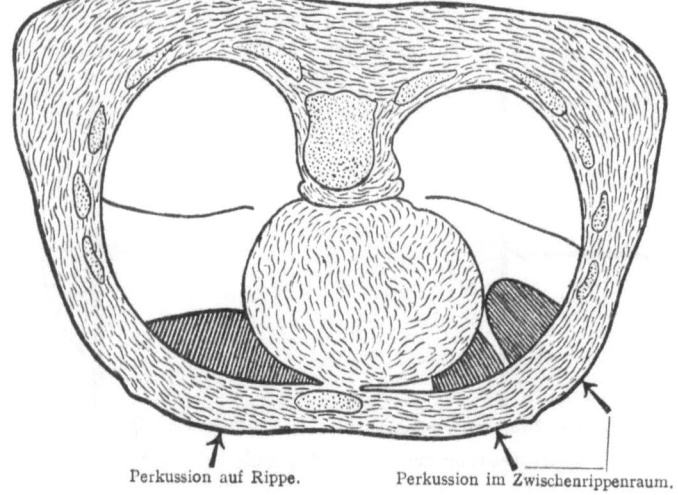

Perkussion auf Rippe.   Perkussion im Zwischenrippenraum.

Abb. 7. Die topographische Perkussion des Herzens.

finger immer ungefähr parallel liege zu der mutmaßlichen Verlaufsrichtung der gesuchten Grenze.

Ein starker Perkussionsstoß ist ebenfalls mit der geforderten schmalen Basis der Schallzone unvereinbar; er bringt so breite Lungenbezirke zum Schallen, daß wiederum eine exakte Grenzbestimmung ausgeschlossen ist. Deshalb darf zur topographischen Tiefenperkussion nur mittelstark perkutiert werden oder sogar nur schwach; letzteres genügt bei geringer Tiefe des zwischen Brustwand und tiefem Organ gelegenen Lungenrands. Wird allerdings — wie es bei Emphsyem vorkommt — der trennende Lungenrand besonders tief, so läßt die ganz schwache Perkussion im Stich; das gleiche gilt auch von der Goldscheiderschen Schwellenwertperkussion, die ganz extrem schwache, im Dämpfungsbezirk unhörbare Schläge verlangt.

Die Feststellung tiefgelegener Grenzen ist überall erstrebenswert, wo tiefgelegene Organe von Lunge überlagert sind. Jedoch sind dadurch Grenzen gesetzt, daß die Perkussionsschallzone nicht über 4 cm in die Lunge hineinreicht. Infolgedessen stehen noch tieferliegende Teile außerhalb des Bereichs der Tiefen-

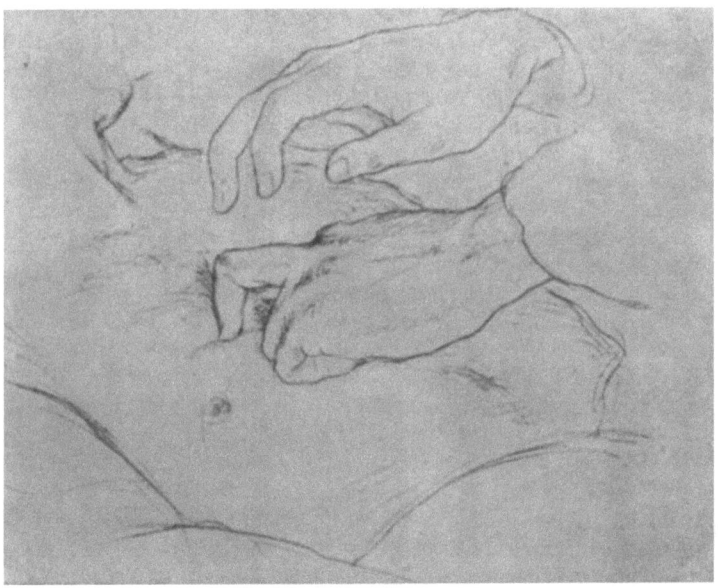

Abb. 8. Die Griffelperkussion.

perkussion, z. B. die obere Leberkuppe, auf deren perkutorische Bestimmung man deshalb von vornherein verzichten muß. Von um so größerem Wert ist die topographische Perkussion bei der Suche nach den tiefen Herzgrenzen, die meist mit großer Annäherung richtig bestimmt werden können. Andere Teile des Brustkorbinhalts kommen erst unter krankhaften Verhältnissen und nach Erreichung einer erheblichen Vergrößerung zur Perkussion, wie die aneurysmatischen Erweiterungen der Aorta und die Geschwülste des Mediastinums.

Die Auskultation.

Auskultieren ist eine besondere Art. des Hörens, es ist ein „Behorchen". Die in Frage kommenden Schallerscheinungen sind so leise, daß sie nur unter besonders günstigen Schallleitungsbedingungen wahrgenommen werden können, entweder dadurch, daß das Ohr direkt dem Körper angelegt oder durch gutleitende Instrumente mit ihm verbunden wird. Solche Instrumente heißen Stethoskope[1] oder Hörrohre.

Am besten, unverfälschtesten hört man mit bloßem Ohr. Das **Stethoskop** soll den Schall nicht verstärken, und wo es ihn trotzdem verstärkt, tut es dies parteiisch, verzerrt es den Schall. Aber an manchen Stellen des Körpers ist es infolge der Niveauverhältnisse nicht zu umgehen, z. B. in den Schlüsselbeingruben und in den Achselhöhlen. Auch dort, wo eine genaue lokalisatorische Diagnostik angestrebt wird, ist die kleine schallaufnehmende Fläche des Stethoskops von Vorteil gegenüber der umfangreicheren Ohrmuschel. Schließlich machen in vielen Fällen ethisch-ästhetische oder hygienische Gründe den Gebrauch des Stethoskops unerläßlich. Immerhin kann am Rücken meist mit bloßem Ohr auskultiert werden, und hier über den ausgedehnten Lungenpartien ist die direkte Auskultation auch am unentbehrlichsten, um große Bezirke rasch zu „überhorchen". Festes Andrücken des Stethoskops ist ebenso wie kräftiger Perkussionsschlag ein grober Verstoß gegen die ärztliche Rücksicht auf den Kranken; schon das faule Auflegen des Kopfes auf das Hörrohr kann recht schmerzhaft werden. Darüber hinaus wird starker Druck durch Hand oder Kopf auch die Schallübertragungsverhältnisse erheblich verschlechtern. Liederliches, schiefes Aufsetzen ohne guten Abschluß am Körperende schaltet die Luftschalleitung aus, gibt Anlaß zu Hautgeräuschen und ist so ebenfalls schädlich. Feine Knistergeräusche können verursacht sein durch Haare, die zwischen Stethoskop und Haut des Kranken reiben; Anfeuchten oder Rasieren der Haut stellt die Sache klar. Knacken ist häufiger Folge von Muskelkontraktionen, wie sie einerseits bei allen möglichen Arten von Zittern, insbesondere auch durch Frösteln beim längeren Untersuchen im kalten Zimmer, vorkommen; letzteres ist natürlich fehlerhaft, sofern es irgend zu vermeiden ist. Daß eine Aus-

---

[1] Von $\sigma\tau\tilde{\eta}\vartheta o\varsigma$ = Brust und $\sigma\kappa o\pi\varepsilon\tilde{\iota}\nu$ = beschauen, also in die Brust hineinsehen.

kultation durch das Hemd oder gar andere Kleidungsstücke hindurch weniger als eine halbe Sache und deshalb verpönt ist, sollte zu den Selbstverständlichkeiten gehören.

Laennec, der Erfinder der Auskultation, ist auch der Erfinder des Stethoskops. Sein erstes Stethoskop war eine aus ethischen Gründen provisorisch zusammengerollte Papierrolle. Dann modifizierte er dieses Instrument zu einem recht massigen durchbohrten Holzzylinder.

Die Schalleitung des festen Stethoskops erfolgt durch die festen Teile sowohl wie durch die Luft, die der Schlauchstethoskope durch die Luft allein. Bei einem guten Stethoskop muß daher sowohl die Leitung durch die festen Teile wie durch die Luft möglichst günstig gestaltet sein. Wichtigste Gesetze der Schalleitung durch feste Stethoskope sind: 1. das Stethoskop soll aus möglichst leichtem Material verfertigt sein; am vorteilhaftesten ist Linden-, Fichten- und Erlenholz. 2. Die Eigenschwingung eines guten Schalleiters muß höher sein als die höchste im Schall enthaltene Schwingung; das ist beim Stethoskop nur dann gewährleistet, wenn seine Länge 12 cm nicht überschreitet. In längeren Stethoskopen kommt es unter Umständen schon bei noch normalem aber etwas scharfem Atemgeräusch zu Verschärfung durch Resonanz und damit zu mißlichen Fälschungen. — Die langen Schlauchstethoskope fälschen (gleichviel, ob sie Phonendoskope oder sonstwie genannt werden) in umgekehrter Weise den Schall durch Benachteiligung hoher Töne, je länger und dünnwandiger sie sind, um so intensiver. 3. Der Körpertrichter des Stethoskops soll nicht zu klein und soll gut geöffnet sein. 4. Soll das Ohrstück gut der Ohrmuschel des Untersuchers, besonders deren zentralen Teilen anliegen; tiefe Muscheln sind daher nicht günstig.

Die Schlauchstethoskope haben gegenüber dem aus dem Ebengenannten sich ergebenden Nachteil keine Vorteile vor den festen Stethoskopen außer ihrer Handlichkeit und Bequemlichkeit, die sie für den Kinderarzt allerdings unentbehrlich machen.

Auch bei den **Auskultationsphänomenen** handelt es sich in erster Linie um Beobachtung von Eigengeräuschen der Organe. Die tönenden Medien sind hier erheblich vielfacherer Art als bei der Perkussion.

Gasförmige: Wie die Luft im Bronchialsystem, in Kavernen und sonstigen, pathologischen Hohlräumen, im Magen und den Därmen.

Flüssige: Sekrete, das Blut in seinen Gefäßen und der Darminhalt.

Feste: Die Muskeln in ihrer Kontraktion, das systolische Herz und die sich spannenden Herzklappen; schließlich auch Mischungen von Flüssigkeit und Luft, wie im Seropneumothorax oder im Intestinaltraktus und Kombinationen von Luft und festen Teilen wie bei dem wabigen Gewebe der Lunge.

Während außerdem die Perkussionsphänomene hervorgerufen werden durch den im Wesentlichen immer gleichgearteten Schlag, ist die erregende Ursache der Auskultationsphänomene so vielfach wie diese selbst. Daher bieten sie ein viel weniger einheitliches Bild als die Perkussionsphänomene und können nur im engen Anschluß an ihre Quellen besprochen werden. Besonders gilt dies für die beiden auch hier wichtigsten Organe, für Lunge und Herz.

Zur Beobachtung der Eigengeräusche tritt bei der Lunge und ihren Erkrankungen als gleich wichtig hinzu die Beobachtung ihres Schalleitungsvermögens, das von ihrem Luftgehalt, von ihrer Festigkeit abhängt.

Die Betastung des menschlichen Körpers.

Die Palpation.

Der Betastung fällt die Prüfung aller der Qualitäten zu, über die die sensiblen Apparate der Hand des Arztes etwas auszusagen vermögen. Die Beurteilung erfolgt durch eine Reihe von Empfindungen: die Temperaturempfindung, die Berührungsempfindung, die Muskel- und Gelenkempfindungen, das Druck- bzw. Konsistenzgefühl, die sich herauskombinierenden Lage-, Raum- und Bewegungsempfindungen und schließlich das Schmerzgefühl. Letzteres kommt naturgemäß für das Tastgefühl des Arztes nicht in Betracht. Entsprechend den genannten Empfindungen kann die Palpation Urteile abgeben über 1. die Temperatur; 2. über die Oberflächenbeschaffenheit der Haut — im wesentlichen dank der Berührungsempfindung; 3. über Form, Relief bzw. Niveaubesonderheiten — dank dem Raumgefühl; 4. über Härte eines Körpers und über die Festigkeit seiner Unterlage — dank dem Konsistenzgefühl; 5. schließlich über nicht zu rasche Bewegungen.

Die Temperaturprüfung mit der aufgelegten Hand (oder auch mit dem aufgelegten Ohr z. B. bei der Auskultation) darf höchstens mangels eines Thermometers mehr sein als vorläufiger Ersatz. Abgesehen davon, daß der Temperatursinn der Haut nur in sehr beschränktem Umfang Temperaturgrade schätzen kann, geht es nicht an, aus lokalen Temperaturerhöhungen oder -erniedrigungen an der Oberfläche des Körpers Rückschlüsse zu ziehen auf die Körperinnentemperatur. Immerhin kann die sich heiß anfühlende Haut eines Patienten ein Fiebersymptom sein und so eine Ermahnung zur genaueren Temperaturmessung. Anderseits ist die kühle Haut in der Ohnmacht und nach großen Blutverlusten schon dem Laien bekannt als Zeichen schwerer Hinfälligkeit.

Wichtiger ist die Prüfung der Hauttemperatur zur Feststellung **lokaler Temperaturanomalien**: erhöhtes Wärmegefühl bei Entzündung oder sonstiger Vermehrung der Hautdurchblutung; Kältegefühl bei Asphyxie durch Gefäßverengerung oder Gefäßverschluß (Arteriosklerose, Spasmus, Embolie, Thrombose), kurz bei jeder Herabsetzung der Durchblutung.

Bei der Prüfung der **Körperoberfläche** tritt die Betastung zurück gegenüber den Eindrücken, die wir mit dem freien oder bewaffneten Auge erhalten. Das gilt vor allem für Veränderungen der Farbe wie auch für die meisten Hautkrankheiten. Bei manchen Veränderungen der Oberfläche aber, z. B. bei der Spiegelglätte der atrophischen Glanzhaut (**glossy skin**), wie wir sie bei chronischen Gelenkkrankheiten finden, trägt das Tastgefühl doch wesentlich bei zur Erfassung des Zustands.

Die Erkennung von **Niveaudifferenz** durch Betastung beruht auf dem **Lage-** bzw. **Raumgefühl**. Dieses ist keine einfache, sondern eine komplexe Empfindung; Berührungs- und Gelenk- bzw. Muskelgefühl wirken bei ihm zusammen. Schon zur Erkennung papulöser Erhebungen leistet es uns oft dort noch verlässige Dienste, wo der Gesichtssinn schon beginnt, uns im Stich zu lassen; ebenso bei den knotenartigen Schwellungen des Erythema nodosum. Rücken die räumlichen Gebilde weiter von der Körperoberfläche ab, so daß sie deren Niveau nicht mehr verändern, so wird dort, wo die Körperwand weich und eindrückbar ist, die Palpation immer mehr allein ausschlaggebend: Verhärtungen der mittleren Arterien, Venenentzündungen, Lymphdrüsenschwellungen am Hals, in den Achsel-, Ellen- und Leistenbeugen (Tuberkulose! Lues bei Schwellung der Kubitaldrüsen!), noch nicht sichtbare Strumen und Knochendeformitäten, wie auch die rachitischen Auftreibungen der Rippenknorpelgrenzen (rachitischer Rosenkranz). An den großenteils tief unter der Körperwand gelegenen Organen des Bauches erreicht das räumliche Tastvermögen die allergrößte Bedeutung.

Neben dem eigentlichen Raumgefühl ist oft von großer diagnostischer Wichtigkeit das **Druck-** oder **Konsistenzgefühl**, die Empfindung für die Härte eines betasteten Körpers, gleichviel, ob er oberflächlich oder tief liegt. Der Grad der Verknöcherung der kindlichen Fontanellen, die Erweichung bei Tonsillar- und anderen Abszessen, die Art von Lymphdrüsen- und Schilddrüsenvergrößerungen, ob hart oder weich, gehört hierher. Von dem Druckgefühl ist auch weitgehend abhängig die Beurteilung des Muskeltonus, ob er vermindert ist oder erhöht, und die Erkenntnis des normalen oder gesteigerten Härtegrades von Leber, Milz und von anderen Teilen der Bauchhöhle. Den bei der Betrachtung auftretenden Verdacht auf Ödem der Haut und des Unterhautzellgewebes erkennt der Arzt erst als gerechtfertigt an, wenn er sich durch Betastung von der teigigen „ödematösen" Beschaffenheit der Haut überzeugt hat. Und auf die gleiche Weise — weit mehr als durch das Gesicht — unterscheidet er die verschiedenen Arten der Ödeme, z. B. das Stauungsödem von dem starreren, härteren Ödem der Sklerodermie. Mit diesem Konsistenzgefühl ist eng verwandt das Gefühl des Widerstands, der Resistenz, das die Unterlage eines betasteten Körpers dessen Verschiebung entgegensetzt.

Schließlich das Bewegungsgefühl. Das wichtige Gebiet der Pulsuntersuchung beruht vor allem auf ihm, dazu die Betastung des Herzstoßes und manche rascher ablaufende Bewegungen wie der Stimmfremitus und das über dem Herzen oder über Basedowstrumen wahrzunehmende Schwirren. Erlangt die Geschwindigkeit der Bewegungen einen noch höheren Grad, so reicht das der Betastung eigene Bewegungsgefühl nicht mehr aus, wir sind dann für die Beurteilung der Bewegungsvorgänge allein angewiesen auf das Gehör, auf die Auskultation.

Der Schmerz.

Wichtigster Wegweiser zum Sitz einer Erkrankung kann werden das (spontane) Schmerzgefühl des Kranken im allallgemeinen und das Druckschmerzgefühl im besonderen. Schmerz ist „Unlust durch den Sinn". Körperlicher Schmerz kann ausgehen von der Erkrankung bzw. Reizung peripherer Nerven (Neuritis, Neuralgie, Nerven-Trauma, Pleuritis), von Spinalganglien (Herpes zoster) von den hinteren Wurzeln, (Tabes, Druck einer Neubildung), vom Grau des Zentralkanals (Syringomyelie) und schließlich vom Thalamus aus. Niemals kommt offenbar Schmerz zustande ohne Reizung eines peripheren oder zentralen Abschnittes des Nervensystems; aber in den einen Fällen ist der nervöse Apparat schon primärer Erkrankungssitz, man spricht dann von Nervenschmerz, in anderen Fällen ist das nervöse Gewebe nur sekundär gereizt, und primärer Sitz der Erkrankung ist ein inneres Organ = Organschmerz. So steht bei Gesichtsschmerzen nicht nur Neuralgie des N. trigeminus zur Diskussion, sondern zugleich Nebenhöhlenerkrankungen und Zahnkaries. Bei ischiasähnlichen Schmerzen kommt nicht nur die Neuritis nervi ischiadici in Betracht, sondern auch symptomatische Ischias, wie wir sie bei Osteomyelitis, bei Senkungsabszessen, beim Druck maligner Geschwülste im Gebiet des Plexus ischiadicus antreffen.

Die quantitative Bewertung eines Schmerzes ist höchst abhängig von subjektiven Einstellungen, davon, ob der Betroffene nervös übererregbar ist oder indolent, ferner davon, ob er sich seinem Schmerzgefühl überläßt oder ob er es zu unterdrücken sucht; hier richtig unterscheiden zu können, gehört zu den notwendigsten, aber auch zu den schwierigsten, psychologischen Aufgaben des Arztes.

Wichtig sind ferner für den Arzt — er sollte sich immer ausdrücklich darüber vergewissern, wofern von Schmerz überhaupt die Rede ist:

1. Der Charakter des Schmerzes, z. B. ob er mehr brennend ist, wie der Schmerz bei der Erkrankung der Spinalganglien (Herpes zoster), ob er mehr durchfahrend stechend, wie die lanzinierenden Schmerzen der Tabes.

2. Die Dauer bzw. die Rhythmizität des Schmerzes: wir kennen rhythmisch ab- und zunehmende Schmerzen im allgemeinen nur bei den Krämpfen glatter Muskeln.

3. Von ganz besonderem diagnostischem Wert aber sind Ort und Ausbreitung des Schmerzes, sei er spontan entstanden oder erst durch Druck ausgelöst. Der Sitz und das Ausbreitungsgebiet eines spontanen Schmerzes oder einer überempfindlichen Körperregion kann der Ausdruck der Erkrankung des Teiles des Nervensystems sein, dem die nervöse Versorgung des betroffenen Gebiets obliegt. Das ist die weitaus häufigste Weise, wie ein Schmerz zustande kommt.

Bei Erkrankungen innerer Organe sind aber noch andere Wege der Schmerzauslösung in Betracht zu ziehen. Krankhafte Reize, die auf zentripetalen Bahnen des vegetativen Systems zu ihren Zentren im zugehörigen Rückenmarksegment geleitet werden, können hier überspringen auf im gleichen Segment angeordnete Zentren der Hinterstränge bzw. auf die Zentren peripherer sensibler Nerven aus anderen Ursprungsgebieten. Die subjektive Empfindung ist dann die gleiche, wie wenn die Reizung im Ursprungsgebiet des peripheren sensiblen Nerven erfolgt wäre, d. h. der Schmerz wird in der Peripherie empfunden, und zwar in der Haut oder in den Muskeln der Region, deren sensible Nerven im gleichen Segment münden, in das auch die zentripetalen Nervengeflechte des erkrankten inneren Organs einstrahlen. Der so ausgelöste Schmerz kann spontan entstehen oder durch Druck oder einen sonstigen Reiz provoziert werden. Die den inneren Organen entsprechenden Muskelgebiete und Hautzonen, die sog. Headschen Zonen, sind natürlich ebenso wie die segmentale Nervenversorgung des Körpers anatomisch gesetzmäßig, wenn auch nicht absolut konstant. Die wichtigsten Headschen Zonen des Körpers sind:

1. Bei Erkrankungen von Herz und Aorta: die Halsgegend entlang der Karotis, die linke Brustgegend und der linke (selten der rechte) Arm im Bereich des 5. und 6. Zervikalsegments.

2. Bei Magenerkrankungen: das 7. bis 9. Dorsalsegment links, besonders eine Stelle am Rücken links neben der Wirbelsäule ungefähr in der Höhe des Zwerchfellstandes (Boasscher Druckpunkt).

3. Bei Gallenblasenerkrankungen: das 6. bis 9. Dorsalsegment rechts; besonders in der Seite und am Rücken vom Zwerchfell bis hinauf zur rechten Schulter.

4. Bei Nierenerkrankungen das 10.—12. Dorsalsegment der erkrankten Seite; am Rücken vom Zwerchfell abwärts bis zur Darmbeinschaufel und von der Nierengegend nach vorne und unten bis in die Hoden ausstrahlend.

Geruchsinn und Krankenuntersuchung.

Der Geruchsinn gibt Auskunft über gasförmige oder andere in der Luft enthaltene, unsichtbare Stoffe, die von festen oder flüssigen Körpern abgeschieden werden. Hierüber erfahren wir durch keinen anderen Sinn irgend etwas, und darauf beruht die Unersetzlichkeit des Geruchs bei einer Reihe medizinischer Fragestellungen, zugleich aber auch die Schwierigkeit einer klaren Definition der Gerüche. Dazu ist es infolge der außerordentlichen Vielfältigkeit der Gerüche nur in ganz seltenen Fällen möglich, einen fraglichen Geruch durch einen anderen allgemein bekannten vergleichsweise zu beschreiben. Nur teilweise haben die am Krankenbett wahrzunehmenden Gerüche wesentlichen diagnostischen Wert, lediglich diejenigen, die den Betrachtungen der anderen Sinne wertvolles Neues hinzufügen.

Es sind vorzüglich Ausscheidungen des Körpers, ganz besonders seine Se- und Exkrete, die Gerüche verursachen: Schweiß-, Talg- und andere Hautsekrete, die Sekrete der Nase, des Mundes, des Rachens, der oberen Luftwege und der Lunge und die Atemluft aus ihnen; Urin, Kot, Scheidensekrete, die Wundsekrete und schließlich auch absterbendes Gewebe selbst. Ein Geruch, der sich dem ganzen Körper mitgeteilt hat, stammt trotzdem oft von einer einzigen sehr intensiven Geruchsquelle des Körpers her; zuerst ist immer festzustellen, welcher Körperteil, welches Organ für den Geruch verantwortlich zu machen ist.

Die Hautsekrete eines reinlichen gesunden Menschen enthalten Riechstoffe in so minimalen Mengen, daß sie uns nicht auffallen oder überhaupt nicht von uns wahrgenommen werden können. Wird Schweiß aber in großen Mengen ausgeschieden, so empfinden wir schon normalerweise einen meist etwas säuerlichen Geruch. Bei manchen Infektionskrankheiten scheint es einzelnen Ärzten gegeben zu sein, aus einem charakteristischen Geruch (Schweißgeruch?) die Diagnose zu mutmaßen bzw. zu stützen. Sicher gehört dazu ein besonders entwickelter Riechsinn, in erster Linie aber eine sehr große Erfahrung. Manche Ärzte haben eine besondere Geruchsempfindung von Diphtheriekranken, Kinderärzte schildern deren Geruch als fad-süßlich; andere Ärzte geben an, Typhus oder Masern zu riechen, wieder andere Scharlach, dessen Geruch schon mit dem Geruch eines Raubtierkäfigs (?) verglichen wurde. Eindeutiger scheint mir der Geruch zu sein, der an urämischen Patienten auffällt. Ich empfinde ihn als unangenehm säuerlich, ohne einen weiteren Vergleichswert für ihn angeben zu können. Er entstammt nicht nur dem Schweiß, sondern auch der Atemluft der Patienten. Fast rein auf Rechnung der Atemluft zu setzen ist der süßliche, obstartige Azetongeruch bei ketonurischem Diabetes und bei Hungerzuständen; er wird von sehr vielen Ärzten ohne Schwierigkeit erkannt und kann ein recht wichtiges diagnostisches Merkmal sein.

Vom Geruch der Ausscheidungen der oberen Luftwege kann wenig mehr gesagt werden, als daß sie meist einen faden Geruch an sich haben. Bei Zersetzung nehmen natürlich auch sie den charakteristischen Geruch der Fäulnis an. Auch andere pathologische Absonderungen, bronchitisches Sputum (Bronchitis foetida), Wundsekret, serös oder eitrig, Abszeß- und Empyemeiter erhalten erst bei Infektion bzw. Sekundärinfektion durch putrifizierende Bakterien Fäulnisgeruch, ebenso die Nekrose erst bei ihrem Übergang in Gangrän. Eine spezifische Art ekelerregenden Fötors gibt die Stinknase (Ozäna), gleichviel, ob sie luetischer Genese ist oder nicht.

Foetor ex ore findet — sofern er nicht alkoholischer Natur ist — seine Erklärung häufig schon in Entzündungen der Mundschleimhaut oder des Zahnfleisches, in Zahnkaries oder Zahnfisteln, in Anginen und nicht selten auch in fauligen Tonsillarpfröpfen. Andernfalls ist nach tiefersitzenden Erkrankungen zu fahnden. Von diesen ist der Mundgeruch bei manchen Magenaffektionen wohl unangenehm, im allgemeinen aber nicht ekelerregend. Ganz abscheulich dagegen wird der Geruch bei Speiseretentionen in Ösophagusdivertikeln und noch vielmehr bei Lungenabszeß und Lungengangrän. In diesen Fällen ist der Foetor ex ore wertvollster diagnostischer Wegweiser. Genau das gleiche gilt natürlich vom ausgehusteten Sputum bzw. vom heraufgewürgten Speisebrei solcher Kranken.

Am Urin sind es die ammoniakalischen Harngärungen (Ammoniakgeruch) und die Ketonurie (Azetongeruch), die eindeutige Geruchseindrücke machen. Bei der ammoniakalischen Harngärung ist aber Vorsicht geboten, ehe nicht festgestellt, wie lange der Urin schon entleert ist, ob die Gärung wirklich schon in der Harnblase vor sich gegangen ist oder erst im Harnglas durch nachträgliche Infektion mit Micrococcus ureae.

Der Kotgeruch ist im wesentlichen bedingt durch Fäulnisprodukte. Normalerweise mäßig, kann er bei Vermehrung der Eiweißfäulnis im Darm sehr intensiv werden. Es kommt dann zu der mehr oder minder starken Bildung von Fäulnisgasen (Schwefelwasserstoff, Indol und Skatol), die als höchst übelriechende Flatus ein wesentliches Symptom der Fäulnisdyspepsie bilden, während die Gase, die bei reiner Gärungsdyspepsie entstehen (Kohlensäure), nicht oder höchstens scharf (nach Essigsäure), evtl. einmal ranzig (nach Buttersäure) riechen. Aus den gleichen Gründen riecht der Kot auch schon normalerweise bei vorwiegender, eher zu Vergärung neigender Milch- und Kohlenhydratkost sehr wenig, erheblich stärker dagegen bei vorwiegender Fleisch- und Eierkost, bei der stets Eiweißfäulnis, wenn auch in geringem Grade, stattfindet. Recht auffällig und widerlich ist der Geruch von Fettstühlen, wie sie bei Gallengang- und Pankreaserkrankungen vorkommen; er ist bedingt durch Fettsäure und Fettsäureester. Reine, nichtfaulige Schleimentleerungen des Darms riechen fad, gallertartig, ähnlich wie auch sonst reiner Schleim.

Die spezielle Diagnostik.

Die topographischen Punkte, Linien und Regionen des Körpers.

Die perkutorische oder palpatorische Bestimmung der Organgrenzen sagt für sich allein noch nichts aus darüber, ob diese Grenzen auch den physiologischen Verlauf einhalten. Erst müssen die gefundenen Grenzen kontrolliert werden an dem bekannten Bild der normalen. Diesem Zweck dient die Einteilung der Körperoberfläche in ein Koordinatensystem von topographischen Linien, zu denen einerseits die normalen Grenzen ungefähr konstante Beziehungen einhalten, auf die anderseits die bei der topographischen Perkussion gefundenen Grenzen bezogen werden können.

Diese sog. festen Linien sind teils senkrechte, teils ungefähr wagrechte. Zu den senkrechten Linien, den Ordinaten, gehören die hintere und vordere Mittellinie und die zwischen sie eingeschalteten Parallelen: Die Sternallinie beiderseits entlang dem Rande des Sternums; die Parasternallinie in der Mitte zwischen der Sternallinie und der von der Mitte des Schlüsselbeins ihren Ausgang nehmenden Medioklavikularlinie; die die Mamilla schneidende Mamillarlinie; die vordere, mittlere und hintere Axillarlinie (am vorderen und hinteren Rand und durch die Mitte der Achsellinie) und schließlich die Skapularlinie durch den unteren Schulterblattwinkel. Doch von allen diesen Linien bedient man sich am besten nur der konstanten vorderen und hinteren Medianlinie, und tut gut, besonders auf die noch sehr beliebte Mamillarlinie zu verzichten; gerade sie ist schon bei Männern sehr variabel und bei Frauen, vor allem wenn sie geboren und gestillt haben, absolut unzuverlässig. Exakte Breitenmasse des Thorax erhält man nur, wenn man jeweils mit Hilfe des Zentimetermaßes die beiderseitigen Abstände von den Medianlinien aus bestimmt. Für die besonders wichtige Ausmessung der Herzgröße ist dies die einzig brauchbare Methode.

Als ungefähr wagrechte Linien, als Abszissen dienen vorne die Rippen, hinten die Höhenlinien der Wirbeldornfortsätze. Die erste Rippe ist hinter dem Schlüsselbein versteckt; zur Bestimmung der Rippen beginnt man daher mit der zweiten Rippe, die am etwas vorspringenden und daher leicht kenntlichen Übergang vom Manubrium zum Corpus sterni, dem Angulus Ludowici auf das Sternum trifft. An der Rückseite des Thorax ist die Erkennung der einzelnen Rippen meist durch die größere Dicke der Weichteile unmöglich gemacht. Die Höhenbestimmung erfolgt hier mit Hilfe der Wirbeldornfortsätze, von denen die Spina des 7. Halswirbels durch ein nasenförmiges Vorspringen ihren Wirbel aus der Linie der übrigen heraushebt, besonders bei vorgeneigtem Kopf. Daher führt der 7. Halswirbel den Beinamen der ,,Vertebra prominens". Springen zwei Dornfortsätze vor, so entspricht meist der untere, springen gar drei vor, so entspricht meist der mittlere dem 7. Halswirbel; von der Vertebra prominens nach abwärts zählend können bei nicht zu fetten Personen die übrigen Dornfortsätze identifiziert werden.

Neben diesem Koordinatensystem aufeinander senkrechter Linien sind es einige topographische Regionen, die in der ärztlichen Diagnostik eine Rolle spielen. Am Thorax vorne: Regio jugularis, Regio supra- und infraclavicularis; hinten: Regio supra- und infraspinata und Regio intrascapularis. Dazu kommt der diagnostisch höchst wichtige Traubesche Raum; er ist im linken Hypochondrium gelegen und wird begrenzt: rechts von der Herzdämpfung und dem linken Leberlappen; oben vom unteren Rand der linken Lunge; links: vom vorderen Rande der Milz und unten vom linken Rippenbogen.

Am Bauch genügen die Regionen allein zur Orientierung: Epigastrium, Mesogastrium, Hypogastrium, Regio umbilicalis, Regio iliaca, Regio inguinalis und dazu die nach den darunterliegenden Organen benannten Gegenden: Regio lienalis, renalis usw.

Um die gefundenen Grenzen am Maßstab der normalen Topographie beurteilen zu können, ist es nicht nur für den Anfänger höchst ratsamwert, jeden gefundenen Grenzpunkt auf die Haut des Kranken zu zeichnen (und zwar als Punkt, nicht als Linie), um so schließlich die Gesamtgrenze aus den Einzelpunkten zusammengesetzt vor sich zu sehen. Das Bild der individuellen Verhältnisse wird so um vieles klarer.

Die spezielle Diagnostik der Atmungsorgane.
Die Symptomatik der oberen Luftwege.

Die Untersuchung der oberen Teile des Respirationstraktus — Nase, Mundhöhle, Rachen, Kehlkopf und Luftröhre — ist im wesentlichen Aufgabe des **Gesichts** und bedient sich dabei teils der direkten Inspektion, teils des Kehlkopfspiegels. Sie achtet auf Erosionen, auf Ulzerationen und Atrophien, auf Schwellungen, auf eitrige oder diphtherische Beläge, auf Sekretionen, schließlich auf chronische Verdickungen und polypöse Wucherungen der Schleimhäute und so zustande kommende Verengerungen in Nase, Rachen und Kehlkopf.

In der Mundhöhle ist besonders zu achten auf den Zustand des Gebisses und der Tonsillen des Gaumens und des Rachens. Von großer diagnostischer Wichtigkeit können Veränderungen, Defekte des knöchernen Gerüsts der Nase und des harten Gaumens sein (Lues!)[1]. Ferner dürfen nicht übersehen werden Lähmungen der Zunge, des Gaumensegels (Diphtherie!) und vor allem der Kehlkopfmuskulatur, die sich allerdings fürs Erste nicht dem Gesicht kundgeben, sondern sich durch Störungen der Sprache und der Phonation und durch Schlucklähmung verraten.

Die **Betastung** hat hier einige recht wichtige Aufgaben. Die Feststellung von Schwellungen der Kiefer- und Lymphdrüsen, die Prüfung von Mandel-, Rachen- und sonstigen Schwellungen (Fluktuation bei Abszeß!) ist ihre Sache. Auch über die respiratorischen Bewegungen des Schildknorpels gibt sie am besten Aufschluß und schließlich über Druckschmerz, vor allem bei den entzündlichen Erkrankungen der Zähne, des Kiefers und der Kehlkopfknorpel.

Das Beobachtungsfeld des **Gehörs** bezieht sich hier auf die Veränderungen der Sprache (laut oder leise, rauh, gebrochen, skandierend, stacksend oder stotternd, schmierend, näselnd, Fistelstimme beim Mann, Baßstimme der Frau), auf die verschiedenen Arten der schon auf Distanz und der erst durch

---

[1] Die exakte Nasen-, Rachen- und Kehlkopfuntersuchung bedarf immer instrumenteller Methoden. Von diesen muß ein jeder Arzt die Untersuchung mit dem Kehlkopfspiegel von Grund aus beherrschen, ebenso wie den Gebrauch des Ohrenspiegels.

Auskultation hörbaren Atem- und Hustengeräusche des Kehlkopfs und der Luftröhre. Die in der Norm ohne angelegtes Ohr kaum hörbare **Atmung** kann unter krankhaften Verhältnissen sowohl viel lauter werden, wie auch ihren Charakter ändern. Es sind Zustände von Atemnot mit Verengerungen im Kehlkopf (Diphtherie, Pseudokrupp, Glottisödem, Spasmus glottidis, maligne Tumoren und von den Stimmlippenlähmungen die Postikuslähmung) oder in der Luftröhre (Struma), bei denen das Atemgeräusch langgezogen und von einem lauten, rauhen, oft schnarrenden Geräusch, dem Stridor, begleitet wird. Meist ist er in- und exspiratorisch, nur bei Postikuslähmung rein inspiratorisch. Der **Stridor** wird in besonders charakteristischer Weise auch auskultiert.

Ein sehr auffälliges Symptom ist das sog. **Trachealrasseln**, ein sehr grobes, schlürfendes, mit der Atmung synchrones Geräusch, das über den großen Luftwegen, besonders der Trachea, entsteht, wenn der Kranke nicht mehr imstande ist, die Sekrete des Respirationstraktus aus der Trachea herauszubefördern. Es ist ein Zeichen schlechter Vorbedeutung und meist so laut, daß es schon auf Distanz wahrgenommen werden kann.

Jedem **Hustenstoß** liegt der folgende Mechanismus zugrunde: eine krampfhafte Exspirationsbewegung, bei der die — erst geschlossene — Stimmritze explosionsartig geöffnet wird. Trotz dieser einheitlichen mechanischen Genese klingt der Husten so verschieden, je nach dem Inhalt der Luftwege und je nachdem die Passage frei oder stenosiert ist, daß seine Beobachtung eine ganze Reihe von näheren Aufschlüssen ergeben kann. Der Reizhusten der Laryngitis, bei dem die Luftwege meist frei sind von gröberen Sekretmassen, ist kurz abgesetzt, bellend und hoch; ähnlich kann allerdings auch der Husten der Bronchitis und der Pneumonie sein, solange es noch nicht zu wesentlicher Sekretion gekommen ist. Bewegt sich aber in den Luftwegen reichliches Sekret, so wird der Husten meist tiefer und der einzelne Stoß umfangreicher und länger. Je nach der Menge und der Art des Sekrets können sich daneben Geräusche hörbar machen, die vom groben Rasseln bei flüssigem Sekret bis zu hohem Giemen bei zähem Schleim variieren können.

Anatomie und Physiologie der Atmung.

Die Atmung hat die Aufgabe, das im großen Körperkreislauf seines Sauerstoffs um etwa $1/3$ beraubte und mit Kohlensäure beladene Blut wieder mit Sauerstoff zu versorgen, damit es von neuem im großen Körperkreislauf den Geweben Sauerstoff zuführen kann. Der dazu notwendige Gasaustausch zwischen Atemluft und Blut vollzieht sich in den ausgedehnten Alveolar-Epithelflächen der Lunge. Die Lüftung der Lunge geschieht in rhythmischem Wechsel von Ein- und Ausatmung.

Das Fundament der Lunge ist beiderseits das Zwerchfell. Jede Lunge ist von der Pleura pulmonalis umhüllt, wie von einem Sack, mit dem sie verwachsen ist; zusammen mit der Pleura pulmonalis steckt sie in der Pleura costalis, wiederum wie in einem Sack, mit dem sie aber nicht verwachsen ist. Über den oberen Lungenpartien liegen sich die beiden Pleuren überall dicht an, nicht immer dagegen unten im Winkel zwischen Brustwand und Zwerchfell. Hier tritt die von der Pleura pulmonalis überzogene Lunge nur im extremen Inspirium bis in den äußersten, von der Pleura parietalis ausgekleideten Winkel zwischen Zwerchfell und Brustwand. Während der exspiratorischen Aufwärtsbewegung des Zwerchfells wird die Lunge aus diesem Sinus phrenicocostalis wieder verdrängt und Zwerchfell und Brustwand legen sich direkt einander an.

Die vorderen medianen Lungengrenzen laufen unter dem Brustbein dicht nebeneinander herab bis zur Höhe der 4. Rippe. Die rechte mediane Grenze zieht dann abwärts bis zur Ansatzstelle der 6. Rippe weiterhin median, während die linke nach außen abweicht und die Incisura cardiaca freiläßt.

Die rechte untere Lungengrenze hält sich nach ihrer Entwicklung aus der medianen rechten Grenze im Wesentlichen horizontal. Eben weil sie horizontal verläuft, kann sie den schräg von hinten oben nach vorne und unten abfallenden Rippen nicht parallel ziehen, schneidet sie vielmehr und zwar, je weiter wir der Grenze nach hinten folgen, um so tiefere Rippen. Die rechte untere Grenze beginnt daher vorne rechts neben dem Brustbein in Höhe des Ansatzes der 6. Rippe, schneidet die Mamillarlinie im 6. Zwischenrippenraum, die vordere Axillarlinie in Höhe der 7. Rippe, die Skapularlinie in Höhe der 9. Rippe und erreicht die Wirbelsäule in Höhe des 11. Brustwirbeldornfortsatzes. Die linke untere Lungengrenze nimmt genau den gleichen Verlauf mit Ausnahme des Bereichs der Incisura cardiaca.

Vereinzelt spielen auch die Lungenlappengrenzen in der Diagnostik eine Rolle. Die wichtigste Lappengrenze ist diejenige, die hinten beiderseits den Ober- vom Unterlappen trennt; sie beginnt in der hinteren Medianlinie beiderseits in der Höhe des 3./4. Brustwirbeldornfortsatzes, und verläuft nach vorne und abwärts:

Hinten findet sich beiderseits:
oberhalb des 4. Brustwirbeldornfortsatzes Oberlappen,
unterhalb des 4. Brustwirbeldornfortsatzes Unterlappen.
Vorne ist rechts: oberhalb der 4. Rippe Oberlappen,
unterhalb der 4. Rippe Mittellappen.
In der rechten Axillarlinie aber: Ober-, Mittel- und Unterlappen;
links: nur Oberlappen.
In der linken Axillarlinie: Ober- und Unterlappen.

Der Wechsel der beiden Atmungsphasen, des Inspiriums und des Exspiriums wird bewirkt einerseits durch die Kontraktion quergestreifter Muskeln, also durch eine Energie der Bewegung und andrerseits durch die Energie der Lage, die während der Inspiration gewonnen wurde durch die Dehnung der Lunge und durch Torsionen an den Knorpeln und Bändern des Thorax.

Die **inspiratorische, aktive Kontraktion des Zwerchfells**, infolgederen das Zwerchfell sich auf seine kürzeste Sehne zusammenzuziehen strebt und so nach abwärts rückt, bewirkt auch das inspiratorische Tiefertreten der Lunge und ihrer unteren Grenzen. Dabei wird der Zwerchfell-Brustwandwinkel geöffnet, und die Lunge folgt dem Zwerchfell nach unten hinein in diesen Winkel. Das ist der Typ der **abdominalen oder Zwerchfellatmung**. Je intensiver ein- und ausgeatmet wird, um so tiefer senkt sich im Inspirium der untere Lungenrand, um so höher steigt er im Exspirium. Zur Zwerchfellatmung gesellt sich die Atmung durch Erweiterung des Thorax mit Hilfe der Hebung der Rippen. An dieser **kostalen oder Rippenatmung** sind in der Ruhe beteiligt die Musculi intercostales externi, die vordersten Teile der Musculi intercostales interni und die Musculi scaleni. Die Rippenatmung ist der vorwiegende Atemtyp der Frau, während beim Mann die Hauptarbeit durch das Zwerchfell geleistet wird.

An der **Exspiration** ist in der Norm keinerlei Muskelarbeit beteiligt. Sie ist lediglich die Folge des Retraktionsbestrebens der im Inspirium gedehnten, elastischen Lunge und der gleichzeitig aus ihrer Ruhelage gebrachten Bänder und Knorpel des Thorax. Auch die Höhe des Zwerchfellstandes im Exspirium ist rein passiv bedingt, ist die Resultante der Druckdifferenz zwischen Bauchhöhle einerseits und Brusthöhle andererseits. Infolge des Bestrebens der elastischen Lunge, sich auf einen kleineren Raum zusammenzuziehen, wirkt von oben auf das Zwerchfell der sog. negative Druck (Atmosphärendruck — 7 mm Hg.), der besser ein Zug genannt würde. Von unten drückt auf das exspiratorisch schlaffe Zwerchfell der positive Druck der Bauchhöhle. Die Folge ist die nach oben gewölbte Kuppelform des Zwerchfells.

Entsteht ein **vermehrtes Sauerstoffbedürfnis** — sei es infolge großer körperlicher Arbeit, sei es wegen mangelhafter Herzarbeit oder wegen eines Hindernisses in den Luftwegen oder in der Lunge selbst — so wird die Atmung vertieft, und zugleich wird meistens das Inspirium verlängert auf Kosten des Exspiriums. Der Mann nimmt dann in höherem Maße wie sonst die Rippenatmung zu Hilfe, während die Frau ihre Rippenatmung weiterhin vertieft und evtl. auch ihre Zuflucht nimmt zur Zwerchfellatmung. Bei hochgradiger Erschwerung der Atmung werden die inspiratorischen Hilfsmuskeln in Tätigkeit gesetzt: Musculi sternocleidomastoidei, Musculi pectorales minores und evtl. sogar majores, die Musculi serrati ant. und die Musculi subclavii. Auch die Exspiration kann jetzt aktiv werden mit Hilfe der Inanspruchnahme der äußeren Bauchmuskeln: Musculi recti abdominis und Musculi obliqui abdominis, deren Kontraktion das Zwerchfell in die Höhe drückt.

Die **Rhythmizität der Atmung** wird beherrscht von einer Stelle am Boden der Rautengrube in der Medulla oblongata. Beeinflußt wird dieses **Atemzentrum** durch Blutveränderungen — Verminderung des Blutsauerstoffgehalts, vor allem aber Vermehrung der Blutkohlensäurespannung — ferner durch Reize von der äußeren Haut aus und besonders auch durch psychische Einflüsse.

Beim Erwachsenen normalerweise 16—22 in der Minute, steigt die **Atemfrequenz** bei Anstrengung und anderen Reizen in individuell sehr verschiedener Weise auf 20—30 Atemzüge in der Minute. Bei Erkrankungen mit hochgradiger Reizung des Atemzentrums werden Zahlen von 40 und mehr in der Minute erreicht. Die Atemfrequenz des Kindes ist wesentlich höher als die des Erwachsenen. Beim Neugeborenen über 40, fällt sie bei zunehmendem Alter und beträgt beim 6jährigen Kind noch etwas über 20 Atemzüge in der Minute.

Die Betrachtung des Brustkorbs.

Bei der Betrachtung des **Brustkorbs** gilt es, nach angeborenen und nach erworbenen, nach einseitigen und nach doppelseitigen Deformationen zu fahnden, ferner zu unterscheiden die Veränderungen, deren Ursachen im knöchernen Gerüst liegen, von solchen, die von der Lunge und dem Rippenfell, seltener vom Herzen ihren Ausgang genommen haben.

Den obengenannten Typen des sthenischen, asthenischen und pyknischen Habitus entsprechen ebenso viele Typen des Thoraxbaus. Sicher kommen alle Übergänge zwischen ihnen vor. Sie erwecken trotzdem wenigstens in ihren Extremen das lebhafte Interesse des Arztes, vor allem der Habitus asthenicus, für den sein langer, schmaler Thorax mit steilgesenkten Rippen und spitzem, epigastrischem Winkel charakteristisch ist. Außer erhöhter Disposition zu Erkrankungen der Lungen sehen wir hier auch häufiger als sonst nervöse Störungen des Herzens und des Magendarmkanals. Der pyknische Typ zeigt dagegen mehr Beziehungen zum alten Habitus apoplecticus mit dessen Neigung zu Bluthochdruck, Arteriosklerose, ihrer Folge der Apoplexie, zu Gicht und Fettleibigkeit, und deren Folgeerscheinungen.

Ein ganz besonders charakteristisches Bild doppelseitiger Brustkorberweiterung bietet das Emphysem. Die dauernde Inspirationsstellung des Thorax drückt sich hier deutlich aus in der faßförmigen Form des Brustkorbs. Der Hals scheint dabei merkwürdig verkürzt, die Schultern hochgezogen. Zugleich mit diesen äußeren Zeichen muß dem Arzt vor Augen treten die Reihe der wichtigsten physiologischen und diagnostischen Folgen: mangelnde Lungenbewegung bei der Atmung, ungenügende Zwerchfellbewegung, Überlastung des rechten Ventrikels, Vortäuschung einer zu kleinen perkutorischen Herzdämpfung. — Ist die Erweiterung auf die untere Thoraxapertur beschränkt, so wird man nach Gründen suchen, die gerade hier das Gefüge der Rippen auseinandergedrängt haben. Neben Lebervergrößerung kann jeder größere, raumverdrängende

Prozeß in der Bauchhöhle — Tumoren, Gravidität, Aszites — die Ursache sein.

Leichte, einseitige asymmetrische Veränderungen, Erweiterungen und Irregularitäten des Brustkorbs entgehen leicht dem Blick bei mangelnder Aufmerksamkeit. Nicht selten treten sie in der Bewegung deutlicher in Erscheinung, wenn bei der Atmung die betroffene Seite zurückbleibt gegenüber der anderen. Manchmal auch wird eine Asymmetrie leichter erkannt von der tastenden Hand als von dem vergleichenden Auge; vor allem scheint mir dies für die Lungenspitzengegenden zuzutreffen. Wie hier eine tuberkulöse Erkrankung auf kleinem Bezirk, so können ausgedehntere tuberkulöse oder nicht zur Lösung kommende pneumonische Prozesse, besonders häufig aber umfangreiche pleuritische Schwarten, zu hochgradiger Schrumpfung einer ganzen Brustkorbseite führen. Umgekehrt kann eine ganze Brustkorbseite voluminöser erscheinen bei großen Brustfellergüssen und bei Pneumothorax; die Zwischenrippenräume werden dabei vorgedrängt und sehen verstrichen aus. Lobäre Lungenentzündung kann unter Umständen ähnliche Erscheinungen machen, sie muß dann aber eine ungewöhnliche Ausdehnung erlangt haben.

Die schwersten Asymmetrien des Thorax gehen zu Lasten der Rachitis, seltener der Osteomalazie oder tuberkulöser Karies. Hochgradige Skoliosen der Wirbelsäule können radikale Verdrängungen einer Lunge herbeiführen; in vielen Fällen ist die Skoliose kombiniert mit der Kyphose (dem Buckel) = Kyphoskoliose. Seltener ist die Lordose, die Verbiegung der Wirbelsäule mit der Konvexität nach vorne. Natürlich kann auch ein Gibbus sowohl die respiratorische Beweglichkeit beeinträchtigen, wie die Lungen selbst komprimieren.

Ein besonderes Augenmerk muß der Ausbildung der weiblichen Brustdrüse zugewandt werden. Verkleinerung der Brustdrüse macht sich frühzeitig geltend bei den aufzehrenden Erkrankungen, ganz besonders bei Morbus Basedow; hier kann der Schwund der Mammae geradezu pathognomonische Bedeutung erlangen.

Lokale ungewöhnliche Vorwölbungen, wie Tumoren der Brustdrüse und der Rippen, große Aneurysmen, die die Brustwand durchbrochen haben, und schließlich auch die Vorwölbung der Brustwand über dem hochgradig vergrößerten Herzen Jugendlicher (Herzbuckel), werden der Aufmerksamkeit schwerlich entgehen.

Neben diesen Veränderungen der Form verlangen eingehende Beachtung die Abweichungen vom normalen Atemtypus, wie sie oben beschrieben wurden (s. S. 63), dazu die Variationen der Frequenz und des Rhythmus der Atmung. Von den **Variationen der Atemfrequenz** spielt die Verlangsamung der Atmung eine sehr nebensächliche Rolle; sie wird nur ausnahmsweise beobachtet bei manchen Gehirnkrankheiten, bei Vergiftungen und bei Stenosen der oberen Luftwege. Um so häufiger sind die Frequenzsteigerungen; sie finden sich bei allen Erkrankungen des Respirationstraktus, sofern eine Ausschaltung von atmendem Gewebe vorliegt (bei Pneumonie, Tuberkulose, Pleuraergüssen, Pneumothorax und Emphysem), ferner dann, wenn pleuritische Schmerzen tiefere Atemzüge verhindern. Wir treffen beschleunigte Atmung weiterhin bei Herzkrankheiten und bei Abdominalerkrankungen, die ähnlich wie Pleuritis ausgiebige Zwerchfellbewegungen hemmen durch Auslösung von Schmerzen.

Veränderungen des Rhythmus der Atmung sind immer von schwerwiegender Bedeutung. Wechseln in langsamem An- und Abschwellen Perioden vollständigen Atmungsstillstandes ab mit Perioden außerordentlich tiefer Atemzüge, so spricht man von **Cheyne-Stokesscher Atmung**; dieser Atemtyp findet sich bei schweren Gehirnkrankheiten, bei Vergiftungen und ganz besonders im urämischen Koma; er ist immer von ernster Vorbedeutung. Ähnliche aber leichtere Atemveränderungen werden hier und da aber auch bei gesunden Menschen im Schlaf beobachtet, ganz besonders bei Kindern, bei Greisen und überhaupt bei schwachen bzw. geschwächten Personen. Bei manchen Gehirnkrankheiten gehen die Perioden von Atemstillstand und tiefster Atmung nicht allmählich, sondern plötzlich ineinander über — **Biotsche Atmung**. Schließlich ist als besonderer Atemtyp beachtenswert die „**große Atmung Kußmauls**" mit dauernd vertieften und „großen" Atemzügen; sie ist dem Coma diabeticum und uraemicum reserviert und wie die Cheyne-Stokessche Atmung ein sehr ernst zu nehmendes Symptom.

Die topographische Perkussion der Lunge.

Die Grenzen der Lunge gegen ihre Nachbarorgane sind alle, soweit sie oberflächlich gelegen, mit schwacher Perkussion aufzusuchen.

Zur Bestimmung der **unteren Lungengrenzen** perkutiert man vorne rechts und hinten beiderseits von oben nach unten. Rechts vorne ungefähr vom 5. Zwischenrippenraum ab und hinten beiderseits ungefähr von der Höhe des 9. Brustwirbeldornfortsatzes abwärts wird der Schall allmählich leiser und höher, das Zeichen der zunehmenden Verschmälerung der Lungenränder, ohne daß hieraus Schlüsse auf den Stand der Zwerchfellkuppe bzw. der Leberkuppe gezogen werden dürften (s. dazu S. 224ff.). Die untere Lungengrenze aber ist erst dann erreicht, wenn alle tiefen, für den Lungenschall einem geübten Ohr immerhin charakteristischen Töne verschwunden sind und der Schall ganz leise und ganz kurz geworden ist, im Bereich der absoluten Dämpfung der Leber[1].

Die linke untere Lungengrenze ist nur in ihren seitlichen und hinteren Partien perkutorisch feststellbar, da vorne der Schall der lufthaltigen Lunge nur sehr ungenau vom lauten, tympanitischen Schall der Magenblase und gasgefüllter Därme abgegrenzt werden kann.

Die Lungengrenzen stehen bei aufrechter Stellung des Kranken etwa 2 cm höher als in Rückenlage, in dieser noch etwa 3 cm höher als bei Seitenlage auf der oberen, freien Seite. Bei oberflächlicher Atmung verschieben sie sich nur wenig. Zur Bestimmung der maximalen Verschieblichkeit stellt man die untere Lungengrenze erst bei extremer Ausatmung fest, dann bei extremer Einatmung und mißt die Differenz in Zentimetern. Die Größe dieser Differenz wechselt sowohl mit dem Geschlecht, wie mit dem Alter. Gesunde Männer haben in mittleren Jahren vorne rechts unten und hinten beiderseits eine Verschieblichkeit um 4—5 cm, Frauen eine wesentlich geringere infolge des Zurücktretens der Zwerchfellatmung.

Die Verschieblichkeit ist am größten beim Kind; seine Lunge besitzt die unverbrauchteste Elastizität und sein Thorax hat die größte Ausdehnungsfähigkeit.

---

[1] Das zu hohe Ansetzen der vorderen unteren Lungengrenze, ehe die absolute Dämpfung erreicht ist, ist einer der beliebtesten Perkussionsfehler. Dabei ist die exakte Festsetzung dieser Grenze wichtig genug; sie ist das Merkmal des Zwerchfellstandes und bezeichnet so das Fundament, auf dem die Herzdämpfung aufgebaut werden soll. Ohne richtiges Fundament aber kein richtiger Bau. Es bewährt sich hier sehr die Regel, jeder „absoluten Dämpfung" zu mißtrauen, wenn sie nicht übereinstimmt mit dem absolut gedämpften Schall, dessen Prototyp man sich jederzeit am Oberschenkel vordemonstrieren kann.

Mit fortschreitenden Jahren und unter dem Einfluß besonderer Schädlichkeiten wird das hochdifferenzierte, elastische Gewebe der Lunge abgenutzt, bis schließlich die exspiratorische Retraktionsfähigkeit der Lunge so gering geworden ist, daß die Lunge jetzt im Exspirium kaum mehr ein kleineres Volumen hat als früher im Inspirium. Die Lunge befindet sich dann in einer dauernden Inspirationsstellung, aus der heraus eine weitere Einatmung und ein weiteres Tieferrücken der unteren Lungengrenzen nur noch in geringem Maße möglich ist. Das ist der Zustand des Emphysems. Damit ist zugleich ein dauernder **Tiefstand des Zwerchfells** bedingt. Dieser kommt also zustande durch den Wegfall des elastischen Retraktionsbestrebens der Lungen, das seinerseits eine Herabsetzung des negativen Pleuradrucks bzw. des Zugs nach oben zur Folge hat. Ja unter besonderen Erschwerungen der Ausatmung kann der ursprünglich „negative Druck" = Zug nach oben sich sogar in einen positiven Druck nach unten verwandeln, es resultiert dann der extreme Zwerchfelltiefstand, wie er vor allem im schweren asthmatischen Anfall vorkommt.

Ist der Tiefstand des Zwerchfells durch Nachlassen des abdominellen Drucks verursacht, wie bei schlaffen Bauchdecken und bei Enteroptose, so kommt es zwar nicht zu permanenter Inspirationsstellung der Lunge, aber ebenfalls zu einem Tieferrücken und zur Einschränkung der Verschieblichkeit der unteren Lungengrenzen (Thorax piriformis Wenckebach!).

Umgekehrt kann Vermehrung des abdominellen Druckes zu abnormem **Hochstand des Zwerchfells** führen. Ansammlung von Gas (Meteorismus), Flüssigkeit (Aszites) oder raumbeschränkenden Körpern (Tumoren, Gravidität, Fettleibigkeit) können die Ursache dafür sein. Auch hierbei ist die Verschieblichkeit der unteren Lungengrenze beschränkt, nur ist das Zwerchfell jetzt nicht seiner Inspirationsstellung, sondern dauernd seiner Exspirationsstellung genähert, und die untere Lungengrenze ist höher als in der Norm.

Einseitiger Hochstand einer unteren Lungengrenze ist meist die Folge von Schrumpfungsvorgängen der Lunge oder der Pleura. Auch Zwerchfell- bzw. N.-phrenicus-Lähmung kann die Schuld tragen. Natürlich können auch pleuritische Ergüsse die Lungen nach aufwärts verschieben. Alle Prozesse, die zu abnormem Tief- oder Hochstand der unteren Lungengrenzen führen, hemmen zugleich ihre Verschieblichkeit. Völlige

Aufhebung der respiratorischen Verschieblichkeit kommt aber fast nur zustande als Folge von pleuritischen Schwarten und Verwachsungen.

Die vorderen unteren Lungengrenzen setzen sich fort in die die Incisura cardiaca umsäumenden Lungenränder, d. h. in die **medialen Lungengrenzen.** Deren perkutorische Feststellung erfolgt ebenso wie die aller sonstigen oberflächlichen Grenzen mit ganz schwacher Perkussion. Der so gefundene Bezirk wird begrenzt:

rechts: durch den linken Sternalrand;

oben: durch den unteren Rand der 4. Rippe; nach

links: reicht er bis ungefähr 5 cm von der Mittellinie. Man hat diesen kleinen Bezirk „absolute Herzdämpfung" genannt; er stellt tatsächlich nichts anderes dar als die das Herz umsäumenden Lungengrenzen und ist in seiner Größe daher auch in erster Linie vom Zustand der Lunge abhängig; seine Grenzen verschieben sich beim In- und Exspirium mit den unteren Lungengrenzen, bei Emphysem sind sie konzentrisch zusammengerückt.

Die Perkussion der Lungenspitzengrenzen muß sich auf die Bestimmung der — wieder mit sehr schwachen Schlägen zu suchenden — medialen (gegen den Hals zu) und lateralen (gegen die Schulter zu) Grenzen beschränken. Auch diese Grenzen sind unsicher und variabel je nach der individuellen Perkussionsmethodik, so daß das von ihnen eingeschlossene, sog. Kroenigsche Schallfeld keinen absoluten Wert beanspruchen kann, sondern lediglich einen relativen, im Vergleich mit dem Schallfeld der anderen Seite. Verschmälerung der Schallfelder stellt sich oft unter den gleichen Bedingungen ein wie Dämpfung des Lungenspitzenschalls, ist aber meist weniger klar und eindeutig.

Es ist selbstverständlich, daß die einzelnen Lungenlappen unter physiologischen Verhältnissen perkutorisch nicht voneinander abgegrenzt werden können. Erst, wenn ein einzelner Lappen durchwegs verdichtet oder durch Exsudat von seinem Nachbarlappen getrennt ist (interlobäre Pleuritis), setzt er sich auch perkutorisch deutlich gegen die anderen Lappen ab. Das Zusammenfallen einer solchen Scheidelinie mit einer topographischen [Zwischenlappengrenze bringt Klarheit über ihren Charakter.

Die vergleichende Perkussion der Lunge.

Die vergleichende Perkussion spielt in der akustischen Diagnostik der Lunge eine Rolle wie bei keinem anderen Organe. Grund dafür ist einmal, daß sich in der Lunge unter krankhaften Verhältnissen weit umwälzendere Strukturveränderungen (Veränderungen des Luftgehaltes, Höhlenbildungen) vollziehen als in irgendeinem anderen Organe. Dann aber sind hier auch die Vergleichsmöglichkeiten ganz besonders günstige; von den schwingungsfähigen Organen des Stammes besitzt nur die Lunge eine sehr weitgehende Rechts-Links-Symmetrie.

Rechte und linke Lungenseite können überall perkutorisch miteinander verglichen werden, nur nicht im Bereich der Herzdämpfung und deren nächster Umgebung. Auch ist beim Vergleiche der beiden Lungenspitzen schon bei ganz normalen, aber sehr muskulösen Personen Vorsicht am Platze; die hypertrophische rechtsseitige Schultermuskulatur von Schwerarbeitern kann zu rechtsseitiger Spitzendämpfung führen. Daß dazu über der ganzen Lunge, besonders aber über den Lungenspitzen eine genaue Kritik der Symmetrie bzw. Asymmetrie der äußeren Bedeckungen unerläßlich ist, geht aus dem (oben S. 41 ff.) über den Einfluß der Brustwand auf den Klopfschall Gesagten zur Genüge hervor. Diese Kritik muß sich hier auch darauf beziehen, daß nur gleichgeartete Brustwandstellen miteinander vergleichbar sind, also z. B. ein Zwischenrippenraum nur mit dem entsprechenden anderseitigen Zwischenrippenraum, nicht mit einer Rippe und umgekehrt.

Ebenso erfordern hier, wo bei der Spitzenperkussion die diffizilsten Schallunterschiede in Frage kommen, die Regeln der Symmetrie der Plessimeter- bzw. der Plessimeterfingerhaltung ganz besondere Berücksichtigung. Dazu, wie überhaupt zur erfolgreichen Perkussion und Auskultation ist eine freie und bequeme Haltung des Arztes Vorbedingung; in gewaltsamer Stellung kann er weder ruhig perkutieren noch aufmerksam apperzipieren. Am besten ist all dies dort gewährleistet, wo der Patient auf einem frei in Zimmermitte aufgestellten Stuhle sitzend untersucht werden kann. Wenn die Art der Erkrankung, die Zimmertemperatur oder andere Gründe dies verbieten, so sollte die vergleichende Lungenperkussion wenigstens von der rechten Bettseite aus vorgenommen werden; bei Perkussion von rechts stellen sich der Wahrung der Symmetrie viel geringere Hindernisse entgegen als links.

Von ganz besonderer Wichtigkeit sind all diese Maßnahmen bei der vergleichenden Perkussion der Lungenspitzen. Hier kommt ja alles — mehr als irgend sonstwo — auf die Erkennung in einem sehr frühzeitigen Stadium an, also auf die Wahrnehmung sehr geringer Schalldifferenzen. Wohl soll man auch hier nicht das Gras wachsen hören, ja doppelt kritisch sein wegen der schweren Folgen der Diagnose, nicht nur der Krankheit für das Schicksal des Patienten; trotzdem kann man hier die Anforderungen an Gehör und an Aufmerksamkeit kaum zu hoch spannen.

Die vergleichende Perkussion kann drei prinzipiell verschiedene Ergebnisse bringen:

Entweder der Schall ist auf beiden Seiten gleich und widerspricht auch sonst nicht dem Eindruck des Normalen.

Oder der Schall ist wohl beiderseits gleich, aber trotzdem verdächtig einer pathologischen Grundlage; das kommt vor allem dann in Betracht, wenn der Schall auf beiden Seiten gleich, aber auffällig kurz und leise ist, ohne daß eine sonstige plausible Erklärung zu finden wäre, wie z. B. eine doppelseitige Abnormität der Brustwand. Hier tritt dann die Streifenperkussion (s. S. 78) in ihre Rechte.

Eindeutig pathologisch ist immer eine Schalldifferenz zwischen beiden Seiten, sofern sie nicht aus einer Brustwandanomalie heraus zu erklären ist. **Die einseitigen Änderungen** im Bereich **des Lungenschalls** können bestehen in:

I. Leiser-, Kürzer-, Höherwerden des Schalls einer Dämpfung.

II. Lauter- und Tieferwerden des Schalls.

III. Tympanitischem Beiklang.

Der einseitig gedämpfte Schall.

Die leiser, kürzer und höher schallende Seite ist fast immer die krankhaft veränderte. Ubi sonus altior ibi morbus, eine Regel, die so wenig Ausnahmen (s. unter II. u. III.) erleidet, daß diese unter dem Sammelnamen Dämpfung zusammengefaßten Schallqualitäten dem Arzte nichts anderes als ein Krankheitszeichen bedeuten. Ursache der Dämpfung ist in allen Fällen der Ersatz der hinter der Brustwand liegenden lufthaltigen Lunge durch luftärmere oder luftleere Medien.

Dieser Prozeß spielt sich ab als Ausfüllung der lufthaltigen Alveolen durch Flüssigkeit, Transsudation und Exsudation, Zellwucherung oder Narbengewebsbildung, also dadurch, daß die Lunge selbst luftleer wird, bei: Bronchiolitis, den akuten und chronischen Formen von Bronchopneumonie und lobulärer Pneumonie, bei Lungeninfarkt, Lungentumoren und vor allem auch bei der Lungentuberkulose; oder durch Zusammenfallen der Alveolen bei Atelektase.

Der Prozeß kann sich aber auch vollziehen durch die **Verdrängung des Lungengewebes als Ganzes** von der Brustwand weg durch Flüssigkeiten oder feste Massen: Pleuratranssudate oder Exsudate, pleuritische Schwarten, zirkumskripte Tumoren des Mediastinums oder der Pleura, substernale Strumen und sehr große Aortenaneurysmen.

Die Perkussion allein stellt lediglich fest, daß der Brustwand ein luftleeres, dichtes Medium anliegt, Die Entscheidung, was für Medium dies sei, luftleeres Lungengewebe oder sonst ein dichtes Medium, kann von der Perkussion allein nicht gefällt werden, sondern nur mit Hilfe der Auskultation evtl. auch der Palpation.

Die **luftleere Partie muß eine gewisse Größe erreicht haben**, ungefähr die Größe einer Pflaume, bis sie überhaupt zu akustisch wahrnehmbaren Symptomen führt; Pleuraergüsse werden bei Erwachsenen erst bei einer Menge von etwa 400 ccm manifest. Außerdem muß die luftleere Partie, wenn sie schon nicht an die Brustwand direkt angrenzt, doch in deren nächste Nähe (bis auf wenigstens 3—4 cm) heranreichen.

Sehr lauten und tiefen Schall kennen wir im Bereiche der Lunge als Folge vermehrten Luftgehalts bei Pneumothorax, Höhlenbildungen und Emphysem. Emphysem ist fast immer doppelseitig; Pneumothorax aber ist immer, Kavernen sind häufig einseitig, und so sind diese beiden Gegenstand der vergleichenden Perkussion. Beide brauchen sich allerdings in der **Lautheit** und **Tiefe** ihres Schalls nicht sehr vom Schall der übrigen Lunge zu unterscheiden; jedoch gibt dort, wo die Erkennung aus diesen beiden Qualitäten allein nicht möglich ist, nicht selten die Beobachtung einer (einseitigen) **Tympanie** den Ausschlag für das Vorliegen einer Höhlenbildung, sei es als Pneumothorax, sei es als Kaverne.

Immerhin ist für den **Pneumothorax** die Tympanie kein obligates Symptom; sie geht ihm verloren bei besonders starker Spannung, z. B. bei Ventilpneumothorax. **Einzelkavernen** müssen mindestens Walnußgröße haben, um sich durch tympanitischen Schall bemerkbar machen zu können; ihre Tonhöhe, als die einheitlicher Hohlräume, ist ihrer Größe umgekehrt proportional, ihr Schall wird also um so tiefer, je größer die Kaverne wird. In Übereinstimmung mit dem früher über den Einfluß der Wandung auf die Entstehung der Tympanie Gesagten kommt außerdem tympanitischer Schall über Kavernen nur zustande, wenn die Kaverne entweder direkt der Brustwand anliegt oder nur durch gutleitendes, infiltriertes Gewebe von ihr getrennt ist. Dagegen verschwindet die Tympanie schon bei der Passage durch eine Schicht von 2—3 cm lufthaltigem Lungengewebe vollkommen.

Wohl ist Tympanie manchmal auch anzutreffen bei Emphysem und bei sonstiger Spannungsverminderung des Lungengewebes durch Kompression (bei Pleuraergüssen, Tumoren, zentralen Pneumonien) oder bei beginnender bzw. partieller Infiltration. Aber die Tympanie ist hier nur undeutlich und besitzt dazu nur geringes Gewicht gegenüber den anderen Symptomen dieser Erkrankung.

Die perkussorischen Hohlraumsymptome.

Die vielfältigen Variationen der Höhlenbildungen in bezug auf Wandspannung, Größe, Form, Füllung mit Flüssigkeit und Luft, schließlich Variationen ihrer Kommunikation mit Bronchus und Außenluft begründen eine Reihe mehr oder weniger spezifischer Symptome.

Der Metallklang: Sehr hohe Töne werden von schlaffem Gewebe schlecht geleitet, verschluckt; in festem, gespanntem Gewebe dagegen werden sie gut erhalten und geleitet. Ist daher ein Hohlraum nahe der Brustwand gelegen[1] und von gespannter, glatter Wandung umgeben, so können auch sehr hohe Töne bis zu ihm durchdringen; im Hohlraum ist dann die Möglichkeit der Resonanz auf metallisch klingende, hohe Töne gegeben.

Außer der Wandspannung ist eine gewisse Größe des Hohlraums (mindestens 6 cm Durchmesser) Voraussetzung des Metallklangs: je größer der Hohlraum ist, um so näher liegen seine (hohen) Obertöne beieinander, um so größer ist die Wahrscheinlichkeit der Resonanz auf einen so hohen Ton. Zur

---

[1] Die Trennungsschicht wird bei lufthaltiger Lunge nicht dicker als 1 cm, bei verdichteter Lunge nicht dicker als 2 cm sein.

Erzeugung entsprechend hoher Obertöne läßt man über der Gegend des mutmaßlichen Hohlraums mit einem harten, leichten, metallenen Gegenstand[1] möglichst locker auf einem harten Plessimeter, am besten auf einer größeren Münze perkutieren und auskultiert selbst dicht daneben. Bei positivem Ausfall hört man dann hohe, klimpernde Töne von innen herausschallen, den „Metallklang"; seine Schwingungszahl liegt wahrscheinlich bei etwa 3000 Schw./Sek., was ungefähr der Tonhöhe der vierfach gestrichenen hohen Oktave entspricht

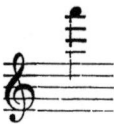

Über dem Brustkorb kann Metallklang außer bei **Kavernen und Pneumothorax** vorkommen bei **Pneumoperikard**; abgesehen von der außerordentlichen Seltenheit dieses Vorkommnisses wird auch die besondere Lokalisation Verwechslungen mit den beiden ersten Möglichkeiten verhüten.

Der im Bereich der **Bauchorgane** auftretende Metallklang hat die gleichen physikalischen Voraussetzungen wie der Metallklang über Hohlräumen im Bereich des Brustkorbs. Er kommt vor **über stark geblähten Darmschlingen bei Pneumoperitoneum** und bei **Gasbildung in der Harnblase (Pneumaturie).**

Wird ein Hohlraum plötzlich gepreßt und seine Luft so plötzlich gezwungen, durch eine enge Öffnung zu entweichen, so entsteht ein merkwürdig leise zischendes, manchmal auch schepperndes **Geräusch** wie beim vorsichtigen Beklopfen eines **gesprungenen Topfes.** Voraussetzung ist, daß der komprimierende Stoß genügend kräftig den Hohlraum treffe; sie ist erfüllt, wenn der Stoß selbst kräftig ist, die Brust- und Hohlraumwand dünn und einander eng benachbart sind.

Diese Bedingungen können schon unter physiologischen Verhältnissen gegeben sein am Tracheo-Bronchialsystem schreiender kleiner Kinder, oder sprechender grazilier, magerer Erwachsener, bei denen während der Perkussion plötzlich Luft durch die in Phonationsstellung befindliche enge Stimmritze gepreßt wird.

---

[1] Als Hämmerchen taugt z. B. der Stiel eines leichten Perkussionshammers, die Spitze eines Bleistifts oder auch eine Münze. In Frankreich wird zur Provokation des Metallklangs mit einer Münze auf einer anderen Münze perkutiert, daher der Name „signe du sou".

Unter pathologischen Verhältnissen wird es fast nur bei **Kavernen** und **offenem Pneumothorax** beobachtet, sofern diese mit einem Bronchus durch eine enge Öffnung kommunizieren. Es soll aber auch vorkommen an der oberen Grenze **pleuritischer Ergüsse** und in der Nachbarschaft **pneumonischer Infiltrationen**; es findet hier seine Erklärung in der guten Übertragung des Perkussionsstoßes durch atelektisches oder verdichtetes Lungengewebe bis auf die durch die genannten Lungenaffektionen irgendwie stenosierten Bronchien.

Über Kavernen mit Neigung zu Metallklang können die hohen zischenden Obertöne der entweichenden Luft metallische Resonanz auslösen. Diese Kombination des Geräusches des gesprungenen Topfes mit metallischen Tönen hat man ,,**Münzenklirren**" genannt.

Der Perkussionsschall des Brustkorbs im Bereich der Lunge ist nach unseren früheren Ausführungen vorzüglich abhängig von der Spannung (Festigkeit) und dem Luftgehalt des Lungengewebes und von der **Schalldurchlässigkeit der Brustwand**. Beherbergt die Lunge oder der Brustkorb einen größeren Hohlraum (Kaverne oder Pneumothorax), so ist der Schall weiterhin durch **Größe und Form, Wandspannung und Weite der eventuellen Öffnung** des Hohlraumes bestimmt. Auf der teilweise willkürlich herbeizuführenden Änderung dieser Faktoren beruhen die **diagnostischen Schallwechselphänomene.**

1. **Schallwechsel durch Veränderung der Hohlraumöffnung (Wintrich).** In einem einseitig geschlossenen Röhrensystem vertieft die Verengerung der noch übrigen Öffnung den Eigenschall. Eine mit dem Bronchialsystem kommunizierende Kaverne oder der (nach innen) offene Pneumothorax sind einseitig geschlossen und stehen auf der anderen Seite mit der Außenluft in Verbindung über Mund- und Nasenöffnung (Abb. 9a). Wird der Mund geschlossen, dann bleibt nur der Nasengang offen, es resultiert eine Verengerung der Gesamtöffnung und damit, wie soeben dargelegt, eine Vertiefung des Schalls (Abb. 9b); beim Öffnen kommt es umgekehrt natürlich wieder zu einem Höherwerden des Schalls. Das ist die akustische Grundlage des Wintrichschen Schallwechsels.

Der Wintrichsche Schallwechsel ist ebenso wenig ein reines Kavernensymptom wie das Geräusch des gesprungenen Topfes. Wie dieses, so kommt auch er über pneumonischen Infiltrationen und oberhalb pleuritischer Ergüsse vor und findet bei diesen Erkrankungen seine Erklärung in ähnlichen Überlegungen, wie sie für beide beim Geräusch des gesprungenen Topfes angestellt wurden.

2. **Der respiratorische Schallwechsel** (Friedreich, A. Geigel). Die respiratorischen Bewegungen des Brustkorbs und der Lunge haben schon in der Norm eine Reihe von Veränderungen des Klopfschalls im Gefolge: In extremer Exspirationsstellung sind die eng aneinander schließenden Rippen der Passage des Lungenschalls durch die Brustwand hinderlich. Während der Inspiration kommt es (anfänglich) wohl zu einer Erweiterung der Zwischen-Rippen-Räume, die ein

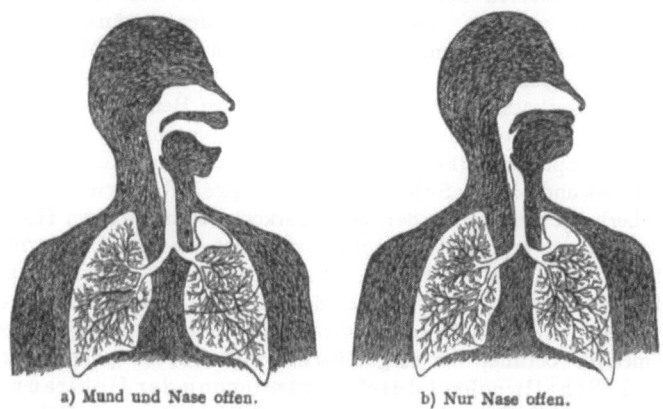

a) Mund und Nase offen.   b) Nur Nase offen.

Abb. 9. Schallwechsel durch Veränderung der Hohlraumöffnung (Wintrich).

deutliches Hervortreten des tiefen Lungenschalls begünstigt und so eine relative Vertiefung (s. vorne S. 41 ff) des Schalls bewirkt[1]. Aber bald stellt sich bei weiterer Inspiration die Spannungszunahme der Brustwandweichteile dem Lungenschall entgegen und führt so wieder zu einem relativen Höherwerden des Klopfschalls.

Danach ist also eine Hohlraumbildung nicht unbedingte Voraussetzung für den respiratorischen Schallwechsel. Er kommt allerdings besonders deutlich über tympanitisch schallenden Kavernen vor: tiefes Inspirium führt zu Spannung von

---

[1] Auf dem inspiratorischen Auseinanderrücken der Rippen, weniger auf einer guten Entfaltung der Lunge beruht auch das Koranyische Phänomen: Lauter- und Tieferwerden des Klopfschalls zu Beginn der Inspiration.

Brust- und Kavernenwand und zu einer (relativen) Erhöhung des Klopfschalls. So kann immerhin deutlicher respiratorischer, mit Tympanie vergesellschafteter Schallwechsel in die Wagschale geworfen werden, wenn Kavernenverdacht besteht. Nur ganz ausnahmsweise kommt der Schallwechsel so zustande, daß die inspiratorische Erweiterung einer leicht dehnbaren Kavernenwand zu einer inspiratorischen Vertiefung des Klopfschalls führt.

Der statische Schallwechsel (C. Gerhardt, Biermer, A. Geigel). Beim Aufsitzen aus horizontaler Lage können

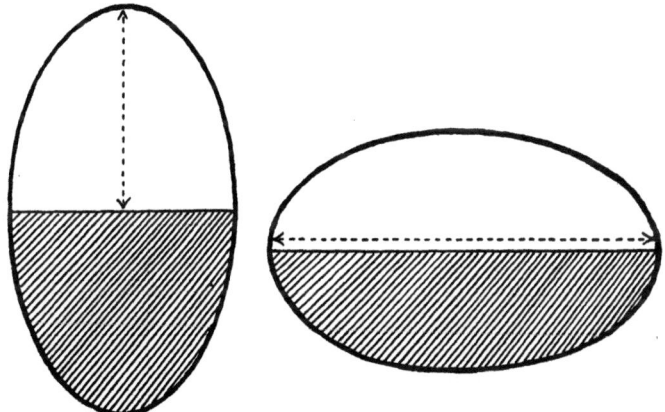

Abb. 10. Der statische Schallwechsel.

Pleuraergüsse oder Unterlappenpneumonien durch Zug nach unten zu Spannungszunahme des Lungengewebes und zu Erhöhung des Klopfschalles über den höher gelegenen Lungenpartien führen. Große Höhlen — Kavernen und Pneumothorx — erfahren beim Aufsitzen Veränderungen, die teilweise in einer Erweiterung des Hohlraums (z. B. rechts durch Zug der Leber nach unten), teilweise auch wiederum in einer Spannungszunahme des Lungengewebes bestehen können; ersteres hätte eine Schallvertiefung, letzteres eine Schallerhöhung zur Folge. Dazu kommen weitere Änderungen von Raumgröße und Form besonders in Kavernen, sofern diese zugleich Luft und Flüssigkeit enthalten. So kann z. B. eine sehr länglich geformte Kaverne bei Wechsel der Körperstellung eine erhebliche Veränderung des längsten Durchmessers ihres lufthaltigen Inhalts und so einen merkbaren Wechsel ihrer Tonhöhe erleiden (Gerhardtscher Schallwechsel). Das Resultat von alledem ist im Einzelfall eine Reihe meist unübersichtlicher Erklärungsmöglichkeiten; das reduziert die Verwendbarkeit des statischen Schallwechsels auf ein sehr geringes Maß. Als einigermaßen sicheres Kavernenzeichen kann man höchstens gelten lassen Tieferwerden des Klopfschalls im Aufsitzen im Gegensatz zu dem üblichen Verhalten.

Alles in allem darf man sich nicht darüber täuschen, daß die Schallwechsel-Phänomene nicht nur recht seltene, sondern auch keineswegs eindeutige Beweise für Hohlräume sind. Die sonstigen perkutorischen Zeichen (Tympanie, Metallklang) und die auskultatorischen Hohlraumsymptome sind — ganz abgesehen von der Röntgenuntersuchung — von wesentlich größerer Bedeutung.

Vergleichende Perkussion und Streifenperkussion.

Bei der von oben nach unten fortschreitenden Perkussion wechseln Schichtdicke und Festigkeit der Brustwand fast ständig, so daß schon in der Norm große Schalldifferenzen bestehen. Aus diesem Grunde muß man, soweit es irgend möglich ist, verzichten auf den Vergleich zwischen höher- und tiefergelegenen Teilen der gleichen Seite und sich beschränken auf den Vergleich zwischen der rechten und linken Lunge — dies allein versteht man unter **vergleichender Perkussion im engeren Sinne**.

Voraussetzung dieser vergleichenden Perkussion ist allerdings zweierlei: einmal die schon mehrfach diskutierte (Spiegel-) Symmetrie des Brustkorbs und weiter die Einseitigkeit des Lungenprozesses. Häufig wird der Prozeß einseitig sein, da eben sehr viele der den Perkussionsschall verändernden Lungenerkrankungen einseitiger Natur sind. In den Fällen allerdings, wo Brustkorbasymmetrie besteht oder beide Lungen in gleicher oder ähnlicher Weise befallen sind, versagt die vergleichende Perkussion.

Notgedrungen muß man dann doch jede Seite für sich perkutieren und von oben nach unten fortschreitend die so der Reihe nach untersuchten Lungenstreifen miteinander vergleichen — daher der Name **Streifenperkussion**. Bei dieser Art der Perkussion sind die zu vergleichenden Stellen vorne nur über den mittleren und unteren und hinten nur über den unteren Partien (bis zu den Sinus phrenicocostales) wirklich gleich, während an den übrigen Partien, z. B. im Interskapularraum, die Aussichten schon wesentlich ungünstiger liegen und gar im Bereiche des Schulterblatts absolut ungünstig sind[1]. Ihrer unausweichlichen Schwächen wegen muß bei der Streifenperkussion die Gleichmäßigkeit, soweit sie vom Untersucher abhängt, ganz besonders gewissenhaft gewahrt werden; noch strenger wie bei der vergleichenden Perkussion ist hier die Regel einzuhalten, daß nur Zwischenrippenräume mit Zwischenrippenräumen und nur Rippe mit Rippe verglichen werden darf.

Das Bewußtsein, daß bei der Streifenperkussion kleine Schalldifferenzen schon in der Methode begründet liegen, zwingt dazu, die Anforderungen an die Schalldifferenzen höher zu schrauben als bei der vergleichenden Perkussion. Unsichere Schallunterschiede sind hier ganz unverwertbar.

Die Atemgeräusche.

Im Inspirium wird durch den Zug des sich ausdehnenden Thorax das Alveolargewebe gespannt und entfaltet; die so entstehende Luftverdünnung im Inneren der Lunge führt zu einem Einströmen von Außenluft durch Trachea und Bronchien. Im Exspirium verkleinert der Thorax sein Volumen, die Alveolarwände erschlaffen[2] und der entstehende Überdruck in der Lunge bewirkt das Hinauspressen, die Ausstoßung der Luft wieder durch Bronchien, Trachea usw.

Das Resultat dieser Bewegungen sind Eigenschwingungen zweier verschiedener, wenn auch miteinander verbundener Systeme:

1. Eigenschwingungen der Luft des Tracheobronchialsystems.
2. Eigenschwingungen des Alveolargewebes der Lunge.

Die beiden Eigenschwingungen wohnen dicht beieinander und beeinflussen sich gegenseitig erheblich, so daß die Eigenschwingungen des Alveolargewebes die Schwingungen im Bronchialbaum überlagern werden und umgekehrt.

---

[1] Ein Vergleich zwischen der Lungenspitze unter der dicken Schultermuskulatur des M. trap. und den Unterlappen unter der viel dünneren Brustwand ist natürlich erst recht unstatthaft. Es besteht auch kein konstantes Intervall zwischen der Tonhöhe der beiden. Bei beiderseits gleichem, leisem, kurzem und hohem Schall über beiden Lungenspitzen entscheidet nicht die Streifenperkussion über Ort und Grad der Erkrankung, sondern die Auskultation und die übrigen Untersuchungsmethoden.

[2] Richtiger gesagt: sie kehren in einen Zustand geringerer Spannung zurück.

Die Art des resultierenden Atemgeräusches ist individuell so variabel, daß es hier ebensowenig wie beim Perkussionsschall angeht, ein Standardgeräusch aufstellen zu wollen. Die zwangsläufige Folge ist, wie bei der Perkussion, die Orientierung durch den Vergleich mit der anderen Seite — die vergleichende Auskultation. Diese ist ebenso konsequent vergleichend durchzuführen wie die vergleichende Perkussion; was bei dem einen Kranken noch als normal gelten kann, kann bei einem anderen durch den Vergleich mit der anderen Seite als·pathologisch erwiesen werden. In Fällen, wo die beiden Lungenseiten gleichmäßig befallen sind, werden der vergleichenden Beurteilung allerdings Schwierigkeiten erwachsen. Das sind aber doch ziemlich seltene Fälle, bei denen, wie z. B. beim Lungenemphysem, meist noch andere diagnostische Anhaltspunkte zur Verfügung stehen werden, um die Diagnose sicherzustellen.

Die Eigenschwingungen der Luft im Tracheobronchialsystem nennen wir das **Bronchialatmen.** Es entsteht wie in einer Lippenpfeife dank der im Respirationstraktus reichlich vorhandenen Gabelungen (Schneiden und Kanten); der ganze Respirationstraktus von der Mundhöhle bis zu den Bronchien II.—III. Ordnung (von etwa 4 mm Durchmesser) ist an seiner Entstehung beteiligt; es ist der Eigenton dieses Respirationstraktus. Seinem Ursprung aus solchem Röhrensystem verdankt es seinen „röhrenartigen" Charakter und sein Synonym Röhrenatmen. Am Bronchialatmen ist ein musikalischer Charakter unverkennbar, sein charakteristisches Gepräge erhält es durch hohe Teiltöne, die sich um c^3 (etwa 1000 Schw./Sek.) bewegen, daneben enthält es aber auch tiefere Töne. Man ahmt es am besten nach, indem man den Mund stellt, als ob man „Ch" sagen wollte und so mit offenem Mund ausatmet.

Das ursprünglich reine Bronchialatmen ist im Inspirium wie im Exspirium von ungefähr gleichem Charakter und gleicher Intensität. Begreiflicherweise, in beiden Fällen ist die Schallquelle identisch — die Eigenschwingung des Tracheobronchialsystems. Jedoch ist das Tracheobronchialsystem fast allseits so sehr in die schlechtleitende Lunge eingesenkt, daß unter normalen Verhältnissen nur an wenigen Stellen sein Eigenton, das Bronchialatmen, beobachtet werden kann: über Larynx und Trachea. Aber auch das über der Trachea hörbare Tracheobronchialatmen, das sog. Trachealatmen, erreicht nicht ganz den scharfen, einseitig hohen Charakter des typischen Bronchialatmens; immerhin ist es in Zweifelsfällen ein sehr brauchbares

Vergleichsobjekt; wenn das zur Kritik stehende Atemgeräusch nicht einmal so scharf ist wie das Trachealatmen, dann ist es ganz sicher nicht reines Bronchialatmen. Auch über der **Vertebra prominens** und im **Interskapularraum** ist das Bronchialatmen auch bei gesunder Lunge manchmal neben dem Vesikuläratmen etwas durchzuhören, und ebenso kann ein schärferer Charakter des Atemgeräusches über der rechten **Lungenspitze** auch unter normalen Verhältnissen zur Beobachtung kommen.

Bronchialatmen ist also als Eigenschwingung des Tracheobronchialtraktus etwas Physiologisches und existiert immer. Nur ist es normalerweise lediglich an wenigen Stellen des Brustkorbs auskultierbar und gelangt erst unter pathologischen Verhältnissen in größerem Umfange zur Beobachtung.

Über ausgedehnteren Lungenpartien hören wir im **Inspirium** ein ziemlich lautes und tiefes, rauschendes oder schlürfendes Geräusch. Man kommt ihm am nächsten, wenn man den Mund stellt, als ob man ein U sprechen wollte und so langsam die Luft einzieht; die Mannigfaltigkeit **dieses Vesikuläratmens** (= Bläschenatmens) allein schließt es schon aus, es vergleichsweise richtig zu erfassen — man höre eine Reihe von Gesunden ab und wird dann besser wissen, was Vesikuläratmen ist. Das Vesikuläratmen entbehrt eines musikalischen Charakters, wie er dem Bronchialatmen eigen ist; immerhin läßt sich so viel feststellen, daß es nicht die hohen Teiltöne des Bronchialatmens besitzt und daß seine Grundtöne tiefer liegen als die des Bronchialatmens; und zwar in der gleichen Tonhöhe, (etwa A— e), in der sich auch die perkutorischen Grundtöne der normalen lufthaltigen Lunge finden. Dem inspiratorischen Vesikuläratmen folgt ein **Exspirium** von wesentlich anderem Charakter. Das exspiratorische vesikuläre Atemgeräusch ist viel leiser, manchmal trotz kräftiger Atmung nicht oder kaum hörbar. Der Unterschied der beiden Atemphasen liegt begründet in ihrer von Grund aus verschiedenen Genese.

Woher die merkwürdige Übereinstimmung zwischen Tonhöhe des Perkussionsschalls und des Vesikuläratmens der gesunden Lunge? Der Perkussionsschall der Lunge ist vergleichbar dem Ton einer geschlagenen Saite, das Bläschenatmen dem Ton der plötzlich gespannten gleichen Saite. Die beiden Saitentöne unterscheiden sich in ihrer Klangfarbe, ihre Grundtöne aber sind ungefähr gleich. Und wenn wir nun eine entsprechende Gleichheit der Grundtöne auch bei der geschlagenen (perkutierten) und bei der respiratorisch gespannten (atmenden) Lunge treffen, so haben wir guten Grund anzunehmen, daß auch hier beide Geräusche — Lungenklopfschall und inspiratorisches Bläschenatmen — auf Eigenschwingungen der gleichen, nur verschieden erregten Schallquelle, auf das schaumähnliche Lungengewebe zurückzuführen sind.

Selbstverständlich sind dann auch die Schallqualitäten der Lautheit und Tonhöhe den gleichen Prinzipien unterworfen, wie wir sie bei der Perkussion kennen gelernt haben. Dementsprechend müßte wie dort mit einer Spannungs- oder Festigkeitszunahme durch Verminderung des Luftgehalts das Atemgeräusch durchweg leiser und höher, mit einer Spannungs- und Festigkeitsabnahme durch Nachlassen der elastischen Kräfte und Zunahme des Luftgehalts müßte es lauter und tiefer werden. Dem ist aber nicht ganz so: Die Stärke eines Tones ist nicht nur abhängig vom Musikinstrument, sondern vor allem auch vom Musikanten. Daher macht sich ein zweiter Faktor geltend: die Lautheit des vesikulären Atemgeräusches ist weiterhin bestimmt durch die Ausdehnungsfähigkeit des Thorax: je ausdehnbarer, je nachgiebiger der Thorax, um so lauter, je starrer der Thorax, um so leiser ist das Bläschenatmen.

Die Praxis der Auskultation des menschlichen Körpers demonstriert — ähnlich wie die der Perkussion (s. S. 37) — die Anwendbarkeit der entwickelten Prinzipien:

I. Beim Emphysem mit seiner permanenten Inspirationsstellung ist für das Atemgeräusch ausschlaggebend, daß die weitere inspiratorische Ausdehnungsfähigkeit des Thorax sehr gering ist. Wir haben deshalb beim Emphysem ein abgeschwächtes, leises Vesikuläratmen — im Gegensatz zu seinem sehr lauten, langen und tiefen Perkussionsschall.

II. Beim normalen Erwachsenen ist im Gegensatz hierzu das inspiratorische Vesikuläratmen lauter und deshalb auch in seiner verhältnismäßig tiefen Tonlage deutlicher zu erkennen, ebenso wie bei ihm der Perkussionsschall laut, lang und tief befunden wird.

III. Beim Kind hören wir (trotz der hohen Gewebsspannung) infolge der großen Nachgiebigkeit bzw. Ausdehnungsfähigkeit des kindlichen Thorax ein lautes, brausendes Vesikuläratmen. Dazu führt die noch unverbrauchte elastische Spannung der kindlichen Lunge zur Bildung hoher (scharfklingender) Teiltöne: das „puerile Atemgeräusch" ist gekennzeichnet durch seinen besonders lauten und scharfen Charakter und entspricht dem lauten und ziemlich hohen Perkussionsschall der kindlichen Lunge.

Besonders deutlich wird der Einfluß der Variationen der Festigkeit, wenn der 2. Faktor, die Veränderung der Ausdehnungsfähigkeit des Thorax, wegfällt:

IV. Das ist der Fall bei den partiellen Verdichtungen. Hier kommt es, ebenso wie wir es beim Perkussionsschall erlebten, zu einem leiseren, einem abgeschwächten Bläschenatmen. Die Veränderung der Tonhöhe ist schwerer, überhaupt nicht immer festzustellen; immerhin ist die Abschwächung des Inspiriums bei beginnenden Infiltrationen besonders bei solchen der Lungenspitzen manchmal schon von einem Schärferwerden (Hervortreten von höheren Teiltönen) begleitet, das auf die größere Festigkeit des dichter gewordenen Lungengewebes zurückzuführen ist. Das Wesentliche der Veränderung trifft man am besten mit der Bezeichnung „abgeschwächtes Atmen". Es entspricht dem Leiser-, Kürzer- und Höherwerden der partiellen Dämpfung beginnender Verdichtungen.

V. Wird die Verdichtung des Lungengewebes total, wie wir es bei lobärer Infiltration oder bei Geschwülsten finden, so ist das Lungengewebe bei der respiratorischen Spannung nicht weniger stumm als bei der Perkussion[1]; es kommt ebensowenig zu irgendwelchem Bläschenatmen wie zum Perkussionsschall.

VI. Der hemmende Einfluß der Einschränkung der Schwingungs- und Ausdehnungsfähigkeit der Thoraxwand macht sich, wie beim Emphysem, auch bei Pleuraschwarten, bei Pleuraergüssen und bei Lungenschrumpfungen, in einer Abschwächung des Bläschenatmens geltend Die Parallele mit der Abschwächung des Perkussionsschalls bei den gleichen Pleuraveränderungen ist offensichtlich.

Die Verbreitung des reinen inspiratorischen Vesikuläratmens erstreckt sich normalerweise über die ganze Lunge mit Ausnahme der obengenannten Bezirke, der Vertebra prominens und der Interskapularräume, wo die gutleitenden und

---

[1] Das Bronchialatmen ist durch das verdichtete Lungengewebe nicht erzeugt, sondern nur durch dasselbe fortgeleitet, sein Charakter ist also auch nicht abhängig von der Eigenschwingung des Lungengewebes.

nahen Verbindungen zum Tracheobronchialsystem eine Mischung mit dem Bronchialatmen bedingen, das **Bronchovesikuläratmen**.

Ganz anders liegen die Verhältnisse im **Exspirium**. Bei plötzlicher, brüsker Spannung tönt eine Seite, bei ihrer Entspannung tönt sie nicht. In Übereinstimmung damit hören wir das charakteristische Bläschenatmen nur im Inspirium, bei der Lungenspannung, deutlich, während im Exspirium, bei der Lungenentspannung, normalerweise nur ein sehr leises Geräusch zu hören ist. Man kann ihm weder den vesikulären noch auch den bronchialen Charakter zuerkennen, so daß man es mit Skoda am besten als unbestimmt bezeichnet. Es ist im wesentlichen nichts anderes als der über der Lunge noch hörbare letzte Rest des physiologischen Bronchialatmens. Daher erleidet es seine pathologischen Modifikationen auch unter ganz anderen Bedingungen, als wie sie soeben für das (inspiratorische) Vesikuläratmen verzeichnet wurden. Andererseits können wir im Exspirium besonders frühzeitig und deutlich die Schalleitungsänderungen des Bronchialatmens verfolgen.

Inspiratorische und exspiratorische Phase des Atemgeräusches werden allzumeist sowohl bei der Auskultation selbst wie bei deren kritischer Würdigung zusammengeworfen; dies, obwohl sie nicht nur in ihrer Genese und in ihrem Charakter grundverschieden sind, sondern auch in der klinischen Bedeutung ihrer Modifikationen. Es darf Inspirium immer nur mit Inspirium und Exspirium immer nur mit Exspirium verglichen werden; In- und Exspirium können bei Beobachtung, Beschreibung und Würdigung nicht scharf genug voneinander getrennt werden.

Die Veränderungen der Lautheit, Dauer und des Toncharakters des inspiratorischen Vesikuläratmens sind großenteils schon in der obenentwickelten Darstellung enthalten. Zusammengefaßt ergeben sie:

I. Veränderungen der Lautheit: Abnorm lautes inspiratorisches Atemgeräusch ist zumeist das Produkt einer verstärkten, beschleunigten oder vertieften Atmung, gleichviel, ob physiologische oder pathologische Gründe dafür maßgebend sind. Je nach der Art der Atmung werden bald mehr die einen oder anderen Lungenpartien besonders gut ventiliert werden, sich in besonders ausgiebiger Bewegung befinden, daher auch ein besonders lautes Bläschenatmen liefern.

Die Lautheit des puerilen Atmens hat ja auch in der besonders großen Beweglichkeit des kindlichen Thorax ihre Hauptursache.

Umgekehrt wird oberflächliche Atmung schon unter physiologischen Verhältnissen zu besonders leisem Bläschenatmen führen; aus pathologischen Ursachen kommt es zur Abschwächung des Bläschenatmens:

1. In allen Abstufungen, von den ersten Stadien des abgeschwächten Inspiriums bis zu dessen völligem Ausfall und Ersatz durch Bronchialatmen, ist die Abschwächung des Vesikuläratmens zu verfolgen bei der Festigkeitszunahme bzw. Verdichtung des Lungengewebes durch akute entzündliche Infiltration, durch Durchwachsung mit Tumoren (und durch Atelektase).

2. Verschluß der Trachea macht jede weitere Atembewegung und Atmung der Lunge unmöglich, der Befallene erstickt. Bei Verstopfung oder Kompression von Bronchien durch Fremdkörper, Tumoren oder Aneurysmen wird die Atembewegung des abhängigen Lungenteils je nach dem Grade des Hindernisses mehr oder weniger eingeschränkt und so das Bläschenatmen über entsprechenden Brustwandpartien abgeschwächt oder ganz aufgehoben.

3. Bei jeder Hemmung der Respirationsbewegung des Thorax, wie sie schon gegeben ist durch die dauernde Inspirationsstellung, bei Lungenerweiterung, gleichviel ob sie akut oder chronisch ist, ob sie verursacht ist durch Lungenblähung wie bei Asthma bronchiale oder durch Emphysem. Doppelseitige über die ganze Lunge verbreitete Abschwächungen beruhen fast immer auf Lungenerweiterung, wenn sie nicht in oberflächlicher Atmung eine genügende Erklärung finden.

4. Pleuraergüsse, Pleuraschwarten, Pneumothorax und peripher sitzende Lungentumoren benachteiligen außerdem die Behorchung des Bläschenatmens dadurch, daß sie das atmende Lungengewebe von der Brustwand abdrängen. Die Folge ist natürlich wiederum ein leiseres, abgeschwächtes Atemgeräusch über den befallenen Partien.

II. Veränderungen der Dauer. Psychische und körperliche, mit der Lunge keineswegs immer zusammenhängende Faktoren beherrschen die Atemfrequenz und damit auch die Dauer einer Atemperiode. Aber auch das zeitliche Verhältnis der beiden Atmungsphasen zueinander ist keineswegs konstant, und wenn manchmal als Verhältnis Inspirium/Exspirium = $4/5$

angegeben wird, so kann ein solcher Quotient keinesfalls Anspruch auf Allgemeingültigkeit machen, erst recht nicht unter krankhaften Verhältnissen wie z. B. beim Asthma. Gerade hier ist jede Beurteilung unmöglich ohne den vergleichenden Maßstab der anderen Seite. Pathologische Veränderungen der Dauer kennt man nur in der Richtung der **Verlängerung des Exspiriums**; sie ist als Symptom beschränkt auf **beginnende Infiltrationen** (besonders der Lungenspitzen) und kommt wahrscheinlich zustande durch verlangsamte exspiratorische Kontraktion des verdichteten Lungenbezirks.

III. **Veränderungen der Tonhöhe (des Toncharakters)**: Hohe Teiltöne verleihen einem Geräusch leicht einen schärferen Charakter. Auch das „Schärferwerden" der Atemgeräusche ist begründet in dem Auftreten bzw. Hervortreten hoher Töne. Im Atemgeräusch stellt der Eigenton des Bronchialtraktus, das **Bronchialatmen, die hohe** und der Eigenton des alveolären Lungengewebes, das **Vesikuläratmen, die tiefe Komponente** dar.

Das verhältnismäßig tiefe Vesikuläratmen hört man daher überall dort, wo lufthaltige, atmende Lunge der Brustwand anliegt; Voraussetzung ist nur, daß nicht verdichtetes Gewebe eine gutschalleitende Brücke bilde zu einem Bronchus oder einem mit einem Bronchus in Verbindung stehenden Hohlraum. Man hört also auch im Bereich von partiellen (herdweise angeordneten) Infiltrationen Vesikuläratmen, sofern sie nur nicht konfluieren, und ebenso hört man es über offenen Kavernen, falls zwischen Kaverne und Brustwand noch lufthaltiges Alveolargewebe eingeschaltet ist.

Ein höheres, scharfes Atemgeräusch stellt das **puerile Atmen** dar, beruhend auf dem höheren Elastizitätsmodul (Spannung) der kindlichen Lunge. Ebenso mag der schärfere Charakter des Inspiriums bei partiellen Infiltrationen mit verursacht sein durch höhere Eigentöne des fester gewordenen Alveolargewebes; aber dieser Faktor — höhere Eigentöne — spielt in dem großen Gebiet der Verschärfung der Atemgeräusche eine ganz nebensächliche Rolle gegenüber der „**Verschärfung" durch das Durchdringen des Bronchialatmens bis zur Brustwand** dank der günstigen Schalleitung des verdichteten Lungengewebes.

IV. Als **sakkadiertes Atmen** werden Atemgeräusche von abgesetztem, ungleichmäßigem Charakter bezeichnet, die sicher vielfältiger Ätiologie sein können und deren spezielle Ursache im

Einzelfall sehr häufig gar nicht aufzufinden ist. Wahrscheinlich kann ungleichmäßige Schwingung des Lungengewebes infolge von leichten Strukturveränderungen (beginnenden Infiltrationen, Narben) zu diesem Atemgeräuschtypus führen; aber auch pleuritische Prozesse, vielleicht sogar teilweise Verstopfung von Bronchien, und Muskelgeräusche können Anlaß zur Empfindung von sakkadiertem Atmen geben. Letztere kommen differentialdiagnostisch vor allem im Bereich der Schultermuskulatur (M. trap.) in Betracht; Einnehmen einer militärischen Haltung und dadurch bewirkte Entspannung der oberen Teile des M. trap. werden hier rasch Aufklärung bringen; aber auch im Bereich der übrigen Muskeln können bei Zittern jeder Art (durch Aufregung, durch Kälte, bei Basedow) Muskelgeräusche vorkommen, die zu Verwechslungen Anlaß geben können.

Vesikuläratmen an sich ist immer physiologisch, pathologisch können nur sein die Modifikationen seiner Lautheit, Dauer und seines Toncharakters.

Das pathologische Bronchialatmen. Bronchialatmen dagegen hören wir — immer mit Ausnahme von Vertebra prominens und Interskapularraum — normalerweise überhaupt nicht; seine Wahrnehmung allein ist schon ein pathologisches Zeichen. Bronchialatmen gelangt immer nur dann zur Beobachtung, wenn infolge krankhafter Prozesse die Schalleitungsbedingungen vom Tracheobronchialsystem, der Ursprungsstätte des bronchialen Atmens, zur Brustwand besonders günstig geworden sind.

Wesentliche Bedingungen des Bronchialatmens sind danach:

1. Ungehinderte Schalleitung durch das lufthaltige Röhrensystem bis zur verdichteten Lunge; ob diese Leitung den Weg über das normale Bronchialsystem oder über pathologische Hohlräume (Kavernen, offenen Pneumothorax, Bronchiektasen) nimmt, ist gleichgültig; sie müssen nur offen, nicht verstopft (Sekretmassen), nicht komprimiert (Ergüsse, Tumoren, Aneurysmen) und nicht sonstwie stenosiert sein.

2. Die Schalleitungsfähigkeit eines Körpers ist um so besser, je größer seine Festigkeit (bzw. seine Spannung) ist, und umgekehrt: ein Metallrohr leitet gut, ein Gummischlauch schlechter; ein gespanntes Seil leitet besser als ein schlaffes. Ferner wird ein Schall um so schlechter geleitet, je höher er ist; die tieferen Teile eines Geräusches können so dort noch durchgeleitet werden, wo die höheren Teile schon auf dem Wege untergehen. Wendet man diese Gesetze auf die Gewebe des menschlichen Körpers

an, so wird die lufthaltige Lunge den schlechtesten, die luftärmste und dadurch festeste Lunge wird den besten Schalleiter abgeben, so daß die Verdichtung des Lungengewebes die Grundbedingung für das Bronchialatmen darstellt.

Mangel an Festigkeit ist der Grund, warum

I. bei sehr geringer Gewebsfestigkeit oder bei völligem Gewebsausfall wie bei Emphysem und Pneumothorax, aber auch noch bei

II. normaler Lunge die Schalleitungsbedingungen so ungünstig sind, daß über der Hauptmasse der Lunge im Inspirium überhaupt nichts von Bronchialatmen und im Exspirium kaum mehr ein verwaschener Rest davon wahrzunehmen ist.

III. Bei der kindlichen Lunge sind die Verhältnisse noch nicht wesentlich anders. Immerhin mag das etwas bessere Schalleitungsvermögen des hochelastischen kindlichen Lungengewebes in etwas beitragen zum schärferen Charakter des puerilen Atmens.

IV. Wird die Festigkeit größer durch die Einlagerung kleinster Verdichtungsherde wie es bei Bronchopneumonien und ganz besonders bei beginnenden Spitzentuberkulosen der Fall ist, so können die Schalleitungsbedingungen und entsprechend das Exspirium noch lange unverändert bleiben. Erst wenn die einzelnen Knötchen konfluieren und so allmählich dem Bronchialatmen eine feste Brücke bilden vom Bronchus zur Lungenoberfläche, dann kommt das Bronchialatmen immer mehr als „Verschärfung des Atemgeräusches" zur Geltung, zuerst im Exspirium, wo es nicht die Konkurrenz des Vesikuläratmens zu bestehen hat.

V. Mit fortschreitender Verdichtung, wie bei allen lobären Pneumonien, ergreift das Bronchialatmen dann auch das Inspirium, bis es schließlich auch hier alleinherrschend geworden ist. Das ist der einzige Fall, in dem in- und exspiratorisches Atemgeräusch auf die gleiche Ursache zurückgeführt werden können.

Es ist selbstverständlich, daß es zwischen den beiden Extremen des reinen, inspiratorischen Vesikuläratmens und des ausschließlichen in- und exspiratorischen Bronchialatmens alle nur möglichen Zwischenstufen geben muß, die fließend ineinander übergehen. Wesentlich ist, daß gerade auch bei den pathologischen Prozessen nie der grundlegende Unterschied in der Genese des inspiratorischen und exspiratorischen Teils des Atemgeräusches vernachlässigt werden darf, daß gerade auch hier die beiden Phasen stets gesondert zu betrachten und gesondert zu bewerten sind.

Man kann sich den Auskultationsbefund der von der Norm zu immer größerer Verdichtung aufsteigenden Stufenleiter ungefähr folgendermaßen zusammensetzt denken aus der inspiratorisch-vesikulären Komponente einerseits und aus der bronchialen andererseits:

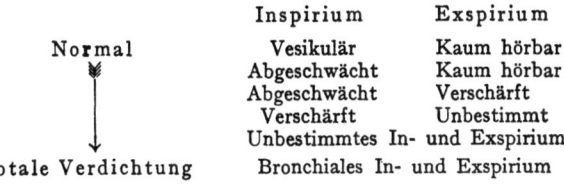

	Inspirium	Exspirium
Normal	Vesikulär	Kaum hörbar
	Abgeschwächt	Kaum hörbar
	Abgeschwächt	Verschärft
	Verschärft	Unbestimmt
	Unbestimmtes In- und Exspirium	
Totale Verdichtung	Bronchiales In- und Exspirium	

Die Schalleitungsfähigkeit eines Gewebes hängt also nicht ab von pathologisch-anatomischen Faktoren, sondern allein vom Grad seiner physikalischen Festigkeit, die hier der Dichte entspricht. **Daher kann auch jeder mit Festigkeitsvermehrung einhergehende Prozeß zu Bronchialatmen führen:** Akute und chronische Pneumonien, Lungentuberkulose, Lungeninfarkt, Lungentumoren, Kompression bzw. Atelektase durch Ergüsse.

Das Atemgeräusch über pathologischen Hohlräumen.

Eine besondere Stellung in dem Gebiet des Bronchialatmens nehmen die pathologischen Hohlräume ein. Aus den bisherigen Ausführungen zum Vesikuläratmen und bronchialen Atmen geht hervor, daß die Kaverne an sich nicht maßgebend ist für die Art des Atemgeräusches. Vesikuläratmen ist auch im Bereiche von Kavernen immer zu hören — gleichviel, ob sie offen oder geschlossen sind — sofern sie von der Brustwand durch normales, atmendes Lungengewebe getrennt sind; ferner dann, wenn durch eine wandständige, geschlossene, nicht am Atemgeräusch teilnehmende Kaverne hindurch, das Vesikuläratmen der Nachbarschaft fortgeleitet wird.

Für das Bronchialatmen spielt die Kaverne eine Rolle nur als Teil des lufthaltigen, röhrenförmigen Bronchialtraktus und das selbstverständlich nur dann, wenn sie in offener Verbindung mit ihm steht. Dann ist über der Kaverne Bronchialatmen unter den gleichen Bedingungen zu hören wie im Bereich des übrigen Respirationstraktus: Es muß ein ungehinderter Luftweg bestehen von der Trachea bis zur Kaverne, und von der Kaverne zur Brustwand muß eine kontinuierliche Brücke verdichteten Gewebes führen. Bei der Brustwandnähe vieler Kavernen wird allerdings die Bildung einer solchen Brücke zur Brustwand manchmal leichter zustande kommen als von den tiefer im Lungengewebe gelegenen, mittleren Bronchien aus; das ist der Grund, warum man über Kavernen verhältnismäßig oft Bronchialatmen wahrnimmt.

Über dem Pneumothorax sind die Bedingungen, die die Art des Atemgeräusches bestimmen, im Prinzip die gleichen. Jedoch kommt hier, wenn überhaupt welches, so nur von der Ferne hergeleitetes, daher abgeschwächtes vesikuläres Atemgeräusch in Betracht, da die Einschaltung lufthaltigen, atmenden Lungengewebes zwischen Hohlraum und Brustwand mit dem Wesen des Pneumothorax unvereinbar ist. Bei geschlossenem Pneumothorax ist keine Möglichkeit für Bronchialatmen gegeben. Der offene Pneumothorax wird dagegen vom Bronchialsystem aus zu Eigenschwingungen angeregt, die wir als amphorisches Atmen wahrnehmen [1].

Amphorisches Atmen nennt man ein Atemgeräusch, das ähnlich ist dem Geräusch, das entsteht, wenn man über die freie Öffnung eines größeren hohlen Gefäßes, einer Amphora, eines Kruges, bläst; daher auch sein Name „Krugatmen". Es ist akustisch charakterisiert durch ganz besonders tiefe, „hohlklingende" Grundtöne (die durch gleichzeitige hohe Obertöne manchmal erst recht auffallen) und kommt dadurch zustande, daß die Eigenschwingungen eines größeren Hohlraumes vom Bronchialtraktus aus angeregt werden. Eigenschwingungen entstehen in Hohlräumen immer nur bei günstigen Reflexionsbedingungen, also nur bei glatten Wänden. Es sind also glattwandige Hohlräume von mindestens Kinderfaustgröße Grundbedingung des amphorischen Schalls. Diese Voraussetzungen können gegeben sein:
 1. in großen Kavernen und Bronchiektasien;
 2. im Pneumothorax und seinen verschiedenen Komplikationen (Seropneumothorax, Pyopneumothorax).

Große Hohlräume mit gespannten, glatten Wandungen haben wir kennen gelernt als Quellen metallischen Perkussionsschalls.

---

[1] Nur ausnahmsweise ist die Anregung eines geschlossenen Pneumothorax durch seine lufthaltige atmende Nachbarschaft so günstig, daß auch über ihm ein amphorisches „Atmen" gehört wird.

Diese Neigung zur Erzeugung hoher Obertöne befähigt die gleichen Hohlräume zur Produktion metallischen Beiklangs auf Anregung durch das Bronchialatmen; die höchsten Teiltöne des Bronchialatmens sind offenbar unter besonders günstigen Verhältnissen imstande, durch Resonanz sehr hohe, metallisch klingende Hohlraumtöne zu wecken. So erhält das amphorische Atmen nicht selten einen metallischen Beiklang, der die tiefen „amphorischen" Grundtöne besonders kontrastreich erscheinen läßt. Da die sehr hohen metallischen Teiltöne ganz besonders rasch in schlecht leitendem Gewebe ausgelöscht werden, so bekommt man metallischen Beiklang immer nur bei gleichzeitigem Bronchialatmen zu Gehör.

Ein sehr seltenes und daher weniger wichtiges Symptom ist das sog. metamorphosierende Atmen: Ein Zischen zu Beginn des Inspiriums geht über in Bronchialatmen; es ist meist ein Kavernenzeichen und nicht anders zu erklären als durch einen Wechsel des luftzuführenden Kanals, meist wohl der Kavernenöffnung im Verlauf des Inspiriums.

Zusammengefaßt beziehen sich die Veränderungen der Qualitäten des pathologischen Bronchialatmens auf Lautheit und Tonhöhe:

1. **Lautheit.** Je intensiver der Grad der Verdichtung des Lungengewebes wird, um so lauter und zugleich schärfer wird das Bronchialatmen. Aber auch bei genügender Verdichtung kann das Bronchialatmen leise sein oder sogar ganz erlöschen, wenn an irgendeiner Stelle der Strecke vom Bronchialsystem zur Brustwand ein Hindernis den Weg versperrt entweder in Gestalt des Verschlusses (Obturation oder Kompression) eines Bronchus oder durch die Einschaltung eines Pleuraergusses, einer Pleuraschwarte oder eines Pneumothorax.

Bronchialatmen wird vorgetäuscht durch unzweckmäßige Mundstellung beim Atmen. Wird im Mund schon ein deutliches Ch gebildet, so besteht natürlich wesentlich größere Aussicht, daß dieses Ch durch Bronchialsystem und Lunge hindurchdringt, als wenn nur die (schwächeren) Eigenschwingungen des Respirationstraktus als Schallquelle figurieren. Je mächtiger der ursprüngliche Schall, um so weniger wird er natürlich entstellt werden und evtl. auch nach der Passage einer lufthaltigen Lunge noch in seinem ursprünglichen (scharfen) Charakter kenntlich sein.

2. **Tonhöhe.** Ganz reines Bronchialatmen ist hoch. Tiefere Beimischungen sind immer schon Zeichen, daß auch das tiefe

Vesikuläratmen noch mehr oder weniger an der Entstehung Anteil hat. Je mehr Vesikuläratmen um so tiefer, je mehr Bronchialatmen um so höher ist das Atemgeräusch.

Ungewöhnlich tief, „hohl" ist der Grundton des Bronchialatmens nur, wenn schon ein amphorischer Beiklang mitspielt. Oft ist ihm dann auch metallischer Charakter beigegeben.

Die Schalleitung der Stimme durch die Lunge.

Nach den Erfahrungen des Bronchialatmens läßt jeder Einblick in die Schalleitungsverhältnisse der Lunge wertvolle Schlüsse ziehen auf deren Struktur. Man wird daher auch jeder anderen Beobachtungsmöglichkeit der Schalleitung nachspüren müssen. Eine solche Möglichkeit bietet sich in der Schalleitung der Stimme durch die Lunge; später wird sich zeigen, daß auch die Schalleitung der bronchialen Rasselgeräusche in der gleichen Richtung Aufklärungen bringen kann.

Die Stimme entsteht im obersten Teil des Respirationstraktus und wird genau auf den gleichen Wegen wie das Bronchialatmen zur Brustwand geleitet. Hier können ihre Schwingungen behorcht (auskultiert) oder gefühlt (palpiert) werden.

Die Hauptvoraussetzung für die **Auskultation der Stimme** ist genau die gleiche wie für das Bronchialatmen, die Festigkeit des leitenden Gewebes. Das Bronchialatmen wie die Stimme, beide sind ausgezeichnet durch hohe Obertöne; diese bilden bei der Stimme die charakteristischen hohen Formanten[1], die den Vokal erst zum Vokal, den Konsonanten zum Konsonanten machen. Ebenso wie bei der Passsage durch die lufthaltige und daher schlecht leitende Lunge der hohe, scharfe Charakter des Bronchialatmens bis zur völligen Unkenntlichkeit ausgelöscht wird, so werden bei lufthaltiger Lunge die hohen Vokale, die Konsonanten und die aus ihnen zusammengesetzten Worte so entstellt, daß nur mehr ganz unkenntliche Laute an der Brustwand zur Auskultation kommen. Der Abhorcher ist hier nie mehr imstande, anders als durch Zufall ein von dem Kranken gesprochenes Wort richtig zu erkennen, (sofern Mithorchen des freien Ohres durch Luftleitung ausgeschlossen ist).

Und wie wir im Gegensatz hierzu das Bronchialatmen nach der Passage der verdichteten Lunge noch im Vollbesitz seines scharfen

---

[1] Die Teiltöne der Stimme, die Formanten, überschreiten teilweise 1000 Schwingungen in der Sekunde noch sehr erheblich.

Charakters zu Gehör bekommen, so behalten auch gesprochene Laute und Worte bei der Passage einer verdichteten Lunge ihre charakteristische Schärfe und Prägnanz, was besonders an den Zischlauten S, Z, Ch und Sch und an den hohen Vokalen offenbar wird. Dieses Symptom der Bronchophonie ist das genaue Analogon des Bronchialatmens; beide beruhen auf dem gleichen Prinzip; bei der Passage durch die lufthaltige Lunge werden alle hohen (scharfen) Teiltöne ausgelöscht, bei der Passage durch die verdichtete Lunge bleiben sie weitgehend erhalten. Die Erhaltung des ursprünglichen Charakters wird wie beim Bronchialatmen so auch bei der Bronchophonie um so ausgeprägter sein, je intensiver die Verdichtung, je besser daher die Schalleitung ist.

Tiefe Töne werden zur Not auch noch durch die lufthaltige Lunge geleitet, bei ihnen wird daher der Unterschied zwischen gesunder (lufthaltiger) und kranker (luftleerer) Seite weniger groß sein. Dagegen wird die Differenz zwischen beiden Seiten um so ohrenfälliger, je mehr hohe Vokale und je mehr scharfe Konsonanten wie S, Z, Ch, Sch das vorgegebene Wort enthält; sehr brauchbar sind Worte wie 88, 68, Kochküche und ähnliche. Sie sollen in Flüstersprache gesprochen werden; nicht nur, damit der abhorchende Arzt nicht irregeführt wird durch die direkt durch die Luft zu ihm dringenden Laute, sondern auch, weil beim Flüstern die scharfen Zischlaute ganz besonders anspruchsvoll hervortreten. Daneben ist — die ungehinderte Schalleitung durch das lufthaltige Röhrensystem des Tracheobronchialtraktus Voraussetzung — ebenso wie für das Bronchialatmen, so auch für die Bronchophonie; wie dort können Verstopfungen und Kompressionen der Bronchien die Stimmschwingungen unter Umständen bis zur Unhörbarkeit beeinträchtigen. Auch werden Bronchialatmen und Bronchophonie gleichsinnig abgeschwächt bei Einschaltung lufthaltiger (Pneumothorax), flüssiger (Pleuraerguß) oder fester Massen (Tumoren) zwischen Lunge und Brustwand, brauchen dabei ihren scharfen Charakter aber nicht ganz zu verlieren.

Die diagnostischen Vorzüge der Bronchophonie werden lange nicht hoch genug eingeschätzt. Die über die Norm gute Stimmübertragung macht sich nicht selten früher geltend als die Abstufungen des pathologischen Bronchialatmens. Sogar bei ausgedehnten Verdichtungen kann das Bronchialatmen dauernd fehlen trotz deutlicher Bronchophonie, ohne daß die Gründe für eine solche Inkongruenz immer auffindbar sein müßten. In jedem Fall ist jedes der beiden Symptome auch für sich allein ein genügender Beweis einer Lungenverdichtung.

Eine sehr merkwürdige Art der Stimmveränderung erlebt man manchmal an der oberen Grenze großer Ergüsse über komprimierter Lunge: eine Stimme zitternd, meckernd wie die einer Ziege, so daß man das Symptom „Ziegenmeckern" bzw. „Ägophonie" genannt hat. Man hat sich seinen rhythmisch unterbrochenen Charakter so erklärt, daß die mittleren, knorpellosen Bronchien unter dem Druck des Pleuraergusses teilweise kollabiert sind und der Stimme den Weg zur Peripherie bald freigeben, bald verschließen.

Zur Palpation der Stimme[1] ist es notwendig, daß der Kranke laut spreche, statt zu flüstern wie bei der Auskultation der Stimme. Außerdem werden wir von der so viel gröberen Berührungsempfindung nicht die Feststellung qualitativer Veränderungen von Lauten und Worten erwarten können wie vom Gehör, wir werden uns vielmehr begnügen müssen mit allgemeinen quantitativen Unterschieden: man kann bei der Palpation der Stimme nicht erkennen, ob aus einem Laut die tiefen oder hohen Teiltöne bevorzugt durch die Lunge geleitet werden, man fühlt vielmehr über der Brustwand beim Sprechen entweder starke Erzitterungen oder schwache, oder man fühlt gar nichts. Die Art und der Grad einer Abweichung von der Norm werden bei extremen Veränderungen unschwer festzustellen sein; bei geringen aber kann nur der Vergleich mit der anderen Seite entscheiden. Ein Vergleich der Amplitude zweier Schallerscheinungen kann hier wie bei der vergleichenden Perkussion nur dann von Wert sein, wenn die schallerzeugende Ursache gleich ist. Es ist daher sehr darauf zu achten, daß der Kranke jedesmal mit gleich lauter Stimme spreche. Um ganz sicher zu gehen, ist es ratsam, den Vergleich der beiden Seiten mehrmals nacheinander vorzunehmen. Ebenso sind hier wieder, wie bei der Perkussion, nur symmetrische und gleichgeartete Stellen des Brustkorbs miteinander vergleichbar.

Für die Palpation der Stimme ist von ganz besonderer Wichtigkeit das Gesetz, daß ein Ton um so besser geleitet wird, je näher er in seiner Tonhöhe dem Eigenton des leitenden Gewebes steht; am besten also im Fall der völligen Übereinstimmung, der Resonanz. Umgekehrt wird ein Ton um so schlechter geleitet, je

---

[1] Die innigen Zusammenhänge der Stimmpalpation mit der Auskultation der Stimme machen es notwendig, sie schon hier zu besprechen.

höher er ist im Verhältnis zum Eigenton des Gewebes.

Die Schalleitungsfähigkeit der normalen Lunge ist infolge ihrer geringen Festigkeit schlecht, ihr Eigenton ist tief. Wir fühlen über ihr daher in Übereinstimmung mit den obigen Prinzipien **Stimmzittern** (= Stimmfremitus) nur bei ganz tiefer Stimme. Läßt man die Tonleiter von oben nach unten singen, so nimmt man bei den hohen Tonlagen (herunter bis etwa g) keine oder kaum fühlbare Erzitterungen wahr (Abb. 11a); erst wenn die Stimme sich der Mitte der ungestrichenen Oktav (etwa f) nähert, werden die Erzitterungen größer, um bei der Annäherung an die große Oktave (d, c, A), d. h. wenn die Tonhöhe der Stimme übereinstimmt mit den vom Perkussionsschall und vom Bläschen-

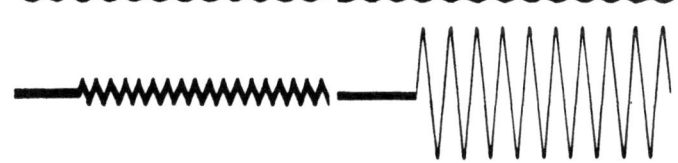

a) bei hoher Stimme (g).   b) bei tiefer Stimme (A).

Abb. 11. Stimmzittern über normaler Lunge.

atmen bekannten, tiefen Eigentönen der Lunge, ihr **Resonanzmaximum** zu erreichen (Abb. 11b).

Nur bei Männern ist dies zu beobachten; Frauen reichen mit ihrer Stimme meist nicht weit genug nach abwärts, so daß es bei ihnen, solange die Lunge lufthaltig ist, zu keinem oder nur zu ganz unwesentlichem Stimmzittern kommt. Auch Kinderstimmen reichen nicht weit genug nach abwärts, aber der höhere Eigenton der kindlichen Lunge läßt es immerhin schon früher zu etwas deutlicheren Erzitterungen ihrer Brustwand kommen.

Viel höher als in der Norm liegt der Eigenton der verdichteten Lunge. Daher fühlen wir hier Stimmzittern auch schon bei der höheren Stimme, wie sie den Frauen und Kindern eigen ist. Darauf beruht die Verwertbarkeit des Phänomens des Stimmzitterns für die Diagnose der Verdichtung: bei der gleichen Person leitet die gesunde, lufthaltige Lunge die Stimme schlecht, die kranke, verdichtete, gut. Der Unterschied wird sich nicht nur bei tiefer Männerstimme zeigen; die größte Differenz zwischen gesunder und verdichteter Lunge findet sich vielmehr bei den höheren Tonlagen, wo über der normalen Lunge (auch bei Männern) kein Stimmzittern fühlbar ist, wohl aber schon über der infiltrierten Lunge. So ist beim Verdacht auf Infiltration nicht auf besonders tiefe Stimmlage zu dringen, im Gegenteil sind die höheren Stimmlagen zu bevorzugen, und die Palpation der Stimme ist bei **Frauen** zur Prüfung auf Verdichtungen nicht weniger anwendbar als bei Männern (Abb. 12).

Anders ist es bei der Prüfung auf **„Fremdkörper"** **zwischen Lunge und Brustwand wie Tumoren, Ergüssen, Schwarten und Pneumothorax.** Sie schädigen die Stimmschwingungen weiterhin, soweit diese die Lunge bis

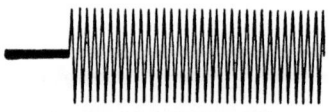

a) über der gesunden Seite.   b) über der verdichteten Seite.

Abb. 12. Stimmzittern (hohe Stimme = g).

zu ihnen überhaupt durchdringen konnten. Bei solchen „Fremdkörpern" im Innern des Brustkorbs ist daher ein Vergleich nur möglich, wenn wenigstens auf der gesunden Seite Stimmzittern gefühlt werden kann. Die **Abschwächung** des Stimmzitterns gegenüber der gesunden Seite ist dann ein Verdachtsmoment auf eine der genannten Erkrankungen. Hier ist also die Methode nur bei **tiefer Stimme** anwendbar, und bei Frauen und meist auch bei Kindern muß deshalb auf sie verzichtet werden.

Die **Auskultation und Palpation der Stimme** schlagen zum Teil recht verschiedene Wege ein, aber sie führen durchweg zum gleichen Ziel. Die die Fortpflanzung der Stimme beherrschenden Vorgänge im und am Brustkorb bewirken daher auch fast durchweg gleichsinnige Modifikationen der beiden Phänomene:

1. Erste Voraussetzung für die Wahrnehmbarkeit der Stimme am Brustkorb ist — ebenso wie beim Bronchialatmen — die **freie Passage der zuführenden Bronchien.** Auch macht sich hier wie sonst der **Einfluß der Brustwand** bemerkbar; je dicker sie ist, um so mehr schwächt sie die Schwingungen, die Zitterungen der Stimme. Anderseits werden

die Aussichten für Bronchophonie und Stimmfremitus besonders günstig sein bei magerer Brustwand.

2. Über normaler Lunge ist die Stimme immer nur als Gemurmel hörbar. Stimmzittern ist über ihr nur bei tiefer Stimme deutlich fühlbar.

3. Unter pathologischen Verhältnissen kommt es zu Bronchophonie und Verstärkung des Stimmfremitus bei Verdichtungen, die eine nicht zu kleine, wandständige Ausdehnung haben und bis zu einem Bronchus oder bis zu einer offenen Kaverne reichen. Als solche Verdichtungen kommen vorzüglich in Betracht Infiltrationen und Lungenkompressionen an der oberen Grenze von Pleuraergüssen und in der Nachbarschaft von Perikardergüssen. Vereinzelt mag es zu Bronchophonie und verstärktem Stimmzittern auch über der mittleren Brustwirbelsäule kommen bei vergrößerten Bronchial-Hilusdrüsen. Der Weg der Stimme führt dann: Hauptbronchus — infiltrierte Drüsen — Brustwirbelsäule, also über lauter feste, gutleitende Medien.

4. Zu pathologischer Abschwächung bzw. Aufhebung der Stimmleitung kommt es, abgesehen von Verstopfung oder Verengerung des zuführenden Bronchus: bei besonders lufthaltiger und daher besonders schlechtleitender Lunge wie bei Emphysem; bei Einschaltung eines ,,Fremdkörpers"—Pleuraerguß, Perikardialerguß, Pleuraschwarte, Tumor, Pneumothorax — zwischen Lunge und Brustwand oder innerhalb des Lungengewebes selbst wie beim Lungenabszeß.

Jedoch fällt ausnahmsweise auch über Pleuraergüssen Bronchophonie oder verstärkter Stimmfremitus auf; eine beweiskräftige Erklärung dafür wird im Einzelfall meist nicht möglich sein; manchmal dürften narbige, gutleitende Spangenbildungen, die von größeren Bronchien bis zur Brustwand reichen, die Brücke für die Stimme bilden.

Die Nebengeräusche.

Von der Behorchung der Stimme abgesehen, waren die bisherigen Auskultationsphänomene durchweg Eigentöne der Luft und des evtl. pathologisch veränderten Lungengewebes. Sie sind dem Arzte die unmittelbaren Zeichen der Atembewegung, er nennt sie deshalb die Atemgeräusche.

Dazu kommen Schallerscheinungen, erzeugt oder doch angeregt durch Substanzen, die an sich der Lunge fremd sind, durch Lungensekrete und Exsudationen. Sie laufen gleichsam neben den Atemgeräuschen her und werden deshalb **Nebengeräusche** genannt. Es ist ein gar nicht genug zu beherzigenswerter Rat, bei der Analyse der Auskultationsphänomene erst nur auf die Atemgeräusche zu hören, sich wenigstens erst zu bemühen, diese zu isolieren von Geräuschen, deren meist größere Ungleichmäßigkeit schon ihre Sonderstellung erkennen läßt.

Nebengeräusche können in allen Luftwegen, Hohlräumen und Spalten der an der Atmung beteiligten Brustkorborgane zustande kommen, also:

sowohl im ganzen Respirationstraktus vom Larynx bis hinab zu den feinsten Bronchien und den Alveolen;

als auch in den pathologischen Hohlräumen, in Kavernen, Bronchiektasien, im Pneumothorax und überhaupt im Pleuraspalt.

Soweit die Nebengeräusche im Respirationstraktus und in Hohlräumen des Lungengewebes entstehen, werden sie wohl auch pulmonale oder bronchiale Nebengeräusche genannt im Gegensatze zu den pleuritischen Nebengeräuschen.

Die pulmonalen Nebengeräusche.

Von seltenen Ausnahmen abgesehen, werden Geräusche durch flüssige und feste Massen nur dann erzeugt, wenn zugleich auch Luft vorhanden ist. So auch hier: völlig verstopfte Luftwege liefern überhaupt keine Schallerscheinungen mehr, also auch keine Nebengeräusche. Die Bedingungen zur Entstehung der Geräusche und daher auch diese selbst werden sehr verschieden sein, je nachdem die sich in den Bronchien bewegenden Sekrete zähe oder flüssige Beschaffenheit haben.

Im ersteren Falle wird mehr oder minder zäher Schleim an die Bronchialwände sich anlegen und auch fadenziehend das Bronchiallumen durchqueren. Man kann sich vorstellen, daß unter den in- und exspiratorischen Stößen des Luftstroms die Schleimfäden aus ihrer Gleichgewichtslage kommen und so dank ihrer Elastizität zum Schwingen gebracht werden, ähnlich wie Telegraphendrähte im Wind. Die physikalische Einfachheit zäher Sekretfäden kommt zum Ausdruck in gleichmäßigen Schwingungen und in einem musikalischen Toncharakter. Daß die so entstehenden Nebengeräusche oft sehr hoch sein werden, ist bei der Kleinheit der Fäden und der resonierenden Lufträume begreiflich. Ihr hohes Giemen oder

Zirpen hat ihnen zum Namen der Rhonchi sibilantes verholfen. Daneben kommen aber nicht selten auch gröber und tiefer klingende Nebengeräusche vor, Rhonchi sonori, die mehr einem Schnurren oder Brummen ähneln. Da die Tonhöhe der Nebengeräusche nicht nur von den Größenverhältnissen der Bronchien und Schleimfäden, sondern auch von der Spannung der letzteren abhängt, so geht es nicht an, ein hohes, giemendes Nebengeräusch von vornherein in die kleineren und ein tiefes brummendes in die größeren Bronchien zu verlegen. Daß Rhonchi sonori aus den kleineren Bronchien stammen können, wird schon durch das laute, dem Ohre naheklingende Schnurren und Brummen wahrscheinlich gemacht, das häufig auch über den untersten Lungenpartien gehört wird, also recht weit entfernt von den mittleren Bronchien.

Die Schwingung solcher mehr oder weniger zäher Schleimfäden wird ebensolange dauern müssen wie die erregende Kraft, also ebensolange dauern wie das gleichzeitige Atemgeräusch. Daher sind die durch zähe, trockene Sekrete der Luftwege entstehenden Nebengeräusche nicht nur musikalisch, sondern auch langdauernd, kontinuierlich. Sie stellen den Typ der **kontinuierlichen** oder sog. **trockenen Nebengeräusche** dar. Der Sinneseindruck, den diese kontinuierlichen Nebengeräusche in uns hervorbringen, ist ganz anders geartet als das, was man gemeinhin Rasseln nennt, und man tut gut, den Namen Rasselgeräusche für die folgenden wirklich einem Rasseln vergleichbaren Nebengeräusche zu reservieren.

Die Rasselgeräusche. Aus einer Flüssigkeit aufsteigende Luftblasen platzen an der Wasseroberfläche mit einem Geräusch, wie es bei dem plötzlichen Freiwerden eines (unter Spannung befindlichen) Gases entsteht. Man nennt solche Geräusche Explosionsgeräusche. Sie sind besonders charakterisiert durch ihre Kürze; ihre Dauer ist so gering, daß man meist nicht imstande ist, ihnen eine bestimmte Tonhöhe zuzuschreiben. Ihr Prototyp ist der Knall.

Durch flüssige Exsudate in den Luftwegen — soweit sie zu atmendem Lungengewebe führen — passiert bei der Atmung Luft, und zwar in der Form von Luftblasen. Sobald die Luftblasen beim inspiratorischen Absteigen oder beim exspiratorischen Aufsteigen in einen sekretfreien Bronchus gelangen, kommen sie zur Explosion mit einem diskontinuierlichen Knall, der an sich des musikalischen Charakters entbehrt, aber doch etwas von musikalischem Beiklang erhält durch die Auslösung der Eigentöne[1] der Bronchien oder der sonstigen Hohlräume der Lunge, in denen er entsteht: das sind die sog. **feuchten, diskontinuierlichen Nebengeräusche = die Rasselgeräusche.**

Die Luftblasen werden um so größer sein, je größer die Lufträume sind, in denen sie sich bewegen. Von der Größe der Blasen und der Räume hängt der höhere oder tiefere Toncharakter und auch die Lautheit der Geräusche ab; ceteris paribus werden die durch große Blasen in großen Bronchien erzeugten Geräusche tiefer und lauter sein als aus kleineren Blasen und aus kleineren Bronchien stammende. Man hat sie nach ihrer mutmaßlichen Herkunft benannt und unterschieden in: **groß-, mittel- und kleinblasige Rasselgeräusche.** Selbstverständlich muß es hier alle möglichen Übergänge geben, so daß eine exakte Einreihung in eine der drei Kategorien schon aus diesem Grund in vielen Fällen nicht möglich ist. Über der gesunden Lunge wird eine solche Einreihung noch dadurch besonders erschwert, daß die aus verschieden großen Bronchien kommenden Rasselgeräusche **auf dem Weg durch schlecht leitende, lufthaltige Lunge** der ihren speziellen Charakter begründenden Obertöne beraubt und so weitgehend einander gleich und **nichtklingend** werden.

Bei der Passage durch **verdichtetes Lungengewebe** werden die Rasselgeräusche im Gegensatz hierzu unter Erhaltung von verhältnismäßig hohen Obertönen zur Brustwand geleitet und bewahren so ihren ursprünglichen, **klingenden Charakter,** geradeso wie das Bronchialatmen und die Stimme nur bei verdichtetem Lungengewebe unversehrt an der Brustwand beobachtet werden können. Der besseren Konservierung der Obertöne wegen kann bei **klingenden Rasselgeräuschen** viel leichter unterschieden werden zwischen: 1. tiefem, grobem = großblasigem, 2. mittelblasigem und 3. hohem, feinem = kleinblasigem Rasseln, als bei den nichtklingenden Rasselgeräuschen normaler Lunge.

Entsprechend diesen Prinzipien hört man ein ganz besonders grobes, wenig hohes Rasseln bei Anhäufung von Sekret in den größten Bronchien und in der Trachea, das **Trachealrasseln.** Das Rasseln ist hier so laut — dank seiner Entstehung in den großen, der Körperoberfläche benachbarten Luftwegen —, daß

---

[1] Eine solche Auslösung von Eigentönen verstehen wohl manche Autoren unter dem, was sie „Konsonanz" nennen, — eine recht verwaschene und schlecht definierbare Namensgebung.

man es schon auf größere Entfernung mit bloßem Ohr hören kann. Trachealrasseln ist im allgemeinen nicht zu hören bei Trachealkatarrhen, weil jeder einigermaßen kräftige Kranke Trachealsekrete baldigst aushustet. Ist der Patient zur Expektoration nicht mehr fähig, so muß seine allgemeine Hinfälligkeit schon einen sehr erheblichen Grad erreicht haben; daher ist das Trachealrasseln ein Zeichen wenig erfreulicher Vorbedeutung.

Umgekehrt wird das Rasseln meist deutlich höher und feiner beim Katarrh der feinsten Bronchien, bei der Bronchiolitis; manche nennen es dann subkrepitierendes Rasseln.

Von hier ist nur noch ein kleiner Schritt zur eigentlichen Krepitation, dem **Knistern,** das den feinsten, peripherlichsten Hohlräumen der Lunge, den Alveolen, seine Entstehung verdankt; dennoch ist die Unterscheidung möglich. Das Knistern wird nur fälschlicherweise Knister-Rasseln genannt. Rasseln entsteht durch Bewegung von Luft zusammen mit Flüssigkeit in den Luftwegen. Das Knistern aber ist Ausdruck des unter kleinen Knallgeräuschen erfolgenden Auseinanderreißens verklebter Alveolarwände. Das einzelne, so entstehende Knallgeräusch entbehrt schon seiner Kürze wegen jedes musikalischen Charakters; aber die außerordentliche Vielzahl der gleichzeitig auftretenden Geräusche schafft die Empfindung eines Dauergeräusches, dessen Charakter recht gut nachgeahmt werden kann durch das Reiben der Haare vor dem Ohr. Ganz besonders typisch ist, daß Knistern nur während des Inspiriums erscheint. Feinblasiges, exspiratorisches Rasseln diskreditiert sich daher als (alveoläres) Knistern, schon eben durch diese seine exspiratorische[1] Lage. Und zwar tritt das Knistern gewöhnlich nicht gleich zu Beginn der Inspiration auf, wahrscheinlich weil die Trennung der verklebten Alveolarwände voneinander erst im Verlauf der Lungenentfaltung einsetzt.

Knistern findet sich bei allen Affektionen der Alveolen, die deren Entfaltung noch nicht verhindern. Ein besonders wichtiges Symptom ist es im Anschoppungsstadium (Crepitatio indux) und im Lösungsstadium (Crepitatio redux) der lobären Pneumonie. Auch der lobulären Bronchopneumonie ist es nicht fremd; hier ist es aber infolge der begleitenden Bronchitis oder Bronchiolitis gemischt mit mehr oder minder feinblasigem Rasseln; ähnlich ist es beim Infarkt. Der Charakter des Knisterns bei Lungenödem ist nicht

---

[1] Exspiratorisches Knistern kommt jedenfalls nur äußerst selten vor und nur unter ganz besonders gelagerten Bedingungen.

wesentlich verschieden vom pneumonischen Knistern; vielleicht ist es zarter, wie aus der Ferne kommend, woran die schlechtere Schalleitung der ödematösen, trotzdem lufthaltigen Lunge schuld sein mag.

Aber auch über einer ganz gesunden Lunge kann Knistern zur Beobachtung kommen. In völliger (Bett-) Ruhe wird nicht die ganze Lunge zur Atmung benötigt, so daß die Alveolen in den untersten Lungenpartien (in den sinus phrenicocostales) auch während des Inspiriums zusammengefaltet bleiben; der erste tiefere Atemzug entfaltet sie, reißt sie auseinander, und wir hören dann ein recht deutliches, sog. Entfaltungsknistern, das über mehrere Atemzüge hin wahrnehmbar sein kann. Auch über den Lungenspitzen kommt es vereinzelt zur Beobachtung. Physiologisches wie pathologisches Knistern wird besonders offenkundig bei energischer, tiefer Atmung.

Während die trockenen Nebengeräusche wohl immer der Ausdruck zäher Schleimmassen sein werden, kann das für die feuchten Rasselgeräusche verantwortliche flüssige Sekret mannigfacher Natur sein: flüssiger Schleim, seröses Transsudat, wie es besonders massenhaft bei Lungenödem produziert wird, Eiter und Blut.

Rein schleimige und besonders zähschleimige Sekrete weisen in erster Linie auf die — meist verhältnismäßig harmlosen — Katarrhe der oberen Luftwege und der Bronchien. Reineitrige, seröseitrige, schleimigeitrige Sekrete haben meist eine intensivere Erkrankung der Bronchien oder gar eine Beteiligung des Lungengewebes durch Entzündung oder Zerfall zur Voraussetzung; daß Blutbeimengungen zum Bronchialsekret immer eine beängstigende Erscheinung sind, ist ebenso offenbar wie die Gefährlichkeit des Lungenödems. Daher gelten mit den trockenen Katarrhen auch die trockenen Nebengeräusche im allgemeinen für harmloser als die feuchten blasigen Rasselgeräusche.

Außerdem hört der Arzt kleinblasige Rasselgeräusche, die Zeichen des Hinabsteigens einer Erkrankung in die feinsten Bronchien und Bronchiolen, weniger gern als großblasige. Am unerfreulichsten ist ihm das Knistern, das ihn nicht mehr zweifeln läßt, daß auch die Alveolen mitgegriffen sind; je mehr trachealwärts die erkrankten Teile des Respirationstraktus liegen, um so harmloser, je mehr alveolarwärts, um so bedenklicher wird der Zustand zu beurteilen sein.. Selbstverständlich erleidet diese

Regel dauernd Ausnahmen, nicht zuletzt durch die Verschiedenartigkeit der Erkrankungen, die die gleichen Lungenteile befallen können: unspezifische Katarrhe, Tuberkulose, bösartige Geschwülste usw.

Auch zeigen großblasige Rasselgeräusche keineswegs immer gutartige Prozesse an. Über den Lungenspitzen gibt es normalerweise keine Bronchien, die weit genug wären, um großblasige Rasselgeräusche zu erzeugen; hier sind großblasige Rasselgeräusche immer ein Verdachtsmoment auf pathologische Höhlenbildungen, vor allem auf Kavernen.

Bronchiale bzw. pulmonale Nebengeräusche können auch vorgetäuscht werden durch ähnliche Geräusche, die in den der Brustwand und der Lunge benachbarten Organen entstehen. Wie Knistern durch Reiben der Haare vor dem Ohr gut nachgeahmt werden kann, so können auch durch Haargeräusche Knistern und feine Rasselgeräusche vorgetäuscht werden, gleichviel ob sie vom Kopf des Untersuchers oder von der Brustwand des Kranken stammen. Anfeuchten, Einfetten oder, wenn nötig, Rasieren der Haare des Brustkorbs bringt in zweifelhaften Fällen die Entscheidung. Auch Verschieben des Hörrohrs gegen die Haut kann verdächtige Geräusche erzeugen.

Zwischen den trockenen und den feuchten Nebengeräuschen steht das Knacken. Der Untersucher wird sich häufig nicht im Klaren sein, welcher von beiden Kategorien er es zurechnen darf. Auch sonst ist Knacken immer eine problematische Erscheinung, da bei ihm oft ganz besonders schwer festzustellen ist, ob es der Lunge entstammt oder Muskelkontraktionen (Muskelknacken) oder Schultergelenksbewegungen. Möglichste Erschlaffung der regionären Muskeln und Ruhigstellung der Gelenke wird Muskel- und Gelenkknacken meist ausschalten können. Schwieriger zu beseitigen sind die Muskelgeräusche, die durch Zittern, sei es infolge Frösteln oder durch nervöse Erregung, hervorgerufen sind.

Geräusche durch Schluckbewegungen, die aus Pharynx oder Ösophagus stammen, stellen bei einiger Erfahrung keine diagnostische Klippe mehr dar. Eher entstehen diagnostische Irrtümer, wenn aus der Magenblase oder aus geblähten Darmschlingen kommende metallische Rasselgeräusche in die Lunge projiziert werden; sie verschwinden natürlich nicht bei Atemstillstand und sind dadurch von den Lungengeräuschen zu unterscheiden.

Nebengeräusche als Hohlraumsymptome.

In der Lunge selbst erhält das Rasseln metallischen Charakter unter den gleichen Bedingungen und daher auch oft zusammen mit metallischem Beiklang des Bronchialatmens und des Perkussionsschalls. Voraussetzung ist also wieder: nicht zu kleiner Hohlraum mit glatter und gespannter Wandung. Sie ist erfüllt bei großen, festwandigen Kavernen und beim Pneumothorax.

Ganz besondere für ihn pathognomonische Symptome bietet manchmal der Sero- oder Pyopneumothorax: ein Geräusch, als ob ein Tropfen aus der Wölbung des Pneumothorax auf den Flüssigkeitsspiegel gefallen wäre, das Geräusch des fallenden Tropfens, seines oft metallischen Beiklangs wegen von Laennec „Tintement métallique" genannt. Es ist nicht wahrscheinlich, daß es durch das Platzen aufsteigender Luftblasen zustande kommen kann. Dazu ist sein Charakter zu sehr verschieden von dem „Gurgeln" von Luftblasen, wie sie bei offenem Seropneumothorax durch die (basale) Flüssigkeitsschicht in die darüber ruhende Luftschicht eingesogen werden können: so kommt das Wasserpfeifengeräusch zustande. „Einsaugen" ist natürlich nur inspiratorisch möglich und so ist auch das Wasserpfeifengeräusch immer nur während des Inspiriums hörbar. Es ist das sichere Zeichen einer unterhalb des Flüssigkeitsspiegels mündenden luftdurchlässigen Verbindung des Hohlraums mit dem Bronchialsystem.

Eine restlos mit Flüssigkeit gefüllte Flasche ist beim Schütteln durchaus stumm; dagegen gibt eine nur teilweise gefüllte Flasche plätschernde Schüttelgeräusche. Genau so hört man über einem einfachen Pleuraerguß beim Schütteln gar nichts, aber deutliches Plätschergeräusch, wenn sich neben Flüssigkeit auch Luft in der Brusthöhle befindet, also bei Sero- oder Pyopneumothorax. Das ist die Grundlage der „Succussio Hippocratis". Sind zugleich die Vorbedingungen des Metallklangs gegeben, so können natürlich auch diese Plätschergeräusche metallisch klingen, so daß also sowohl der Perkussionsschall, wie das bronchiale besonders das amphorische Atmen und die Rassel- und Plätschergeräusche metallischen Beiklang erhalten können, kurzum jedes Geräusch, das sich in einem geeigneten Hohlraum abspielt.

Pleurale Geräusche.

Überall, wo Bewegung ist, sind die Voraussetzungen gegeben für die Entstehung von Schallerscheinungen. Unter normalen Verhältnissen aber sind die sich von oben nach unten und umgekehrt aneinander vorbeibewegenden Pleurablätter zu glatt, um Geräusche zu verursachen. Werden die Pleuren aber rauh, so kommt es zum „Reiben" und natürlich um so leichter und um so lauter, je rauher die Pleurablätter sind[1]. Das Reiben wird ferner um so lauter sein, je rascher die beiden Pleurablätter aneinander vorbeistreifen, so daß man zu seiner Feststellung gut tut, den Patienten rasch und ziemlich tief atmen zu lassen — aber nur sofern die Diagnose sich auf andere Weise nicht stellen läßt; denn auch bei leisem Reibegeräusch kann jeder Atemzug heftige Schmerzen auslösen. Über den Lungenspitzen ist außerordentlich selten Reiben zu hören im Gegensatz zu den tiefer gelegenen Lungenpartien. Nicht, als ob es über den Spitzen keine Pleuritiden gäbe; hier kommt es sogar sehr häufig zu entzündlichen Ausschwitzungen, wie der alltägliche Obduktionsbefund von Verklebung und völliger Verwachsung der Pleurablätter nach Lungenspitzenkatarrhen beweist. Aber über den Spitzen ist die Verschiebung der pulmonalen und kostalen Pleura gegeneinander praktisch gleich Null, und wo keine Bewegung ist, da ist auch kein Geräusch.

Der Charakter des pleuritischen Reibens ist keineswegs ein einheitlicher, meist aber bei einiger Lautheit doch unschwer eben als Reiben erkenntlich und dann oft stark an „Lederknirschen" erinnernd: so wurde es deshalb schon von Hippokrates genannt. Leises Reiben allerdings kann dem Urteil große Schwierigkeiten machen; ihm sind alle Nuancen eigen vom Knistern bis zum leisen Rauschen der Seide, und vom einen zum andern ist ja nur ein winziger Schritt.

Häufig müssen daher andere Merkmale zur Differentialdiagnose des Reibens gegen feine pulmonale Nebengeräusche helfen. Der inspiratorischen Beschränkung des Knisterns steht gegenüber der in beiden Atmungsphasen hörbare und oft scharf absetzende Zweitakt des Pleurareibens. Pleurareiben

---

[1] Dies ist bei akuten Pleuritiden im allgemeinen in viel höherem Maße der Fall als bei chronischen; bei trockener Tuberkulose und Karzinose der Pleura kommt es häufig nicht oder doch sehr spät erst zu Reibegeräuschen.

wird durch Husten in keiner Weise verändert und unterscheidet sich auch dadurch von den nicht selten nach einigen Hustenstößen verschwindenden bronchitischen und pneumonischen Nebengeräuschen. Und schließlich mag ein Fingerdruck in die Zwischenrippenräume, der bronchitische Geräusche natürlich in keiner Weise beeinflußt, manchmal eine Verstärkung des pleuritischen Reibens zur Folge haben. Kaum lösbare Schwierigkeiten können sich der Diagnose entgegenstellen bei Kombination von Rassel- und Reibegeräuschen.

Es ist nichts Ungewöhnliches, daß Reiben so grob ist, daß es an der Brustwand auch palpiert werden kann; diese **Fühlbarkeit** ist eine Stütze der Diagnose, aber so grobes Reiben wird auch ohnedies kaum je zu Zweifeln Anlaß geben. Manchmal ist Reiben im Gegensatz zu den meisten übrigen Auskultationsphänomenen mittels des Stethoskops besser wahrnehmbar als mit dem bloßen Ohr.

Verschwinden eines Reibegeräusches kann nicht nur in der Resorption pleuritischer Auflagerungen begründet sein, sondern auch in der Auseinanderdrängung der beiden Pleurablätter durch einen Pleuraerguß. Anderseits ist das Erscheinen von Reiben im Verlauf einer Pleuritis exsudativa nicht unbedingt das Zeichen eines Wiederaufflackerns der Entzündung; es kann auch die Folge der Wiedervereinigung der beiden Pleurablätter sein und so den Rückgang des Ergusses anzeigen. In manchen Fällen bleibt Reiben an den Rändern eines Ergusses dort, wo die beiden Pleurablätter sich noch berühren, während der ganzen Dauer der Erkrankung erhalten.

Neben der Atmung verursacht auch das Herz unter besonderen Bedingungen Pleurageräusche. Wenn in dem dem Herzen benachbarten Pleuraspalt sich Rauhigkeiten bilden, dann kann das Herz hindurch durch die mit dem Pericardium parietale zu einem Blatt verwachsene Pleura mediastinalis Reiben der beiden Pleurablätter gegeneinander hervorrufen. Ein solches Geräusch wird also von der Herzaktion ausgelöst, obwohl es von der Pleura erzeugt wird. Dieses wird seines zwiefachen Ursprungs halber als pleuroperikardiales[1], besser als **kardiopleurales Geräusch** bezeichnet. Sein Fortbestand beim Stillstand der Atembewegung unterscheidet es vom gewöhnlichen Pleurareiben; manchmal findet es sich nur in einer begrenzten

---

[1] „Pleuroperikardial" ist eine ganz schiefe Bezeichnung; das Perikard spielt hier überhaupt keine ursächliche Rolle.

Atmungsphase, ohne daß dadurch Schlüsse auf den Sitz der Pleuraerkrankung gezogen werden dürften.

Das kardiopleurale Reiben kann seinen pleuralen Charakter so sehr verleugnen, daß es geradezu als rein kardiales Geräusch imponieren kann.

Die Palpation der Lunge.

Der wichtigste Teil der Lungenpalpation wurde schon als „Stimmzittern" besprochen. Von den übrigen Bewegungsvorgängen in der Lunge ist zumeist nichts der Palpation zugänglich. Nur lautem pleuritischem Reiben, ganz grobem Rasseln, besonders Trachealrasseln, und auch den Plätschergeräuschen liegen manchmal so kräftige Bewegungen zugrunde, daß das auskultierende Ohr sie nicht nur hört, sondern sie auch fühlt; und ebenso fühlt sie dann die dem Brustkorb aufgelegte Hand. Das sind aber wohl immer Fälle, wo schon die akustische Untersuchung eindeutige Befunde ergeben haben wird, und bei mehrdeutigem Auskultationsbefund trägt meist auch die Palpation die Differentialdiagnose nicht weiter vor, als es die Auskultation schon vermochte. Abgesehen vom Stimmfremitus leistet daher die Palpation nur sehr wenig für die Diagnose der Lungenkrankheiten.

Synopsis der Lungenkrankheiten.

1. Erkrankungen der Bronchien, ihre Folgen und Komplikationen. Allgemeine Prinzipien: Keine Veränderung des alveolären Lungengewebes im Sinne einer Verdichtung, daher keine Dämpfung des Perkussionsschalles, sondern tiefer, lauter und langer Schall; kein Bronchialatmen, sondern Vesikuläratmen; keine Bronchophonie; weder Verstärkung noch Abschwächung des Stimmfremitus; wenn Nebengeräusche vorhanden, dann nicht klingend.

1. Akute Bronchitis: Temperatur normal oder leicht erhöht; Husten und Auswurf erst zäh trocken, später lockerer und reichlicher. Atembewegung ohne Besonderheit, keine Dyspnoe. Perkussionsschall normal; Lungengrenzen an normaler Stelle, gut verschieblich. Vesikuläratmen. Je nachdem große oder kleine Bronchien befallen sind, grobe oder feine, immer aber nicht klingende Nebengeräusche; sie sind fast immer doppelseitig, häufiger trocken als feucht.

Röntgenbefund: Leichte Formen der Bronchitis verändern das Röntgenbild nicht; bei stärkerer Sekretanhäufung in den Bronchien bilden sich breite, verzweigte Schattenstreifen, besonders über den unteren Lungenabschnitten.

Synopsis der Lungenkrankheiten.

Elastizitätsmodul (Festigkeit, Spannung; abhängig vom Luftgehalt)	Krankheit	Symptomatik							Bemerkungen
		Perkussionsschall	Inspiratorisches Atemgeräusch	Exspiratorisches Atemgeräusch	Schalleitungsfähigkeit für: Bronchialatmen, Stimme und Nebengeräusche	Bronchiale Nebengeräusche (sofern vorhanden)		
Sehr niedriger Elastizitätsmodul	1. Pneumothorax 2. Kaverne	Sehr tief, laut und lang, meist tympanitisch	— —	} Wechselnd	} Schlecht	Nicht klingend (Klingend nur bei Kombination mit Verdichtung)		
	3. Emphysem	Sehr tief, laut und lang, oft mit tympanitischem Beiklang	Tiefes, aber leises[1] Bläschenatmen	Unhörbar oder sehr leise	Schlecht	Nicht klingend		[1] Die Leisheit ist hier lediglich Folge der geringen Atemexkursionen der emphysematösen Lunge.
Normaler Elastizitätsmodul	Normales Lungengewebe 1. Bronchitis 2. Bronchiolitis 3. Asthma bronchiale (5. Nicht wandständige Bronchiektasien)	Tief, laut, lang	Tiefes, lautes Bläschenatmen	Sehr leise	Schlecht (= normal)	Nicht klingend		

Synopsis der Lungenkrankheiten.

Erhöhter Elastizitätsmodul	Partielle Verdichtungen 1. Bronchopneumonie 2. Wandständige Bronchiektasien 3. Lungentuberkulose 4. Lungensyphilis 5. Lungenabszeß und Gangrän	Höher, leiser, kürzer (relative Dämpfung)	Schärferes (höheres), abgeschwächtes (leiseres, „weicheres") Bläschenatmen	Verschärft, lauter, verlängert; bis unbestimmt, bzw. bronchovesikulär	Besser als in der Norm	Nicht klingend oder klingend
Hoher Elastizitätsmodul	Totale Verdichtungen Lobäre Pneumonien Atelektase Lungeninfarkt	Stumm (absolute Dämpfung)	Bläschenatmen erloschen, bronchiales Inspirium	Bronchiales Exspirium	Sehr gut	Klingend
	Luftleere Medien zwischen Lunge und Brustwand Pleuraerguß Pleuraschwarte [1] Lungentumoren	Stumm (absolute Dämpfung)	Atemgeräusch aufgehoben oder sehr leise [2]		Meist sehr schlecht	Nicht klingend

[1] Über Pleuraschwarten ist der Perkussionsschall meist nur relativ gedämpft, „durchschlagbare Dämpfung".

[2] Ob das leise Atemgeräusch zugleich vesikulär oder bronchial klingt, hängt ab vom Zustand der hinter dem Erguß oder dem Tumor gelegenen Lunge.

2. **Chronische Bronchitis:** Häufig kombiniert mit Emphysem (s. 4.); in diesem Fall Perkussionsschall tiefer, lauter und länger als in der Norm, Lungengrenzen erweitert und schlecht verschieblich, bei längerem Bestehen schwererer Formen Hypertrophie und Dilatation des rechten Ventrikels, Neigung zu Dyspnoe. Sonst wie akute Bronchitis.

Röntgenbefund: Verstärkte Hiluszeichnung; sonst kein Unterschied gegen akute Bronchitis außer bei Komplikation durch Emphysem (s. 4.) oder durch Bronchiektasien (s. 5.)

3. **Bronchiolitis:** Allgemeinbefinden erheblich beeinträchtigt. Temperatur erhöht. Dyspnoe; in schwereren Fällen Zyanose. Perkussionsschall oft tiefer, länger und lauter als in der Norm, manchmal tympanitisch wegen der der exspiratorischen Dyspnoe folgenden Lungenblähung; Lungengrenzen erweitert, ihre Verschieblichkeit verringert. Vesikuläratmen; es ist abgeschwächt, wenn die Bronchien verstopft sind. Feuchte, kleinblasige Nebengeräusche beiderseits, besonders über den unteren Lungenpartien.

Röntgenbefund: Bei schwereren Formen der Erkrankung Lungenfelder gleichmäßig leicht getrübt und hie und da von zahlreichen etwa linsengroßen Fleckchen durchsetzt.

4. **Lungenemphysem:** Lunge in dauernder Inspirationsstellung, infolgedessen Brustkorb faßförmig. Neigung zu Dyspnoe. Allseitige Erweiterung, Tiefstand und schlechte Verschieblichkeit der Lungengrenzen; Zwerchfelltiefstand. Perkussionsschall sehr tief, sehr laut und sehr lang, mit tympanitischem Beiklang (Schachtelton). Leises Vesikuläratmen. Oft kombiniert mit chronischer Bronchitis; Nebengeräusche meist trocken und nicht klingend. Herz von Lunge überlagert, so daß die Herzdämpfung verkleinert ist trotz Arbeitshypertrophie und Dilatation der rechten Kammer. Leise Herztöne.

Röntgenbefund: Thorax breiter als in in der Norm, Rippen horizontal gestellt, Zwischenrippenräume erweitert. Zwerchfell tiefstehend, abgeflacht, nur geringer Exkursionen fähig. Auf abnorm hellen Lungenfeldern hebt sich die Hilus-Gefäßzeichnung deutlich ab. Herzschatten steil median gestellt, so daß die Vergrößerung des rechten Ventrikels auch röntgenologisch kaum zum Ausdruck kommt.

5. **Bronchiektasie:** Massenhaft dünnflüssiges, eitriges Sputum mit „maulvoller" Expektoration, besonders bei Lagewechsel; Auswurf „geschichtet"; Neigung zu Zersetzung des Sekrets in der Lunge mit Gefahr des Übergreifens der Fäulnis auf Lungengewebe und Blutgefäße — Pneumonie, Gangrän und Hämoptoe. Perkussionsschall unverändert oder, wenn das bronchiektatische Gewebe genügend wandständig ist, gedämpft mit tympanitischem Beiklang. In letzterem Fall auch Bronchialatmen, Bronchophonie und verstärkter Stimmfremitus. Nebengeräusche grob und feucht; wenn Bronchiektasie wandständig, klingende Rasselgeräusche. Selten Hohlraumsymptome. Häufig Trommelschlegelfinger. Gefahr der Amyloiddegeneration. Bei großer Ausdehnung des bronchiektatischen Bezirks Arbeitshypertrophie des rechten Ventrikels.

Röntgenbefund: Leere Bronchiektasien verursachen Aufhellungen, die von Schattenrändern eingefaßt sind; mit Sekret gefüllte Bronchiektasien imponieren als solide Schatten. Oft wabenartige Zeichnung der erkrankten Lungenpartie; nicht selten aber auch völlig uncharakteristische strukturlose Verschattung (besonders bei gleichzeitiger Pleuraschwarte, Lungenschrumpfung und bei umgebender Pneumonie).

6. **Asthma bronchiale**: Anfälle hochgradiger Atemnot durch vorübergehende Krampfzustände der Bronchialmuskulatur, durch Schleimhautschwellung und durch Bronchialsekrete; vorzüglich exspiratorische Dyspnoe, Zyanose. Keine oder unwesentliche Temperatursteigerung. Akute Lungenblähung; Perkussionsschall im Anfall sehr tief, laut und lang; Lungengrenzen allseitig erweitert bzw. tiefstehend und schlecht verschieblich; Zwerchfelltiefstand. Atemgeräusch vesikulär, aber oft durchaus verdeckt von sehr lauten über die ganze Lunge verbreiteten feuchten und trockenen, nicht klingenden Rasselgeräuschen (Katzenmusik). Die Folgen für das Herz sind die gleichen wie beim Emphysem, aber anfänglich nur vorübergehend; im späteren Verlauf Ausbildung von chronisch substantiellem Emphysem und chronischer Bronchitis.

Röntgenbefund: Im Frühstadium in anfallsfreien Zeiten kein Unterschied gegen die Norm; später Röntgenbild wie bei Emphysem. Im Anfall hochgradige Verminderung der Atemexkursion und Tiefstand des Zwerchfells; manchmal akute Herzerweiterung nach rechts.

7. **Keuchhusten**: Allgemeinbefinden anfänglich wenig gestört, später oft erheblich herabgesetzt. Temperaturerhöhung im allgemeinen nur bei Komplikationen. Im ersten Stadium wie gewöhnlicher Katarrh der oberen Luftwege; anschließend Stadium der Hustenparoxysmen mit charakteristischer „ziehender" Inspiration, Zyanose, Würgen und Erbrechen; nach Beruhigung einer Hustenattacke oft Wiederholung als „reprise". Perkutorisch ohne Besonderheit; auskultatorisch normales Vesikuläratmen mit einigen trockenen oder feuchten Nebengeräuschen, manchmal auch ohne solche.

8. **Stauungslunge**: Lungenstarre durch Blutüberfüllung, so daß die Exspiration behindert ist; Erweiterung und verringerte Verschieblichkeit der Lungengrenzen. Bei hochgradiger Stauung Perkussionsschall über den unteren Lungenpartien leicht gedämpft. Leises Vesikuläratmen. Nebengeräusche meist feucht und nicht klingend. „Herzfehlerzellen".

Lungenödem: Hochgradige Dyspnoe mit Lufthunger mit unstillbarem Husten; zyanotische Blässe. Gewaltige Mengen wässerig-schaumigen Auswurfs, öfters mit blutigen Beimengungen. Perkussionsschall laut und tief, manchmal mit tympanitischem Beiklang. Vesikuläratmen mit weitverbreiteten, lauten, nichtklingenden, blasigen Rasselgeräuschen jeder Größenordnung, „Kochen auf der Brust" (Hippokrates).

Röntgenbefund: Bei Stauungslunge diffus trübe und verwaschen gezeichnete Lungenfelder; Vertiefung und Verbreiterung des Hilusschattens und der von ihm ausstrahlenden Schattenstreifen; die den letzteren angelagerten Fleckchen entsprechen ebenfalls gestauten Gefäßästen. Bei Lungenödem ist die Trübung noch stärker und kontrastloser als bei einfacher Stauungslunge.

II. Erkrankungen des Lungengewebes selbst.

Allgemeine Prinzipien: Verdichtung des alveolären Gewebes; infolgedessen Klopfschall gedämpft, Tendenz zu Bronchialatmen, zu Bronchophonie, zu Verstärkung des Stimmfremitus und zu klingenden Nebengeräuschen.

Bei Gewebszerfall Hohlraumbildung: Lauter, tiefer, tympanitischer Perkussionsschall; amphorisches Atmen; Rasselgeräusche. Eventuell metallischer Beiklang beim Perkussionsschall, beim Atemgeräusch und bei den Rasselgeräuschen. Schallwechselphänomene.

1. **Bronchopneumonie (lobuläre Pneumonie).** Erhebliches Krankheitsgefühl und Schwäche. Unregelmäßige Temperatursteigerung. Schleimig-eitriger, meist nicht blutiger Auswurf. Solange die Verdichtungen über eine sonst lufthaltige Lunge zerstreut sind, ist der Perkussionsschall laut, lang und tief, oft mit leicht tympanitischem Beiklang, das Atemgeräusch vesikulär mit nicht klingenden, meist feuchten Rasselgeräuschen. Sind die Verdichtungen konfluiert und genügend wandständig, so ist der Perkussionsschall gedämpft, das Atemgeräusch unbestimmt oder bronchial und die Rasselgeräusche sind klingend.

Röntgenbefund: In das Lungenfeld eingesprengte Schatten mit meist unscharfer Begrenzung. Konfluieren die Verdichtungsherde, so werden die Verschattungen intensiver, ausgedehnter und ungleichmäßiger.

2. **Akute, genuine Pneumonie (lobäre Pneumonie):** Öfters in typischen Fällen Beginn mit Schüttelfrost; Febris continua; schließlich kritischer, manchmal auch lytischer Temperaturabfall. Herpes facialis. Husten anfänglich kurz und schmerzhaft, mit zähem, rostfarbigem Auswurf; später Husten und Auswurf lockerer. Dyspnoe; Atemfrequenz erhöht. Perkussionsschall, sobald die Verdichtung wandständig ist, absolut gedämpft; zuvor des öfteren tympanitischer Beiklang. Bronchialatmen, Bronchophonie und Verstärkung des Stimmfremitus. Die physikalischen Symptome sind verschieden je nach dem Stadium der Erkrankung.

Anschoppungsstadium: Zuerst Perkussionsschall noch normal, dann partielle Dämpfung mit tympanitischem Beiklang. Inspiratorisches Knistern (Crepitatio indux).

Stadium der totalen Infiltration: Absolute Dämpfung. Bronchialatmen, Bronchophonie und verstärkter Stimmfremitus. Klingende Rasselgeräusche, sofern überhaupt Nebengeräusche vorhanden. Wenn die zuführenden Bronchien verstopft sind, ist das Atemgeräusch aufgehoben, weder Bronchialatmen, noch Bronchophonie.

Stadium der Lösung: Knistern (Crepitatio redux). Verschwinden des Bronchialatmens, der Bronchophonie und des verstärkten Stimmfremitus, Aufhellung der Dämpfung.

Röntgenbefund: Im Initialstadium (Anschoppungsstadium) ungleichmäßige Verschattungen; im Stadium der totalen Infiltration meist scharf abgegrenzter, auf den Verdichtungsbereich beschränkter, dichter Schatten, der häufig den Lungenlappengrenzen entspricht. Einschränkung der Zwerchfellbewegung auf der erkrankten Seite.

3. **Chronische Pneumonie:** Entwicklung aus akuten Lobärpneumonien und besonders aus Bronchopneumonien. Temperaturerhöhung meist mittleren Grades. Beeinträchtigung des Allgemeinbefindens wechselnd, sie kann sehr ausgeprägt sein; Zurückbleiben der befallenen Seite bei der Atmung. Perkutorische Dämpfung, Bronchialatmen, Bronchophonie, Verstärkung des Stimmfremitus, klingende Rasselgeräusche je nach Ausdehnung und Anordnung der erkrankten und verdichteten Lungenbezirke; die Symptome sind meist weniger ausgesprochen als bei akuter lobärer Pneumonie. Häufiger Ausgang in Bronchiektasien und in Lungenschrumpfung und auch in Lungenabszeß. Bei größerer Ausdehnung der Verdichtung Mehrarbeit des rechten Ventrikels mit Arbeitshypertrophie und häufig auch mit Erweiterung.

4. **Lungenembolie und Lungeninfarkt**: Beginn mit heftigem, stechendem Schmerz in der Brust entsprechend der befallenen Lungenregion, Dyspnoe. Temperaturerhöhung. Auswurf meist blutig-schleimig. Sofern Infarkt wandständig, perkutorische Dämpfung verschiedener Intensität, Bronchialatmen, Bronchophonie, verstärkter Stimmfremitus, Knistern. Meist gleichseitiger Pleuraerguß.
Röntgenbefund: Intensive gänzlich strukturlose Verschattung des infarzierten Bezirks.

5. **Lungenabszeß**: Reichlicher Auswurf mit elastischen Fasern. Hohes unregelmäßiges Fieber. Starke Herabsetzung des Allgemeinbefindens. Solange Abszeßhöhle geschlossen und, sofern der Abszeß wandständig ist, perkutorische Dämpfung. Atemgeräusch abgeschwächt, entweder vesikulär oder bronchial. Klingende Rasselgeräusche, wenn der Abszeß umgeben ist von bronchopneumonischer Infiltration. Hohlraumsymptome, wenn die Abszeßhöhle genügend wandständig ist.

Lungengangrän: Allgemeinbefinden noch stärker herabgesetzt als bei Lungenabszeß. Hohes septisches Fieber, Auswurf unerträglich stinkend. Wenn Gangrän wandständig, totale Dämpfung. Bei Zerfall eventuell Hohlraumsymptome; häufig großblasige, klingende oder nichtklingende Rasselgeräusche.

Röntgenbefund von Lungenabszeß und Gangrän: Rundliche nicht ganz scharf abgegrenzte dichte Verschattungen mit oder ohne Aufhellungsbezirk. Bei Höhlenbildung meist horizontaler, durch Schütteln beweglicher Flüssigkeitsspiegel sichtbar.

6. **Lungentumoren**: Wenn Tumor nahe genug an Brustwand herangerückt, partielle oder totale Dämpfung; Intensität der Dämpfung ungleichmäßig und unregelmäßig. Atemgeräusch meist abgeschwächt bronchial. Bronchophonie häufig nicht ausgeprägt; Stimmfremitus erhalten, aber des öfteren abgeschwächt. Sputum oft blutig-schleimig (himbeergeleeartig). Übergreifen des Tumors auf Pleura mit Carcinosis pleurae bzw. Pleuritis exsudativa häufig.
Röntgenbefund: Meist Hiluskarzinome, die am Hilus dichte Schatten bilden und von hier fingerförmig in die Lungenfelder ausstrahlen. Lungenlappenkarzinome geben massive, meist einen ganzen Lappen erfassende Verschattungen. Diffuse (miliare) Bronchialkarzinose (die perkutorisch keine Symptome macht) verursacht ausgebreitete verästelte Strangzeichnung mit miliaren Fleckchen. Sarkome machen rundliche, kartoffelförmige Schatten von wechselnder Größe und Intensität.

7. **Lungenlues**: Als häufigste Form vom Hilus ausgehende Bronchopneumonien mit besonderer Beteiligung des interstitiellen Gewebes; sie hat häufig Bronchiektasie zur Folge. Als seltenere Form verstreute Gummiknoten, die nur bei besonderer Größe und bei wandständigem Sitz perkutorisch oder auskultatorisch manifest werden. Keine spezifischen physikalischen Symptome.
Röntgenbefund: Bei interstitiellen Prozessen dichte Verschattung in Hilusgegend; von hier Ausläufer in die Lungenfelder. Gummen rufen scharf begrenzte rundliche Schatten hervor, deren Unterscheidung gegenüber Tumoren große Schwierigkeiten machen kann. Kleinfleckige Zeichnung der Lunge durch eine Aussaat disseminierter Knötchen ist selten.

8. **Lungentuberkulose**: Fieber schwankend zwischen subfebrilen Temperaturen und „hektischem" Fieber — hohen Fieberanstiegen mit

tiefen Remissionen. Nachtschweiße. Abmagerung („Lungenschwindsucht"). Auswurf eitrig, an Menge sehr wechselnd. Die physikalischen Symptome sind verschieden je nach Stadium und Form der Erkrankung.

Verstreute Knötchen (beginnende, vorwiegend „proliferative" Form der Tuberkulose und Miliartuberkulose): Perkussionsschall normal oder nur wenig höher, kürzer und leiser (leicht gedämpft). Vesikuläratmen; manchmal mit abgeschwächtem Inspirium, manchmal mit verlängertem Exspirium. Rasselgeräusche nicht klingend.

Konfluieren die Knötchen oder kommt es zu („exsudativen") Bronchopneumonien, so wird die perkutorische Dämpfung intensiver, selten aber kommt es zu absoluter Dämpfung. Das verdichtete Gewebe bildet eine immer fester werdende Brücke von den Bronchien zur Brustwand; zugleich nähert sich das Vesikuläratmen mehr und mehr dem Bronchialatmen (die Zwischenstufen s. S. 89). Bronchophonie bildet sich aus; der Stimmfremitus nimmt an Deutlichkeit zu; die Rasselgeräusche werden klingend.

Bei Verdichtung durch narbige Umwandlung des Lungengewebes (Zirrhose) perkutorische Dämpfung, unbestimmtes oder bronchiales Atmen, Bronchophonie, Verstärkung des Stimmfremitus, klingende Rasselgeräusche.

Gewebszerfall führt zu Höhlenbildung und zu deren charakteristischen Phänomenen, von denen aber nur die metallischen Zeichen eindeutig beweisend sind für Kavernen. Großblasiges Rasseln über den Lungenspitzen ist immer kavernenverdächtig.

Röntgenbefund: Die knötchenförmige (proliferative) Form gibt im Röntgenbild rundliche Schattenfleckchen, die einem oder mehreren Knötchen entsprechen. Verkäste Partien verursachen dichtere Schatten. Bei der miliaren Tuberkulose ist die ganze Lunge von kleinen Fleckchen übersät, von denen ein jedes einem Knötchen entspricht. Fibrös-narbige Umwandlung der Knötchen führt zu schärferen Konturen. Übergreifen der Tuberkulose auf die Lymphgefäße entlang den Bronchien und Blutgefäßen vertieft und verbreitert die schon normalerweise hiluswärts ziehenden Schattenstränge. Die Beteiligung der bronchialen Lymphdrüsen verursacht Schattenbilder, die sich am deutlichsten ausprägen als Verstärkung des Hilusschattens. Alle Schatten werden um so tiefer, je weiter die im Sinne einer Ausheilung gelegene narbige Umwandlung der erkrankten Gewebe fortschreitet. Besonders tiefe Schatten sind also nicht das Zeichen einer fortschreitenden Erkrankung, sondern eine Gewähr für die Tendenz der Ausheilung. Ausgedehnte narbige Schrumpfung einer tuberkulösen Lunge dokumentiert sich auch im Röntgenbild als Verkleinerung der erkrankten Lungenpartie, unter Umständen als Verkleinerung einer ganzen Brustkorbhälfte. Gesellen sich zur Knötchenbildung bronchopneumonische, lobuläre Infiltrationen (exsudative Form der Tuberkulose), so kommt es zu verwaschenen, unregelmäßig und unscharf begrenzten Flecken, die miteinander konfluieren, anfangs hellere Partien zwischen sich fassen, später aber zu gleichmäßiger Verschattung führen können, ganz ähnlich wie die genuine, lobäre Pneumonie. Kavernen stellen sich im Röntgenbild dar als rundliche oder ovale Aufhellungen (Schattenaussparungen), die meist, aber nicht immer von einem dunkleren Rande begrenzt sind. Bei Beteiligung der Pleura diaphragmatica kommt es zur Einschränkung der Zwerchfellbewegung und eventuell zu Schrumpfungsvorgängen. Die Röntgenuntersuchung ist ganz besonders unentbehrlich zur rechtzeitigen Erkennung der Frühstadien, d. h. der „Lungenspitzenerkrankungen". Die erkrankte Lungenspitze hellt sich bei Röntgendurchleuchtung auf Hustenstöße schlechter auf als die gesunde, sie ist diffus etwas trüber und zeigt bei genauer Betrachtung die oben beschriebenen Fleckchen; in zweifelhaften Fällen ist die Röntgenphotographie der Durchleuchtung weit überlegen.

III. Erkrankungen des Brustfells: Allgemeine Prinzipien: Sie verlaufen physikalisch symptomlos, solange es noch zu keinerlei Ausschwitzungen der Pleura gekommen ist. Rauhigkeiten der Pleura durch Fibrinauflagerungen verursachen Reibegeräusch. Ansammlung von Flüssigkeit im Pleuraspalt führt zu Abdrängung der Lunge von der Brustwand; infolge der völligen Luftarmut der Pleuraergüsse ist der Perkussionsschall in ihrem Bereich absolut gedämpft. Das Atemgeräusch ist im Dämpfungsbezirk aufgehoben oder abgeschwächt, wobei sein Charakter (ob vesikulär ob bronchial) vom Zustand des hinter dem Pleuraerguß liegenden Lungengewebes abhängig ist; eventuell bronchial klingendes Kompressionsatmen oder amphorisches Atmen. Bronchophonie meist gleichlaufend mit Bronchialatmen; Stimmfremitus abgeschwächt oder aufgehoben; falls Rasselgeräusche vorhanden, nicht klingend.

1. **Pleuritis sicca**: Schmerzen und Schonung (Nachschleppen) der befallenen Seite. Temperaturerhöhung, pleuritisches Reiben hörbar und oft auch fühlbar. Infolge der gehemmten Atemexkursionen Vesikuläratmen nur leise,

2. **Pleuritis exsudativa** (Serothorax, Pyothorax und Hämatothorax): Im Bereich des Pleuraergusses absolute Dämpfung des Perkussionsschalls; vermehrtes Resistenzgefühl bei Perkussion. Die obere Grenze des Pleuraexsudats verläuft meist in einer Bogenlinie, die in der Axillarlinie am höchsten steht und am Rücken und auf der Brust medianwärts abfällt (Damoiseau-Ellissche Kurve). Große pleuritische Ergüsse üben einen Druck aus auf die unteren Partien der Brustwirbelsäule und vermindern so deren Schwingungsfähigkeit; die daraus resultierende Dämpfung macht sich auch über den der Wirbelsäule benachbarten untersten Partien der gesunden Lunge bemerkbar als dreieckige, der Wirbelsäule anliegende Dämpfungszone (Grocco-Rauchfußsches Dreieck). Bei besonders großen Ergüssen mag auch eine Verdrängung des Mediastinums nach der gesunden Seite an der Entstehung des Dreiecks Anteil haben. Die Grenzen entzündlicher Ergüsse sind durch Lagewechsel nicht oder nur sehr wenig und sehr langsam verschieblich; bei längerem Bestehen eines entzündlichen Ergusses werden sie ganz unverschieblich infolge Verklebungen der Pleurablätter ringsherum um das Exsudat. Die nichtentzündlichen Pleuraergüsse (Transsudate, Hydrothorax) verändern bei Lagewechsel ihre Grenzen innerhalb $1/4$–$1/2$ Stunde. Über Pleuraergüssen ist Atemgeräusch sowohl wie Stimmfremitus abgeschwächt; im Bereiche der durch den Erguß komprimierten Lunge findet sich Bronchialatmen und Bronchophonie, weiter oberhalb infolge Erschlaffung des

Lungengewebes häufig Tympanie des Klopfschalls und manchmal Aegophonie.

Röntgenbefund: Entsprechend der Damoiseau-Ellisschen Kurve steht auch im Röntgenbild der Exsudatschatten am höchsten in den seitlichen und rückwärtigen Partien. Zur Differentialdiagnose zwischen serösen, eitrigen und blutigen Ergüssen kann die Röntgenuntersuchung nichts beitragen. Bei der Differentialdiagnose zwischen Erguß einerseits und Pneumonie und Pleuraschwarte andererseits spricht Verdrängung von Herz und Mediastinum für Erguß; dagegen ist Verziehung des Herzens nach der verschatteten Seite das Zeichen der Pleuraschwarte.

3. Pneumothorax: Er führt zu ganz besonders deutlicher Erweiterung der befallenen Brustkorbseite. Der Perkussionsschall ist sehr tief, laut und lang, kann aber dem Klopfschall der normalen Lunge so ähnlich sein, daß Verwechslungen nicht immer leicht vermeidbar sind. Das Atemgeräusch ist abgeschwächt oder aufgehoben; weitergeleitetes Bronchialatmen ist nur selten hörbar, Bronchophonie wird nie beobachtet, der Stimmfremitus ist abgeschwächt, die Rasselgeräusche sind von wechselnder Größe und manchmal klingend. Hohlraumsymptome inkl. metallische Phänomene sind sehr häufig.

4. Seropneumothorax, Pyopneumothorax. Der Perkussionsschall ist über den oberen Brustkorbpartien sehr tief, laut und lang (wie bei Pneumothorax), über den unteren Partien absolut gedämpft (wie bei Pleuraerguß). Die Grenze zwischen lautem Schall und Dämpfung entspricht dem Flüssigkeitsspiegel; dieser stellt sich bei Lagewechsel sofort horizontal. Hohlraumsymptome; Succussio Hippokratis und Geräusch des fallenden Tropfens.

Röntgenbefund: Im Bereich des Pneumothorax erscheint das Röntgenbild außerordentlich aufgehellt, geradezu leuchtend gegenüber den Lungenpartien. Die Lunge der befallenen Seite ist zum Hilus zurückgezogen und bildet hier einen schwammförmigen Schatten, soweit sie nicht durch Verwachsungen bzw. Spangenbildungen an der Brustwand festgehalten wird. Kombiniert sich der Pneumothorax mit einem Erguß, so bildet dieser einen Spiegel, der sich bei jeder Körperhaltung horizontal einstellt und beim Schütteln Wellenbewegung zeigt, entsprechend dem Plätschern der Succussio Hippokratis.

Spezielle Diagnostik des Kreislaufs.
Anatomie und Physiologie des Herzens.

Aufgabe des Blutkreislaufs ist die Zuführung von Nährstoffen zu den Körpergeweben (Sauerstoff, Kohlehydrate, Eiweiß, Fett), und die Abfuhr von Stoffwechselschlacken (Kohlensäure und Abbauprodukte des Stickstoff-Stoffwechsels) aus den Geweben. Diese Aufgabe erfüllt das Kreislaufsystem mit Hilfe eines zentralen Motors, des Herzens, der das Blut dauernd in Bewegung erhält, und mittels eines weitverzweigten Gefäßsystems, das dem Blut seinen Weg bis zu den feinsten Bahnen vorschreibt, damit jedes Organ, jede Zelle vom Blut umspült, mit Blut versorgt wird.

Das Herz ist ein konisch geformter Hohlmuskel, dessen Wand aus mehreren Schichten zusammengesetzt ist, aus äußeren und inneren sich gegenseitig kreuzenden Muskelfasern. Am linken Ventrikel schaltet sich zwischen diese beiden in der Hauptsache längsgerichteten Fasern eine zirkuläre Muskelfaserschicht ein.

Das Herz liegt mit seiner Basis mehr nach hinten und oben, mit seiner Spitze nach unten im Brustkorb, und zwar so, daß ungefähr $1/_3$ seiner Masse rechts, $2/_3$ links von der Mittellinie sich befinden. Es ist aufgehängt an den großen Gefäßen und ruht auf dem Zwerchfell, dessen höherer oder tieferer Stand auch die Herzlage bestimmt. Das Herz erstreckt sich beim normalen Erwachsenen nach rechts $3^{1}/_{2}$ bis 4 cm, nach links 8—11 cm von der Mittellinie; seine obere Grenze, gebildet von den Ursprungsstellen der großen Gefäße, steht in Höhe des 2. Zwischenrippenraumes oder der 3. Rippe. Der rechte Vorhof bildet die rechte Herzgrenze und nimmt zusammen mit der rechten Kammer den Hauptteil der Vorderfläche des Herzens ein. Die rechte Kammer ist dazu der tiefstgelegene Herzteil, vergrößert sie sich, so nimmt sie das ganze Herz mit in die Höhe; nur ein schmaler linksseitiger Rand der vorderen Herzfläche und die Herzspitze gehören der linken Kammer an; diese liegt im übrigen nach hinten und unten. Der linke Vorhof gar liegt ganz nach hinten gegen die Wirbelsäule zu, vorne erscheint von ihm höchstens sein Herzohr neben oder vor der Abgangsstelle der Arteria pulmonalis. Die großen Gefäße entspringen sämtlich an der Herzbasis.

Ein Kreislauf kann nur so zustande kommen, daß an einer Stelle des Kreislaufsystems rhythmische (systolische) Stöße, periodische Druckschwankungen erfolgen. Diese Druckschwankungen müssen, damit ein Kreislauf möglich sei, an einer Stelle so groß sein, daß hier das Druckmaximum des ganzen Systems abwechselt mit dessen Minimum. Damit der Kreislauf in der gewünschten Richtung vonstatten gehe, ist außerdem die Einschaltung von Ventilen notwendig. Solche Ventile sind die Herzklappen; die venösen Klappen, Valvula mitralis und tricuspidalis, verhindern, daß in der Systole aus den Kammern Blut in die Vorhöfe bzw. in das Venengebiet des kleinen oder großen Kreislaufs zurücktritt und bewirken so, daß es nur in die großen Arterien austreten kann. Die arteriellen Klappen, Valvula aortae und Valvula art. pulm. schließen in der Diastole die erschlaffenden Kammern ab gegen die unter hohem

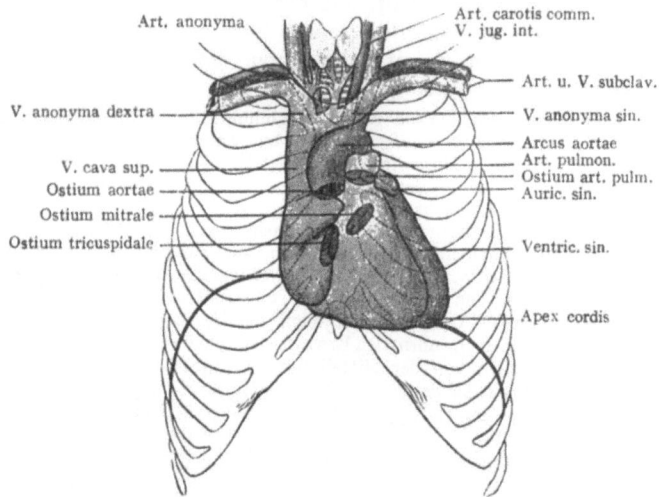

Abb. 13. Die Herzhöhlen u. Ostien in ihrer Lage zur vorderen Brustwand (modifiziert nach Corning).

Druck stehenden arteriellen Gefäße, Aorta und Arteria pulmonalis, so daß das Blut auch in der Herzdiastole in den Arterien nur peripherwärts strömen kann.

Je weiter peripher, um so mehr verebben durch Reibung die vom Herz gesetzten rhythmischen Schwankungen, bis sie im Kapillargebiet nur mehr angedeutet sind. Ein Teil der arteriellen Gefäße und alle Venen sind am Kreislauf lediglich passiv beteiligt als mehr oder weniger elastische Leitungsröhren. Ihnen gegenüber obliegt besonders den mittleren und kleinen Arterien aktive Mitarbeit, die Funktionen der aktiven Zusammenziehung und der Erweiterung und dadurch die Regulierung der Blutverteilung im Körper.

Bei der systolischen Herzaktion läuft eine Erregungs- und Kontraktionswelle von der Herzbasis aus zur Herzspitze. Sie nimmt ihren Ursprung von einer Anhäufung spezifisch gebauten Gewebes an der Mündungsstelle der Vena cava sup., dem Sinusknoten (Keith-Fleck), geht

Anatomie und Physiologie des Kreislaufs. 119

von hier auf noch nicht ganz sicher bekannten Bahnen auf den Vorhof über und auf eine zweite Anhäufung spezifischen Gewebes (Purkinjescher Fasern) an der Grenze von Vorhof und Ventrikel, auf den **Atrioventrikularknoten** (Aschoff-Tawara); das ähnlich gebaute, den, Reiz weiter zu den Ventrikeln leitende **Hissche Bündel** spaltet sich bald in zwei Äste auf, von denen der rechte sich in der Muskulatur der rechten Kammer aufsplittert, während der linke die Ventrikelscheidewand durchbricht und die linke Kammer versorgt (Abb. 14). Das spezifische Gewebe dieses ganzen **Reizursprungs- und Reizleitungssystems** besitzt die Fähigkeit zu automatischen, rhythmischen Aktionen und begründet damit

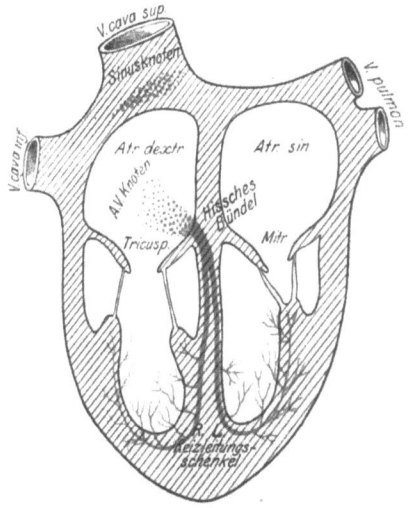

Abb. 14. Schema des Reizursprungs- und Reizleitungssystem des Herzens (nach Leu).

[Aus „Grundriß der inneren Medizin" von Domarius. Berlin, Springer 1926, S. 124. Abb. 3.]

die **Automatie des Herzens**. Den höchsten Grad von Automatie besitzt im normalen Herzen der Sinusknoten; eben deshalb geht vom Sinusknoten die normale Herzaktion aus, ist der Sinusknoten der Schrittmacher des Herzens. Unter pathologischen Bedingungen kann die Automatie anderer Teile des Reizleitungssystems die des Sinusknotens zeitweise oder dauernd überwiegen, oder der Sinusknoten verliert aus anderen Gründen die Herrschaft über das ganze Herz oder Teile desselben. Dann kommt es zu Störungen der normalen Abhängigkeit vom Sinusrhythmus, zu **Arrhythmien**.

Unbeschadet dieser Automatie ist das Herz doch auch Einflüssen des Nervensystems unterworfen: auf dem Wege des N. vagus werden ihm hemmende, auf dem Wege des N. accelerans aus dem Brustsympathikus werden ihm fördernde Einflüsse zugeführt. Hemmung und Förderung beziehen sich sowohl auf die Reizentstehung, d. h. auf die **Herzschlag-**

folge (verlangsamend oder beschleunigend), auf die Reizbarkeit, auf die Reizleitung und auf die Kontraktionskraft. Schließlich leitet der N. depressor N. vagi Erregungen von der Aorta zentripetal zu den vasomotorischen Zentren der Medulla oblongata und beeinflußt so die zentrale Blutdruckregulation.

Die **Herzschlagfolge** befindet sich in einer doppelten Abhängigkeit einerseits von den im Herzen selbst gelegenen automatischen Zentren, andererseits vom Nervus sympathicus und dem Nervus vagus, die außerhalb des Herzens in der Medulla oblongata bzw. im Halsmark ihre Zentren haben. Welcher Anteil an der Regulierung von Herzfrequenz und Herzrhythmus im Einzelfall dem einen, welcher den anderen Zentren zur Last zu legen sei, ist häufig nur zu mutmaßen.

Die Neigung zu Herzbeschleunigung bringt mit sich eine jede Arbeit, die angesichts der zur Verfügung stehenden Herzkraft erheblich zu nennen ist: Körperliche Anstrengungen, Gefäßkollaps, Anämie und Luftdruckerniedrigung durch die bei ihnen notwendig werdende Vermehrung der Blutströmungsgeschwindigkeit; auch Herzschwäche jeder Art ist hierher zu rechnen, gleichviel ob sie durch Klappenfehler, durch körperliche Überanstrengung oder durch Erkrankungen des Herzmuskels oder des Perikards bedingt ist. Von einer Ausnahme, dem Typhus abgesehen, erhöht jede Temperatursteigerung die Herzfrequenz, ebenso auch andere Arten des erhöhten Stoffwechsels (schon die Verdauung), was aber nicht dazu verleiten darf, die Ursache der fieberhaften Herzbeschleunigung allein in der Stoffwechselsteigerung zu suchen. Toxische Einflüsse spielen daneben eine große Rolle; sogar für die Tachykardie der Thyreotoxikose bzw. des Morbus Basedow steht nicht die Stoffwechselsteigerung, sondern die toxische Herzwirkung im Vordergrund, und erst recht für die medikamentöse Wirkung von Koffein, Adrenalin, Kalzium und Nikotin. Schließlich ist in allen Fällen von Pulsbeschleunigung an die Wichtigkeit psychischer Einflüsse zu denken, besonders dort, wo noch andere Symptome erhöhter Erregbarkeit vorliegen; allerdings geht die Herzreizbarkeit keineswegs immer einer allgemeinen Neurasthenie parallel. — Das Extrem der Herzbeschleunigung, die paroxysmale Tachykardie mit einer Frequenz von etwa 160—300 Schlägen in der Minute zählt man mit Recht zu den Arrhythmien.

Die entgegengesetzten Einflüsse wirken im Sinne einer Verlangsamung des Herzschlags. Werden geringe Ansprüche an das Herz gestellt, wie z. B. in Bettruhe, so sinkt auch bei manchen ganz gesunden Herzen die Herzfrequenz unter die Norm; deutlichere Bradykardien zeigen nicht selten geschädigte Herzen in der einer Überanstrengung folgenden Ruhe und ebenso Rekonvaleszentenherzen. Von den fieberhaften Krankheiten macht der Typhus eine Ausnahme, indem er keine Herzbeschleunigung verursacht trotz hohen Fiebers. Bei herabgesetztem Stoffwechsel ist die Herzfrequenz niedrig, also im Hunger und im Schlaf; bei der Hypothyreose, dem Myxödem, kommt zur Stoffwechselherabsetzung der Wegfall der herzbeschleunigenden Thyreoideawirkung. Von toxischen bzw. medikamentösen Stoffen wirken ausgesprochen verlangsamend: Digitalis, Kalium, Cholin, Ergotamin und die Gallensäure — daher die ikterische Bradykardie. Natürlich senkt auch direkter Vagusdruck die Pulsfrequenz, gleichviel ob er willkürlich als Druck auf die Karotis ausgelöst wird oder durch eine Drüsenschwellung oder einen sonstigen Tumor; durch Erregung des Vaguskernes kommt es bei Hirndruck zu recht beträchtlicher Verlangsamung des Herzschlags.

Die Menge des bei einem Herzschlag ausgeworfenen Blutes nennen wir das Schlagvolumen des Herzens; es ist im allgemeinen um so größer, je höher der Druck ist, unter dem die diastolische Herzfüllung vor sich gegangen, je größer die Kammerfüllung zu Beginn der Systole daher gewesen. Die Menge des Blutes, das in der Zeiteinheit bzw. in 1 Minute vom Herzen befördert wird, nennen wir das Stromvolumen des Herzens; es ist das Produkt aus Schlagvolumen × Herzfrequenz in der Minute. Die bei einem Herzschlag geleistete Arbeit des Herzens dagegen ist das Produkt aus Schlagvolumen × mittlerer arterieller Druck.

Erhöhten Arbeitsansprüchen wird das Herz unter physiologischen Bedingungen gerecht:

1. durch Beschleunigung der Herzschlagfolge;

2. durch Vermehrung seiner Anfangsfüllung (Anfangsspannung) und die so erzielte Vermehrung seines Schlagvolumens;

3. bei lange dauernder oder sich oft wiederholender Mehrarbeit durch Herzhypertrophie.

Die gleichen Kompensationsvorrichtungen werden herangezogen zum Ausgleich **krankhafter Arbeitsvermehrung.** Reichen sie dazu nicht mehr aus, so bleibt am Ende der Systole zuviel

Restblut in den Kammern zurück mit der Folge der Erweiterung und Vergrößerung des Herzens. Herzvergrößerung kommt immer zustande durch ein Mißverhältnis zwischen der Güte des Herzmuskels und der geforderten Arbeit. Ursache für die Verringerung der Güte des Herzmuskels können sein: konstitutionelle Schwäche und erworbene Erkrankung des Herzmuskels, wie sie sich infolge einer großen Reihe von Schädlichkeiten einstellen können, von Infektionskrankheiten akuter oder chronischer (Lues!) Natur, Intoxikationen, Erkrankungen innersekretorischer Drüsen, Fettsucht, Arteriosklerose bzw. Koronarsklerose.

Der Herzvergrößerung durch eine primäre Herzmuskelerkrankung steht gegenüber Vergrößerung durch erhöhte Arbeitsansprüche an das Herz und eine hierin begründete sekundäre Herzmuskelschädigung. Dauernde Vergrößerung eines bis dahin gesunden Herzens im Verlauf großer körperlicher Anforderungen ist ein Signal, daß die geforderte Arbeit über das erlaubte Maß gesteigert worden, wie es bei beruflichen und sportlichen (körperlichen) Überanstrengungen vorkommt. Selbstverständlich ist ,,das erlaubte Maß" nur relativ zu werten, individuell höchst verschieden. Alter, Geschlecht, Konstitution, Übung und andere Faktoren spielen hier ihre Rolle. Vom muskelkräftigen Herz eines jungen Mannes finden sich alle Übergänge zum Herzen eines Greises, dem — obschon man es noch nicht krank nennt — die körperlichen und seelischen Unbilden eines langen Lebens ihre Spuren aufgedrückt haben. Das Physiologische geht hier fließend über in das Pathologische, die Herzmuskelerkrankung.

Sicher pathologisch gesteigert ist die Herzarbeit dann, wenn ein Übermaß an Arbeit nicht dem mehr oder minder freien Willen anheimgestellt, sondern begründet ist in pathologischen Veränderungen des Körpers oder des Herzens selbst. Solche Veränderungen sind auf der einen Seite erhöhte Widerstände irgendwo im kleinen oder großen Kreislauf, wie sie Verengerungen der venösen oder arteriellen Ostien (Aortenstenosen, Mitral- und Trikuspidalstenosen), oder der großen arteriellen Gefäße (Pulmonalisstenosen) oder Verengerung bzw. Ausschaltung großer Bezirke der kleinsten Arterien bzw. Präkapillaren mit sich bringen. Für die Arbeit gegen erhöhte Widerstände steht als Ausgleichsmaßnahme wieder zur Verfügung die Zunahme der Anfangsfüllung, die jedoch die Herzgröße so wenig zu verändern braucht, daß die Herzkammern bei kräftiger Muskulatur lange Zeit hypertrophisch[1] sein können, ohne daß bzw. ehe sie sichtlich dilatiert werden. Bei den muskelschwachen Vorhöfen allerdings steht die Hypertrophie ganz im Hintergrund, die Dilatation beherrscht hier durchaus das Bild.

Schließlich können außerordentliche Arbeitsvermehrungen entstehen bei Klappenschlußunfähigkeiten (Klappeninsuffizienzen), mechanisch ausgedrückt bei Ventildefekten des Motors Herz. Hier ist es mangelnde Arbeitsökonomie, die zur Mehrarbeit führt. Die schlußunfähige Klappe, gleichviel ob venös oder arteriell[2], ob im rechten oder linken Herzen, läßt in der Herzphase, in der sie geschlossen sein sollte, eine kleinere oder größere Menge Blut zurückströmen in den nächsten, rückwärts gelegenen Herzteil.

Bei der Insuffizienz eines arteriellen Ostiums (Ostium pulmonale und Ostium aorticum) empfängt die zugehörige, im Kreislauf stromaufwärts gelegene Kammer ihre pathologisch gesteigerte Anfangsfüllung sowohl aus ihrem Vorhof wie auch — fälschlicherweise — aus ihrer Arterie und muß diese übergroße Menge Blut bei der nächsten Systole austreiben: die Folge ist Erweiterung und Hypertrophie des Ventrikels.

Bei der Insuffizienz eines venösen Ostiums (Trikuspidal- oder Mitralinsuffizienz) strömt bei der Systole des Ventrikels das Blut nicht nur seinen richtigen Weg in die Arterie (Aorta oder Arteria pulmonalis), sondern auch — fälschlicherweise — zurück in den Vorhof; mit diesem Blut zusammen überfüllt in der nächsten Diastole das von den Venen herkommende Blut den Vorhof, der in Anbetracht seiner muskelschwachen Wände im wesentlichen nur einer Erweiterung anheimfällt. Aber auch die zugehörige Kammer wird in Mitleidenschaft

---

[1] Im Tierexperiment kann die Herzkammer durch Zunahme ihrer Anfangsfüllung ein größeres Schlagvolumen bewältigen; dagegen beantwortet sie eine Erhöhung des arteriellen Widerstandes mit einer Verminderung ihres Schlagvolumens, behält infolgedessen Restblut zurück und wird nun mit der gewonnenen Zunahme ihrer Anfangsfüllung wieder zu einem größeren Schlagvolumen und dadurch zur Überwindung des arteriellen Widerstands befähigt.

Die klinische Erfahrung stimmt damit nicht ganz überein. Sie kennt auch bei starken arteriellen Widerständen, z. B. Aortenstenosen, Herzen, die keinerlei Zeichen dauernd vermehrter Füllung bzw. Erweiterung einer Kammer aufweisen.

[2] Venös nennt man die Ostien, durch die die Kammern ihr Blut aus den Venen via Vorhöfe empfangen. Durch die arteriellen Ostien treiben die Kammern ihr Blut in die großen Arterien aus.

gezogen; sie erhält aus ihrem überfüllten Vorhof auch eine erhöhte Anfangsfüllung, die sie bei ihrer nächsten Systole zum Teil in der richtigen Richtung zur Arterie, zum Teil in der falschen Richtung zurück in den Vorhof wirft; die Größe des letzteren Teils hängt ab von dem Grad der Schlußunfähigkeit, die des ersteren von den Anforderungen, die der Körper an das Herz stellt und die befriedigt werden müssen, sofern der Kreislauf aufrecht erhalten werden und seinen Aufgaben gerecht werden soll. Auf diese Weise erleidet die befallene Herzkammer bei der Insuffizienz ihres venösen Ostiums durch Überfüllung eine Erweiterung und erwirbt durch Mehrarbeit eine Hypertrophie ihrer Muskulatur.

Es ist müssig zu fragen, welcher der beiden Faktoren — Herzmuskelerkrankung oder Arbeitsüberlastung — häufiger zu Herzvergrößerung führt; aber dringend notwendig ist es zu betonen, daß Herzmuskelerkrankungen ein viel größeres Kontingent zur Gesamtheit der Herzerkrankungen beitragen, als man sich vielfach bewußt ist. Gar zu gerne werden ,,Herzleiden" oder ,,Herzfehler" fast synonym gebraucht mit ,,Herzklappenfehler". Letztere sind infolge der sie begleitenden akustischen Phänomene ausgezeichnet durch besonders aufdringliche Symptome, sie machen dennoch keineswegs den Großteil der Herzerkrankungen aus.

Inspektion und Palpation der Herzgegend.

Thoraxdeformitäten sind oft von nachteiliger Bedeutung für die Funktion des Herzens. Sie erfordern daher bei der Herzdiagnostik nicht weniger Berücksichtigung als bei der Lungendiagnostik. Zieht schon fast jede chronische Lungenerkrankung auf diese oder jene Weise das Herz in Mitleidenschaft, so vor allem diejenigen, die zu wesentlichen Formveränderungen des Brustkorbs führen: emphysematöser Thorax, Einziehung infolge pleuritischer Schwarten, chronische Pneumonien usw.; darüber hinaus sind es besonders die schwereren Kyphoskoliosen, die es von vorneherein sehr wahrscheinlich machen, daß das Herz ein Übermaß von Arbeit zu bewältigen hat.

Herzvergrößerungen führen viel seltener als Lungenerkrankungen zu Thoraxdeformitäten; beim Erwachsenen überhaupt nicht, sondern nur beim Kind. Der jugendliche Thorax gibt dem sich vergrößernden Herzen nach, die Brustwand wölbt sich in der Herzgegend vor, und wir sehen dann den Herzbuckel

(Voussure), das untrügliche Zeichen der angeborenen oder frühzeitig erworbenen Herzleiden. Beim Erwachsenen sehen wir einen entsprechenden Vorgang nur an der Aorta, dann allerdings in schwererer Form, wenn das wachsende Aneurysma einen Interkostalraum (meist den zweiten rechts neben dem Brustbein) erst zur Pulsation bringt und schließlich nach Usurierung der Rippen die Brustwand pulsierend vorwölbt. Zur Inspektion tut man immer gut, den Patienten von mehreren Seiten zu betrachten, um so alle Reliefs und ihre Schatten zur Wirkung kommen zu lassen.

Die Bewegungsvorgänge am Herzen können, soweit sie sich auf die vordere Brustwand übertragen, großenteils gleichzeitig mit Hilfe der Betrachtung und — meist noch besser — mit Hilfe der Palpation beobachtet werden. Am ruhenden Patienten zeichnet sich die Bewegung des normalen Herzens auf der Brustwand nur als leichte rhythmische Vorwölbung ab; deutlicher ist sie an der gleichen Stelle und meist auch in deren Umgebung fühlbar als Herzstoß und Herzspitzenstoß. Der Herzstoß ist einerseits die Folge des Übergangs in die Längsform, die das Herz in seiner systolischen Verschlußzeit einnimmt, andererseits auch des Rückstoßes[1], den das Herz während des Beginns seiner Austreibungsperiode von Aorta und Art. pulmonalis her erleidet. Angesichts der Veränderungen, die am Herzstoß und Herzspitzenstoß bei Anstrengungen vor sich gehen, ist ihre Untersuchung immer erst in Ruhe vorzunehmen. Die Verwertung des Herzstoßes und des Herzspitzenstoßes beansprucht ein großes Maß von Kritik, sonst kommt mehr Verwirrung als Nutzen dabei heraus. Vor allem: was ist Herzstoß, was Herzspitzenstoß? Herzstoß ist die Gesamtheit der in der Herzgegend zu beobachtenden Pulsationen, gleichviel, ob sie vom rechten oder linken Ventrikel verursacht sind. Er wird bei erregter Herzaktion, aber auch sonst manchmal durch die den Stoß gut leitenden Rippen bis weit nach außen fortgepflanzt und ist so oft erheblich außerhalb der tatsächlichen Herzgrenzen noch fühlbar.

Der Herzspitzenstoß dagegen ist beschränkt auf die Stelle der Brustwand, wo das Herz deutlicher als im übrigen Bereich des Herzstoßes in umschriebener Weise in einem Zwischenrippenraum an die Brustwand andrängt. Diese Stelle entspricht meist dem linken äußeren Herzrand, sie braucht

---

[1] Es ist die gleiche Rückstoßwirkung einer ausströmenden Flüssigkeit, wie sie in dem bekannten Segnerschen Wasserrad zum Ausdruck kommt.

entsprechend der obigen Definition des Herzstoßes keineswegs immer im lateralsten Bezirk des Gesamtherzstoßes zu liegen. Die Nachbargebiete des Spitzenstoßes bleiben ihm gegenüber bei der Systole etwas zurück und dadurch kann manchmal sogar der Eindruck einer systolischen Einziehung entstehen; eine Verwechslung mit dem später zu besprechenden ,,negativen" Spitzenstoß ist aber nicht zu befürchten, wenn sorgfältig gefahndet wird, ob nicht doch eine systolische Vorwölbung zu fühlen ist. Ein in Ruhelage besonders schwacher Herzstoß tritt oft allein schon durch das Aufsitzen oder Aufstehen eines Kranken in Erscheinung; wenn nicht, so genügen einige Kniebeugen, um ihn deutlicher werden zu lassen.

Bei erwachsenen Männern finden wir den Herzspitzenstoß meist im 5. Zwischenrippenraum einwärts der Brustwarzenlinie. Er ist in hohem Maß schon in der Norm vom Zwerchfellstand abhängig. Bei Zwerchfellhochstand, also beim Kind und auch bei vielen Frauen rückt, er etwas höher, manchmal durch Breitlage des Herzens auch etwas nach außen; zur gleichen Lageveränderung kommt es breiflicherweise bei Fettleibigkeit, Aszites, Meteorismus, Gravidität, Tumoren und bei anderen zwerchfellhochdrängenden Prozessen. Umgekehrt ist der Spitzenstoß infolge Zwerchfelltiefstand bei Emphysematikern, besonders bei emphysematösen Greisen, meist tiefer gelegen, noch häufiger aber ist er hier nicht oder kaum fühlbar eben wegen der Tiefe der (emphysematösen) Lungenschicht zwischen Herz und Brustwand. Schwerere, besonders seitliche Verlagerung des Spitzenstoßes macht die Herzverdrängung infolge einseitiger Brustfellergüsse, Pneumothorax und anderer raumverdrängender Prozesse der Brusthöhle und weiter die Verziehung des Mittelfells durch Pleuraschwarten und Lungenschrumpfung. Nur bei Ausschaltung all dieser Möglichkeiten kann der Spitzenstoß als ungefähr identisch mit der linken Herzgrenze angesehen und für die Beurteilung der Herzgröße verwertet werden.

Ist der Spitzenstoß nach außen verlagert und zugleich hebend, kräftiger als in der Norm, so besteht dringender Verdacht auf Herzvergrößerung. Besonders sind es die Dilatationen der linken Kammer, wie sie vorzüglich bei Aortenfehlern und Hypertensionen die Regel sind, die solche Erscheinungen machen. Herzhypertrophie aber ist noch keineswegs damit bewiesen, im Gegenteil kann auch ein schwaches Herz verstärkt pulsieren. Erst, wenn sich mit der Verstärkung des Stoßes eine hebende, oft länger dauernde Verdrängung des

Interkostalraums verbindet, ist man berechtigt, eine Kammerhypertrophie zu diagnostizieren.

Von wesentlich anderer Bedeutung ist der ebenfalls verstärkte, aber schnellende Spitzenstoß; er ist nicht das Zeichen des vergrößerten, noch des hypertrophierten Herzens, sondern ein Merkmal der erregten Herzaktion bei Dysthyreose und anderen mit Herzneurosen verbundenen Erkrankungen; daß vergrößerte Basedowherzen zugleich auch ihren Spitzenstoß verlagern können, ist selbstverständlich.

Können Herz- und Spitzenstoß schlecht oder gar nicht aufgefunden werden, so sagt dies in der überwiegenden Mehrzahl der Fälle gar nichts aus über Schwäche oder Kraft des Herzens. Oben wurde schon erwähnt, daß durch die emphysematöse Lunge der Spitzenstoß verdeckt werden kann; ähnlich wird er überlagert von perikarditischen, manchmal auch von pleuritischen Ergüssen, und auch sehr muskulöse, fettreiche oder ödematöse Brustwände schwächen den Herzstoß bis zur Unfühlbarkeit. Aber auch dann, wenn solche äußerliche Ursachen ausgeschaltet sind, ist ein schwacher Herz- oder Herzspitzenstoß durchaus vereinbar mit einem gesunden Herzen. Nur, wenn bei sonst gleichgebliebenen Verhältnissen der Herzstoß merklich schwächer wird, darf auch dem Verdacht auf Herzschwäche Raum gegeben werden; aber der Beweis wird auch hier erst erbracht, wenn zugleich noch andere Zeichen der Herzschwäche sich einstellen. Schließlich kann ein sehr schwacher Spitzenstoß bei Aortenstenose ein Zeichen der Schwere des Klappenfehlers sein, da gerade bei hochgradiger Aortenstenose infolge der verlangsamten Entleerung bzw. der verlängerten Austreibungszeit die Wucht des Rückstoßes geschwächt wird.

Pulsatorische Bewegungen rechts vom Brustbein sind recht selten; nur bei den schwersten Erweiterungen des rechten Ventrikels kommen sie deutlich zur Beobachtung. Eher treten bei Hypertrophie und Erweiterung des rechten Ventrikels epigastrische Pulsationen auf; sie sind aber keineswegs immer ein krankhaftes Symptom, auch bei Zwerchfelltiefstand und bei kurzem Brustbein werden sie beobachtet und auch schon allein bei erregter Herzaktion. Ob systolische, ob diastolische Vorwölbung, spielt dabei keine Rolle. Bei mageren Leuten kann die epigastrische Pulsation verwechselt werden mit der sichtbaren Pulsation der Bauchaorta.

Diagnostisch wichtig sind die Pulsationen im zweiten rechten Zwischenrippenraum. Sie kommen nur vor bei Aneurysmen der Aorta ascendens. Der durch Mesaortitis luetica hochgradig erweiterte Aortenbogen kann bis in die Jugulargrube hinaufreichen und dort seine Pulsation sichtbar und fühlbar werden lassen; er kann weiterhin den linken Hauptbronchus, auf dem die Aorta reitet, mit in eine pulsierende Bewegung versetzen, die, auf Trachea und Larynx fortgepflanzt, sich in einem systolischen Abwärtsrücken des Larnyx äußert. Man sieht diese kleinen, rhythmischen Abwärtsbewegungen schlecht, fühlt sie aber oft recht deutlich beim Anlegen der Finger an die Cartilago cricoidea, besonders wenn diese zugleich etwas hochgezogen wird (Olliver-Cardarellisches Symptom).

Bewegt sich der Herzstoß in umgekehrter Richtung, sog. negativer Herzstoß, so daß in der Systole — kenntlich an der palpatorisch festgestellten Pulsation der Karotis — nicht nur die Zwischenrippenräume, sondern auch die Herzgegend eingezogen werden, während sie in der Diastole wieder nach auswärts federn, so darf mit ziemlicher Sicherheit auf eine erhebliche Verlötung des Herzbeutels mit der vorderen Brustwand und mit dem hinteren Mediastinum geschlossen werden. Letztere ist wahrscheinlich Vorbedingung des Symptoms; Verwachsung der Perikardblätter untereinander ist allein nicht imstande, den Herzstoß umzukehren. Auf die Möglichkeit der Verwechslung mit normalen systolischen Einziehungen in der Umgebung des Spitzenstoßes wurde oben hingewiesen.

Die Perkussion des Herzens.

Vom akustischen Gesichtspunkt betrachtet, ist das Herz ein fester, luftleerer Körper; als solcher gibt es nur einen absolut gedämpften bzw. überhaupt keinen Schall. Daran ändert sich auch unter pathologischen Verhältnissen nichts. Die Herzperkussion kann daher niemals darauf ausgehen, Veränderungen innerhalb des Herzens zu finden, sie ist vielmehr immer beschränkt auf die Feststellung der Herzgrenzen, ist von Natur aus immer eine topographische Perkussion.

Die der Perkussion zugängliche vordere Herzfläche grenzt:

1. direkt an die Brustwand;

2. an die Lungenränder, die sich zwischen Herz und Brustwand einschieben;

3. im Exspirium auf einen schmalen Streifen an den (exspiratorisch zusammengefalteten) Pleuraspalt.

Die gesamte Vorderfläche des Herzens ist eingefaßt von den „tiefen" Herzgrenzen, ihr unmittelbar der Brustwand anliegender Ausschnitt von den „oberflächlichen" Herzgrenzen.

Nur die **tiefen Herzgrenzen** geben direkte Auskunft über die tatsächliche Größe des Herzens[1]. Das von ihnen umschlossene Gebiet, in dessen Außenbezirken das Herz durch Lunge von der Brustwand getrennt ist, ist das Gebiet der „relativen Herzdämpfung". Für deren Feststellung gilt in ganz besonderem Maße das früher über den Mechanismus und die Methodik der tiefen Grenzbestimmungen Gesagte: Es soll hier mit mittelstarken Schlägen, wenn irgend angängig in den Zwischenrippenräumen perkutiert werden; der Plessimeterfinger soll parallel liegen zum Verlauf der voraussichtlichen Grenzen. Die tiefen Grenzen sind dort anzusetzen, wo die erste leichte, aber immerhin deutliche Veränderung[2] des Perkussionsschalls im Sinne einer (medizinischen) Dämpfung festzustellen ist; das ist eben die Linie, wo das Herz beginnt, die ihm benachbarten Lungenteile zu verschmälern.

Wie auf einem Fundament ruht das Herz auf dem Zwerchfell, bzw. in der Bucht zwischen Zwerchfell und vorderer Brustwand, im Sinus phrenicocostalis. Sein jeweilig tiefster Stand ist bestimmt durch die untere Lungengrenze. Wenig oberhalb dieser Grenze erreicht das Herz seine größte seitliche Ausdehnung, das Maximum seiner beiderseitigen Medianabstände; deren Auffindung ist daher gefährdet, wenn eine fehlerhafte Perkussion die vorderen, unteren Lungengrenzen in falscher Höhe wähnt. Ganz besonders das beliebte, zu hohe Ansetzen der unteren, rechten Lungengrenze kann zu schweren, diagnostischen Irrtümern führen, wenn es verschuldet, daß die größte Breite der Herzdämpfung gar nicht erfaßt wird.

---

[1] Auch sie sagen strenggenommen nur über die Größe der vorderen Herzfläche etwas aus. Diese wird häufig genügen zu einem richtigen Urteil über die räumliche, wirkliche Größe. Immerhin ist es gut, sich dieser Beschränkung bewußt zu sein.

[2] Darüber gehen die Ansichten auseinander. Manche setzen die Grenze schon an, wenn die erste eben wahrnehmbare Spur einer Dämpfung erscheint, andere erst dort, wo die Veränderung schon einen erheblichen Grad erreicht hat. Wir glauben, daß die Wahrheit in der Mitte liegt. Aber es kommt meist gar nicht so sehr darauf an, da die Grenzen der topographischen Tiefperkussion überhaupt nicht auf den Millimeter genau bestimmt werden können. Außerdem liegen die Linien der verschiedenen Dämpfungsgrade fast immer sehr nahe beieinander.

Die **oberflächlichen Herzgrenzen** stellen nichts dar als die Fortsetzung der unteren Lungengrenzen um das Herz herum. Das von ihnen begrenzte Gebiet, die „absolute Herzdämpfung", ist also in Wahrheit keine Herzgrenze, sondern eine Lungengrenze, und daraus allein schon geht hervor, daß aus der absoluten Dämpfung keine direkten Schlüsse auf die Herzgröße gezogen werden dürfen. Die absolute Herzdämpfung ist meist nicht im gleichen Grade „absolut" wie z. B. der „Muskelschall"; das Herz hat zu viel lufthaltiges Gewebe in seiner Nachbarschaft, als daß von dort nichts bei der Perkussion mitschallen würde; auch bei der leisesten Perkussion der absoluten Herzdämpfung wird man oft sehr gestört durch den Beiklang einer tympanitischen Magenblase.

Alter Sitte folgend werden die seitlichen Herzgrenzen auch heute noch vielfach von den Sternalrändern (Lineae sternales) aus — oder die linke sogar von der Mamillarlinie aus — nach rechts oder links in Fingerbreiten gemessen. Dabei vermehren sowohl die individuelle Breite des Brustbeins, wie die Inkonstanz der Mamillarlinie, wie der Wechsel der Fingerdicke die Fehlerbreite. Zu wesentlich genaueren Resultaten kommt man, wenn man die Medianlinie als feste Linie nimmt und von ihr nach rechts und links die Abstände in Zentimetern mißt = die Medianabstände. Die kleine Belästigung durch das Mittragen eines Zentimetermaßes macht sich reichlich belohnt.

Geben wir im folgenden Normen bzw. Maxima für die Medianabstände des Herzens an, so darf nicht vergessen werden, daß dies nur Durchschnittswerte sind, in denen niemals die sämtlichen individuellen Variationen eines Körpers enthalten sein können. Sie genügen trotzdem für die große Mehrzahl der Fälle, nicht zuletzt wieder deshalb, weil auch die beste Perkussion mit einer nicht ganz kleinen Fehlerbreite arbeitet.

Die normalen Grenzen der relativen und absoluten Herzdämpfung:

obere Grenzen:	relativ	3. Rippe
	absolut	4. Rippe unterer Rand
rechte Grenzen: (Med. Abst. R.)	relativ	4,5 cm rechts von der Medianlinie (fingerbreit außerhalb des r. Stern.-Randes)
	absolut	linker Sternalrand
linke Grenzen: (Med. Abst. L.)	relativ	11 cm links von der Medianlinie (innerhalb der Mamillarlinie)
	absolut	5 cm links von der Medianlinie.

Diese Maße sind Maxima, die Zentimetermaße gelten für große Männer; für kleine Männer sind die Maxima um $1/2-1$ cm schmäler anzusetzen und für Frauen verringern sich die Maße gegenüber den Männern durchweg um $1/2$ cm. Richtlinien, die sich bestreben, individuell noch abgestimmtere Normalmaße einzuführen, sind doch nicht imstande, allen individuellen Eigentümlichkeiten Rechnung zu tragen, und außerdem schon ihrer Umständlichkeit halber zur Verwendung am Krankenbett ungeeignet.

Die untere Herzgrenze ist perkutorisch nicht festzustellen, da die absolute Dämpfung des Herzens ohne Schallunterschied in die absolute Dämpfung der Leber übergeht und man — abgesehen von hochgradigen Verkleinerungen der Leber — nicht entscheiden kann, ob und wieviel linker Leberlappen sich zwischen Herz- und Magenblase einschaltet. Man verzichtet daher am besten ganz auf diese Grenze und kann dies um so leichter, als die fast immer ohne Schwierigkeit auffindbare rechte untere Lungengrenze (= Lungen - Lebergrenze) eine sehr genaue Festlegung des Fundaments des Herzens und damit auch seines tiefsten Punktes ermöglicht.

Selbstverständlich wird die Umgrenzungslinie der Herzdämpfung von den Wänden verschiedener Herzhöhlen gebildet (Abb. 13, S. 118):

Die rechte Kammer bildet die Basis (die untere Grenze) und den größten Teil der Vorderfläche des Herzens, nimmt aber unter physiologischen Verhältnissen an den perkutorisch feststellbaren Grenzen niemals teil. Die rechte Herzgrenze wird lediglich durch den rechten Vorhof gebildet.

Die obere Grenze entspricht der Abgangsstelle der großen Arterien, links vom Sternum dem Konus der Arteria pulmonalis.

Die linke Kammer bildet die ganze linke Herzgrenze, liegt aber in der Hauptsache nach hinten und trägt daher unter physiologischen Verhältnissen nur einen schmalen Saum zur Vorderfläche der Herzdämpfung bei. Der linken Kammer gehört die Herzspitze an.

Ganz nach hinten liegt der linke Vorhof. Er beteiligt sich unter physiologischen Verhältnissen niemals an den Grenzen der Herzdämpfung, unter pathologischen Verhältnissen höchstens mit seinem Herzohr an der linken, oberen Grenze.

Die großen Gefäße sind durch eine so tiefe Lungenschicht von der Brustwand getrennt, daß sie in der Norm den Perkussionsschall nicht beeinflussen. Die der Herzfigur schon in der Norm aufsetzbare schornsteinförmige Dämpfung ist lediglich durch das Brustbein verursacht.

Die Bewertung der gefundenen Herzdämpfung. Ist die **absolute Herzdämpfung** schon unter physiologischen Verhältnissen in ihren minimalen und maximalen Größen schwankender als die relative Dämpfung, so wird sie begreiflicherweise erst recht wertlos bei Veränderungen der ihr benachbarten Lungenpartien; bei Pleuritiden im Sinus costomediastinalis und bei Lungenschrumpfungen täuscht sie Vergrößerung, bei Emphysem täuscht sie Verkleinerung des Herzens vor.

Allerdings führt Emphysem auch zu **Fälschungen der relativen Herzgrenzen**, wenigstens der rechten; bei Blähungen der Lungenränder wird der Abstand zwischen Brustwand und rechtem Herzrand für die Perkussion zu tief, so daß in allen Fällen von Emphysem die gefundene, rechte Herzgrenze nur mit größtem Mißtrauen bewertet werden darf. Ja schon bei gewöhnlicher Inspirationsstellung des Thorax kann eine übergroße Vertiefung des Sinus costomediastinalis zustande kommen, daher die sehr beherzigenswerte Regel, die rechte, relative Herzgrenze prinzipiell nur in der Exspirationsphase zu perkutieren. Die Tiefenperkussion des Herzens unterliegt ferner, wie überhaupt jede topographische Perkussion des Brustkorbs, den **in der Brustwand begründeten Fehlerquellen**: Perkussion auf den Rippen oder dem Brustbein ist wenig geeignet für Grenzbestimmungen; jede Art von Deformation des knöchernen Gerüsts (rachitischer Rosenkranz, Skoliose, Herzbuckel) oder von Unebenheiten der Weichteile verschlechtert ihre Aussichten außerordentlich. Eine in der täglichen Praxis besonders wichtige Rolle kommt hier den weiblichen Brüsten zu; die linke Brust muß unbedingt nach rechts oder oben verschoben werden, eine auf der Mamma perkutierte linke Herzgrenze ist sicher falsch. Kaum weniger unzuverlässig ist die Perkussion bei starker Fettleibigkeit. Schließlich kann bei sehr schmalem Brustkorb das Herz so nahe an die linke seitliche Brustwand heranreichen, daß schon in der vorderen Axillarlinie eine deutliche Dämpfung erscheint.

Das Herz hat das Zwerchfell als Fundament, ist aber zugleich an den großen Gefäßen wie an Aufhängebändern befestigt. Daraus resultiert die große Abhängigkeit der Herzfigur und Herzdämpfungsbreite vom Stande des Zwerchfells. Bei **tiefem Zwerchfellstand**, wie er bei dem langen, schmalen Brustkorb der Astheniker die Regel ist, wie er aber auch bei Emphysem und bei abnormer Leere und Magerkeit des Bauches vorkommt, gerät das Herz in eine mehr hängende und damit in eine zentralere Lage, es wird der Länge nach ausgezogen, wird so schmäler, und imponiert dann vor allem beim asthenischen

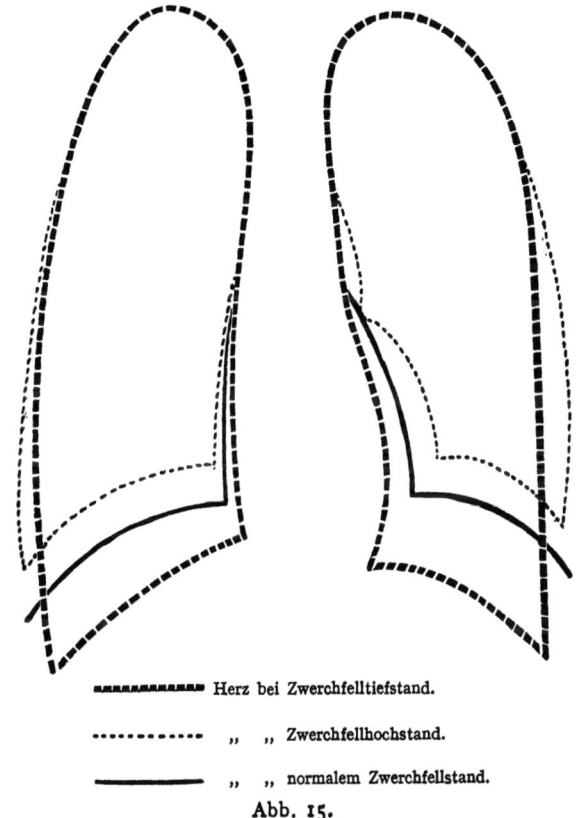

▬▬▬▬▬▬ Herz bei Zwerchfelltiefstand.

∙∙∙∙∙∙∙∙∙∙∙∙ „ „ Zwerchfellhochstand.

─────── „ „ normalem Zwerchfellstand.

Abb. 15.

Thorax als hängendes oder Tropfenherz, ohne daß es deshalb an sich zu klein zu sein bräuchte. Allerdings wird es bei Asthenikern nicht selten wirklich übermäßig grazil sein, denn der Habitus asthenicus drückt sich nicht zuletzt auch in der Asthenie des Herzens aus (Abb. 15).

Umgekehrt wird der Zwerchfellhochstand der Fettleibigen, der Schwangeren, ferner bei raumverdrängenden

Tumoren, bei Flüssigkeits- und Gasansammlungen in der Bauchhöhle, aber auch beim kurzen, untersetzten, „pyknischen" Thorax ein breites Aufliegen des Herzens mit sich bringen und damit eine **Herzverbreiterung vortäuschen** können (Abb. 15). Bei Kindern steht das Zwerchfell schon in der Norm höher als bei Erwachsenen.

Während Veränderungen des Zwerchfellstandes das Herz nach oben oder unten verlagern, kommt es bei einigen Erkrankungen im Bereich der Lungen vor allem zu **Verlagerungen nach den Seiten**. Einseitige Flüssigkeits- (Transsudate oder Exsudate) oder Luftansammlungen im Pleuraraum verschieben das Herz nach der entgegengesetzten Seite; besonders gerne tun dies linksseitige Ergüsse. Schrumpfungen der Lunge oder Pleuraschwarten dagegen verziehen das Herz nach ihrer eigenen Seite; jede Art von chronischer, entzündlicher Lungenerkrankung bringt die Gefahr solcher Schrumpfungen mit sich. Eine sehr unbedeutende Rolle spielt der seltene Situs viscerum inversus bzw. die Dextrokardie.

Verkleinerung der Herzdämpfung haben wir kennen gelernt beim **Tropfenherz des Asthenikers** bzw. bei den Herzen mit Zwerchfelltiefstand und beim **Emphysem**. Wie immer so stören auch bei der Bestimmung der Herzgrenzen Luft- und Gasansammlungen der Nachbarschaft, vor allem der **Meteorismus** der Bauchhöhle, die topographische Perkussion; durch ihren lauten tympanitischen Schall übertönen sie alles andere und lassen die ersten Zeichen der Herzdämpfung nicht zur Wahrnehmung gelangen.

Die Verkleinerung der Herzdämpfung ist streng zu unterscheiden von der **Verkleinerung des Herzens selbst**; diese, wie sie bei alten Leuten und bei hochgradigem Marasmus wohl vorkommt, ist in allen Fällen so gering, daß sie perkutorisch gar nicht feststellbar wird. Daher beweisen Verkleinerungen der Herzdämpfung nicht eine Verkleinerung des Herzens, dafür sind sie aber ein um so eindringlicherer Hinweis, nach den Grundlagen der kleinen Herzdämpfung zu fahnden, und nur in diesem Sinn interessieren sie uns.

Im Gegensatz dazu zeigt eine **Vergrößerung der Herzdämpfung** bei normal breitem Thorax fast immer eine Vergrößerung des Herzens an.

Zwar können Lungenschrumpfungen durch Retraktion der Lungenränder um die Incisura cardiaca die absolute Dämpfung vergrößern, oder es legen sich Dämpfungen durch Lungenverdichtungen, Atelektasen oder durch Pleuraergüsse direkt an die absolute Dämpfung an und bilden mit ihr zusammen eine einzige, große Dämpfung, innerhalb deren natürlich keine Grenzbestimmung möglich ist. Aber einem sorgfältigen Untersucher wird sich die komplizierende Lungen- oder Pleuraaffektion doch verraten durch ihre spezifischen Symptome. Auch wird das Fehlen der Pulsation des Herzens im Bereich einer größeren Dämpfung stets den Verdacht auf **extrakardiale Dämpfungsursachen** erwecken müssen. In besonderem Maße gilt letzteres von der Vergrößerung durch **Herzbeutelergüsse**. Dem Gesetz der Schwere folgend und die Stellen der größten Nachgiebigkeit des Herzbeutels bevorzugend, bildet sich hier die Dämpfung zuerst an den unteren, seitlichen Partien aus, um sich dann auch besonders nach links und oben bemerkbar zu machen. Durch die Verbreiterung an ihren Fußteilen erhält die perikardiale Dämpfung die Form eines annähernd gleichschenkligen Dreiecks mit der Spitze an der Herzbasis; besonders charakteristisch für sie ist auch die Abschrägung des rechten Herz-Zwerchfellwinkels (Herz-Leberwinkels).

Die Herzvergrößerung. Art und Richtung der Vergrößerungen des Herzens und seiner Höhlen. Perkutorische Vergrößerung des Herzens selbst ist immer gleichbedeutend mit Herzerweiterung; wohl führt auch Herzhypertrophie zu einer Vergrößerung, aber Hypertrophie allein ist noch nicht perkutorisch erfaßbar. Die Perkussion muß daher in Erkennung der ihr gesetzten Beschränkung von vorneherein auf die Feststellung einer Herzhypertrophie verzichten, eine Hypertrophie kann in der Herzvergrößerung mitenthalten sein, braucht es aber nicht.

Alle Herzteile können sich vergrößern, aber die Verbreiterung des Herzens und seiner Dämpfung ist nur nach einigen Seiten möglich: nach vorne und unten hemmen vordere Brustwand und Zwerchfell seine Ausbreitung; eine Vergrößerung der vorderen Herzteile wird daher eine Ausdehnung nach rückwärts, Vergrößerung der tiefstgelegenen Teile eine solche nach oben bewirken. Dagegen ist ungehinderte Ausbreitung möglich nach rechts, nach links, nach oben und nach hinten; die letzte von ihnen entzieht sich aber der perkutorischen Feststellbarkeit. Die rechte Zwerchfellkuppe steht in der Norm etwas höher als die linke, so daß das Herz eine Vorliebe hat, sich nach links zu verbreitern, gleichsam nach links „abzurutschen".

So verbreitert sich die Herzdämpfung bei **Vergrößerung der rechten Kammer**, die den zentralsten und tiefsten Teil des Herzens bildet, wohl vorzüglich nach rechts und oben, aber öfters auch etwas nach links; wie mit beiden Ellenbogen schiebt eine stark vergrößerte rechte Kammer ihre Nachbarhöhlen — den rechten Vorhof und den linken Ventrikel — nach rechts bzw. nach links. **Erweiterung des rechten Vorhofs** führt dagegen stets zu einer Verbreiterung der Herzdämpfung nach rechts.

Die **linke Kammer** rückt bei ihrer Vergrößerung einseitig die linke Dämpfungsgrenze weiter nach links hinaus. Der **linke Vorhof** liegt zu weit nach hinten, als daß er perkutorisch noch erreichbar wäre; nur bei ganz extremer Erweiterung wird er die rechte, obere Dämpfungsgrenze beeinflussen und nicht einmal er selbst, sondern nur sein Herzohr.

Ebenso muß die Erweiterung der großen, arteriellen Gefäße Aorta und Arteria pulmonalis schon ganz hohe Grade angenommen haben, bis sie die Grenze der perkutorischen Feststellbarkeit erreichen. Es deuten also:

Vergrößerung nach rechts: auf Erweiterung des rechten Vorhofs oder der rechten Kammer;

Vergrößerung nach oben: auf Erweiterung der rechten Kammer;

Vergrößerung nach links: auf Erweiterung der linken Kammer; bei Kombination mit Vergrößerung nach rechts ist sie aber auch einer Erweiterung der rechten Kammer verdächtig.

Die einseitige Erweiterung des linken Ventrikels gibt dem Herzen eine „**Entenschnabel- oder Schuhform**". Da solche Formveränderungen vorzüglich bei den Aortenklappenfehlern vorkommen, hat man sie auch einfach „**Aortenformen**" genannt; sie finden sich aber nicht weniger typisch bei den arteriellen Hochdruckerkrankungen.

Dagegen führen Erweiterungen des rechten + linken Ventrikels mit Vergrößerung der Herzdämpfung nach rechts, oben und links zu einer **Kugelform des Herzens**, die man angesichts der besonders den Mitralfehlern eigenen Beteiligung beider Herzhälften oft kurzweg auch „**Mitralform**" nennt; selbstverständlich ist diese Bezeichnung wieder ebenso einseitig wie der Ausdruck „Aortenform". Auch die anderen Herzaffektionen mit Beteiligung des rechten und linken Herzens können Kugelformen verursachen. So betreffen die **Störungen der Herzmuskelkraft** — entzündliche und degenerative Schädigungen,

Fettherz usw. — zumeist die beiden Herzhälften in ähnlicher Weise, sie führen daher ebenfalls zu Kugelform; nur die Koronarsklerose, die Gefäßlues und Herzembolien ziehen des öfteren lediglich eine der beiden Herzhälften in Mitleidenschaft, wobei dann auch die Herzform nur in einseitiger Weise verändert wird.

Spezielle Ursachen der Herzvergrößerung. Stromhindernisse, sei es, daß sie als „Stenose" eine Klappe oder ein zentrales Gefäß oder einen großen Teil der peripheren, kleinsten Arterien betreffen und Ventildefekte der Klappen, die Klappeninsuffizienzen verursachen, können alle vier Herzhöhlen befallen.

Für die beiden Vorhöfe bildet schon irgendeine Stauung in der zugehörigen Kammer Grund genug zu eigener Blutüberfüllung, Mehrarbeit und Erweiterung, ebenso die Verengerung der Vorhofkammerverbindung, die Trikuspidal- und die Mitralstenose und schließlich (als Ventildefekt) deren Schlußunfähigkeit, die Trikuspidal- bzw. Mitralinsuffizienz.

Die rechte Kammer erleidet extreme Dilatation bei angeborenen Herzfehlern wie der Stenose der Arteria pulmonalis und bei Septumdefekten, ferner bei der besonders die kleineren Lungenarterien ergreifenden Pulmonalsklerose, auch auf dem Umweg über Erkrankungen der Lungen, chronische Pneumonien, Bronchiektasien, Lungenschrumpfungen jeder Art und Emphysem. Bei Erkrankungen der Pleura, Pleuritis exsudativa chronica und pleuritischen Verwachsungen und Schwarten, schließlich bei Deformationen des knöchernen Brustkorbs, besonders bei Skoliosen und Kyphosen, kann es zu ausgiebigen Einengungen des arteriellen Lungenkreislaufs, zu einem Ausfall der respiratorischen Saugkraft der Lunge und so zu Überlastung und Erweiterung der rechten Kammer kommen. Ventildefekte, die auf dem Wege über eine Lungenstauung zur Erweiterung der rechten Kammer führen können, sind die Insuffizienzen der beiden venösen Klappen, des Ostium tricuspidale und häufiger noch des Ostium mitrale.

Im Arbeitsgebiet der linken Kammer, dem arteriellen Körperkreislauf, muß die Verengerung einen großen Teil des Gefäßquerschnitts ergriffen haben, damit der linken Kammer ein fühlbares Hindernis entsteht. Eine solche Verengerung zentral von der Aufzweigung der Aorta in ihre einzelnen Äste ist die Aortenstenose; die Verengerung kann aber auch ganz in die Peripherie, in die Arteriolen gerückt sein und führt dann zu dem, was man mit den Sammelbegriffen der primären oder sekundären Hypertension bezeichnet. Schließlich werden der linken Kammer sehr große Belastungen zugemutet bei Insuffizienzen ihrer beiden Ostien, des venösen wie des arteriellen. Sowohl bei Mitral- wie bei Aorteninsuffizienz resultieren erhebliche Vergrößerungen der Schlagvolumina, die sehr bald außer zu Hypertrophie auch zu Erweiterung der linken Kammer führen.

Die Auskultation des Herzens.

Alles, was wir vom Herzen hören, ist Ausdruck periodischer Bewegung seiner Teile. Da das Herz keineswegs ein einheitlicher, physikalischer Körper ist, schwingen immer mehrere seiner Teile zu gleicher Zeit, und daher kommen keine musikalisch reinen Töne, sondern — im musikalischen Sinn — nur Geräusche zustande. Aber die in Deutschland eingebürgerte Zweiteilung in Herzton und Herzgeräusche ist praktisch und nicht geeignet, ärztliche Mißverständnisse aufkommen zu lassen.

Wie kommen die die kardialen Auskultationsphänomene begründenden, periodischen Bewegungen des Herzens zustande? In der Diastole strömt das Blut aus dem Venengebiet über die Vorhöfe kammerwärts infolge der Druckerniedrigung der leergepumpten, erschlafften Kammern gegenüber den systolisch gestauten Venen und Vorhöfen. Die Systole der Vorhöfe ist nur der Schlußakt der Kammerfüllung, vollzieht sich auch mangels einer genügenden Energie der Bewegung meist ohne hörbares Geräusch. Mit dem Schlusse der Vorhofsystole „stellen sich" die Mitral- und Trikuspidalklappen schlußbereit, mit dem Beginn der Kammersystole schließen sie sofort und der erste Herzton ertönt. Er ist wohl auch ein Klappenton, das Produkt der plötzlich gespannten und daher in Schwingung versetzten Kuspidalklappen, vorzüglich aber ist er eine Art Muskelton[1], hervorgerufen durch die brüske Muskelkontraktion zu Beginn der Kammersystole. Das Blut spielt hier keine Rolle als Tonerzeuger, ihm werden lediglich die Schwingungen seiner Umgebung aufgezwungen. Im ersten Teil der Systole spannen

---

[1] Der erste Herzton ist auch nach Zerstörung der Kuspidalklappen hörbar. Dieser Herzmuskelton ist etwas ganz anderes als der Ton des sich kontrahierenden Skelettmuskels. Letzterer erzeugt einen Ton durch die periodischen Stöße seines Tetanus. Der Herzmuskel dagegen kennt keinen Tetanus, sein Ton ist der Effekt der plötzlich auf eine höhere Spannung gebrachten und so um eine neue Gleichgewichtslage periodisch schwingenden Herzwände.

sich die Kammern ohne Verkürzung ihrer Muskulatur (isometrisch) so lange, bis ihr Innendruck den Druck in der Aorta bzw. in der Arteria pulmonalis übersteigt; das ist die **Anspannungszeit der Herzmuskels**. Im zweiten Teil der Systole ziehen sich die Kammern zusammen und treiben ihr

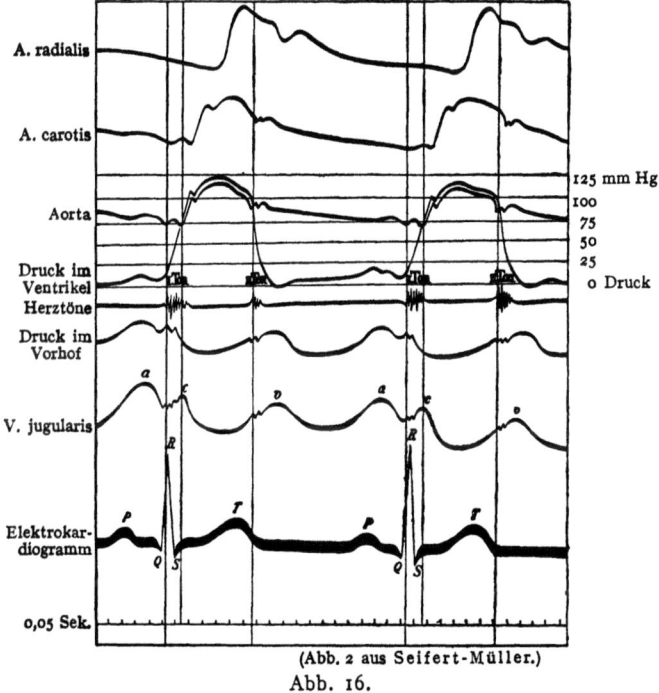

(Abb. 2 aus Seifert-Müller.)
Abb. 16.

Blut ohne erhebliche, weitere Spannungszunahme (isotonisch) hinaus in die großen Arterien, das ist die **Austreibungszeit**.

Schließlich erschlaffen die Kammern wieder, gehen in ihre Diastole über, und sofort sinkt ihr Innendruck unter den Innendruck der großen Arterien, so daß deren Inhalt eine Richtung rückwärts gegen das Herz zu einschlägt. Dabei fängt er sich in den Semilunarklappen der Aorta und Arteria pulmonalis, spannt diese und schlägt sie zu: **der zweite Herzton ertönt fast zu Beginn der Diastole**. Er ist vorzüglich das Produkt der plötzlich gespannten Klappensegel. Die diastolische

Erschlaffung dauert an und führt infolge der obenerwähnten Druckerniedrigung wieder zur Blutfüllung der Herzkammern, um schließlich wieder durch die Vorhofsystole beendet zu werden. Die schematische Abb. 16 legt die zeitlichen Verhältnisse klar.

Die Herzaktion zerfällt physiologisch in Vorhofssystole, Kammersystole und Diastole. Der Arzt jedoch, der am Krankenbett wohl die Tätigkeit der Kammer verfolgen, von der der Vorhöfe aber klinisch zumeist nichts wahrnehmen kann, scheidet die ganze Herzaktion nach den Phasen der Kammertätigkeit in 1. (kammer-) systolisch und 2. (kammer-) diastolisch, und das Merkmal des Beginns der Systole ist ihm der erste Herzton, das des Beginns der Diastole, der zweite Herzton. Die Vorhofsystole fällt klinisch in den Bereich der Kammerdiastole.

Es entstehen also über dem Herzen eine Reihe von ,,Herztönen" gleichzeitig rechts und links: je zwei systolische und diastolische Klappentöne, dazu noch je zwei systolische Muskeltöne; daneben schwingen sicher auch noch die Gefäßwände mit. Trotz dieser Reihe von Tönen unterscheidet man aufs erste am Herzen infolge der engen Nachbarschaft der Ursprungsstellen und des zeitlichen Zusammenfalls von rechts- und linksseitiger Systole bzw. Diastole nur je ein systolisches + ein diastolisches Schallphänomen. Wäre eine weitere Differenzierung ausgeschlossen, so gäbe es keinen Weg zu einer differentialdiagnostischen Auswertung der Herzauskultation. Wir besitzen aber mehrere solcher **Wege zur akustischen Analyse der Herzaktion**: Es gelingt vor allem die systolischen von den diastolischen Schallphänomenen zu unterscheiden; dies ist dadurch möglich, daß das Stärkeverhältnis der systolischen zu den diastolischen Tönen zwar mit der auskultierten Herzgegend wechselt, aber doch sonst konstant ist: über der Herzspitze und dem untersten Teil des Brustbeins also über den Gegenden, die topographisch den Herzkammern und den venösen Ostien entsprechen, ist der erste Herzton lauter als der zweite. Über der Herzbasis[1] dagegen, also über dem Projektionsfeld von Aorta und Arteria pulmonalis, ist der zweite Herzton lauter als der erste. Das Stärkenverhältnis drückt sich klar aus in der graphischen Darstellung der Abb. 17.

Ein zweites Unterscheidungsmittel beruht auf dem Verhältnis von $\frac{\text{Dauer der Systole}}{\text{Dauer der Diastole}}$. Die Dauer der dem ersten

---
[1] Die Herzbasis entspricht den höchstgelegenen Herzteilen; diese Merkwürdigkeit der Nomenklatur führt nicht selten zu Verwechslungen.

Ton folgenden Systole ist meist deutlich kürzer als die Dauer der Diastole, so daß der systolische und der diastoliische Ton einer Herzaktion voneinander durch eine kürzere Pause und von der nächsten Herzaktion durch eine längere Pause getrennt sind.

Nur in den seltenen Fällen, in denen diese beiden Unterscheidungsmöglichkeiten versagen, wie bei sehr undeutlichen, leisen Herztönen (Emphysem!), bei verwaschenen Tönen und Geräuschen, oder bei sehr beschleunigter Herzaktion, muß man

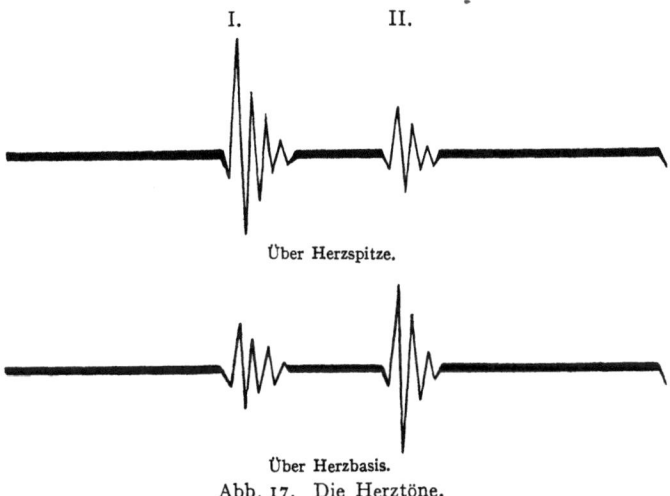

Abb. 17. Die Herztöne.

zu anderen Mitteln greifen. Man benützt dann die Tatsache, daß dem ersten Ton der Karotispuls auf dem Fuße folgt, daß beide so gut wie zusammenfallen. Bei gleichzeitiger Herzauskultation und Karotispalpation wird also von den beiden Tönen der systolische erste Ton derjenige sein, der mit dem Karotispuls zusammenfällt. Den Puls der Arteria radialis zum gleichen Zweck heranzuziehen, würde zu groben Fehlern führen, da die systolische Pulswelle die Arteria radialis erst etwa $1/5$ Sekunde nach Beginn der Systole erreicht und daher unter Umständen in die Diastole fällt oder doch ihr näherliegen kann als der Systole. Auch der Herzstoß ist nicht durchaus zuverlässig zur Feststellung der Herzphase, da er, wie oben auseinandergesezzt, bei perikarditischen Verwachsungen „umgekehrt", „negativ" werden kann.

Glücklicherweise können wir aber am Herzen nicht nur systolische von diastolischen Tönen unterscheiden, sondern wir können bei geeignetem Vorgehen auch die **Schallphänomene des rechten und des linken Herzens voneinander trennen und so deren Ursprungsort feststellen.** Dazu verhilft die Lage der einzelnen Klappen; man auskultiert zu diesem Zweck — über dem Herzen immer mit dem Stethoskop — an einer Brustwandstelle, die dem gerade interessierenden Ostium möglichst nah, von den anderen Ostien möglichst entfernt liegt. Die vorteilhafteste Stelle entspricht dabei nur am Ostium pulmonale dessen anatomischer Lage bzw. dessen Projektion auf die Brustwand. Die **Auskultationsstellen** sind:

Arterielle Ostien:

Ostium pulmonale: 2. linker Zwischenrippenraum, dicht neben Brustbein.

Ostium aorticum: 2. rechter Zwischenrippenraum, dicht neben Brustbein oder 3. linker Zwischenrippenraum, dicht neben Brustbein = 2. Auskultationsstelle der Aorta; tatsächlich liegt das Ostium aorticum in der Höhe des 2. Zwischenrippenraums unter dem Brustbein.

Venöse Ostien:

Ostium tricuspidale: Über den unteren Teilen des Brustbeins; es liegt tatsächlich am rechten Brustbeinrand in der Höhe des 6. Rippenknorpels.

Ostium mitrale: Über der Herzspitze und über der Gegend des linken Herzohrs; es liegt tatsächlich in der Höhe des 3. linken Zwischenrippenraums neben dem Brustbein, ist aber an dieser Stelle durch die Masse des rechten Herzens von der Brustwand getrennt.

Die Herztöne und ihre Veränderungen.

Reine, gut abgesetzte Herztöne lassen auf eine gute Funktion der **Herzklappen** schließen. Dagegen erlauben sie keinen Schluß auf die Güte des **Herzmuskels** und auf dessen Funktion; auch über einem sehr muskelschwachen Herzen können noch reine Töne vernommen werden. Andererseits ist mit unwesentlichen Besonderheiten der Tonhöhe, Dauer oder Klangfarbe der Herztöne klinisch-diagnostisch wenig anzufangen. Metallischer Beiklang der Herztöne beruht wohl immer auf dem Mitklingen benachbarter luftgefüllter Hohlräume, vor allem der Magenblase.

Bemerkenswerte Veränderungen der Herztöne dagegen können sein: Verstärkungen und Abschwächungen, Spaltungen und Verdopplungen, Unreinheiten und Geräusche.

Die Lautheit der Herzphänomene hängt in erster Linie ab von der Schallquelle, dem Herz, in zweiter Linie von den den Schall zum auskultierenden Ohr leitenden Medien.

Die die Lautheit der Schallquelle bestimmenden Faktoren sind im Prinzip die gleichen wie bei den Atemgeräuschen. Der eine Faktor ist wieder die Schwingungsfähigkeit der tönenden Teile, also hier der membranösen Klappen, der Herz- und Gefäßwände; die Schwingungsfähigkeit ist auch hier um so größer, je geringer die Festigkeit ist und umgekehrt. Der zweite Faktor ist die Energie der Bewegung; sie geht in unserem Fall im wesentlichen parallel der Geschwindigkeit, mit der die Aktion erfolgt; dieser gegenüber tritt die zur Verfügung stehende Muskelkraft ganz in den Hintergrund, so daß ein hypertrophisches Herz keineswegs über besonders laute Töne zu verfügen braucht; das gilt sowohl von den Klappen- wie von den Muskeltönen[1].

Die Schwingungsfähigkeit der Klappen wird um so größer sein, je weniger diese von infiltrierenden, vernarbenden, verhärtenden Prozessen in Mitleidenschaft gezogen sind. Da die ersteren dieser Prozesse dazu häufig zu Substanzdefekten und so zu Schlußunfähigkeiten führen, die einen exakten Schluß der Klappen erst recht beeinträchtigen, so sind sie nicht nur geeignet, Geräusche zu verursachen, sondern auch eine Abschwächung der Herztöne herbeizuführen, und zwar sowohl der II. diastolischen Töne über den arteriellen Ostien — Aorteninsuffizienz —, wie der I. systolischen Töne — Mitral- und Trikuspidalinsuffizienz[2]. Bei verhärtenden Prozessen, insbesondere bei der Aortensklerose, führt die erhöhte Festigkeit der Aortenklappen nicht selten zu einem verhältnismäßig hohen, „klingenden" Charakter des II. Aortentons.

Die Geschwindigkeit der Bewegung, und zwar hier die der Klappen, ist bei den die II. Töne erzeugenden, arteriellen Klappen (des Ostium aorticum und pulmonale)

---

[1] Die „kinetische Energie" oder „Energie der Bewegung" (E) ist (wenn m die Masse und v die Geschwindigkeit darstellen) definiert durch die bekannte Gleichung $E = \frac{1}{2} m v^2$.

[2] Bei Mitral- und Trikuspidalinsuffizienz erschwert daneben das vorzeitige Austreten von Blut aus der Kammer eine intensive (isometrische) Anspannung des Herzmuskels, so daß hier auf zweierlei Weise die Bedingungen schlecht sind für die Entstehung eines lauten I. Tones.

um so größer, je höher der Blutdruck in der Aorta bzw. in der A. pulmonalis ist. Wie ein von starkem Luftzug ergriffenes Tor werden die arteriellen Klappen vom **hohen Blutdruck im Beginn der Diastole mit lautem Knall** zugeworfen. Daher ist der II. Aortenton verstärkt bei allen Hypertonien, gleichviel ob sie Folgen von Nierenerkrankungen oder primärer, evtl. arteriosklerotischer Natur sind. Den genau entsprechenden Vorgang treffen wir am II. Pulmonalton bei den **Blutüberfüllungen im Lungenkreislauf**, wie sie Mitralfehler und die große Reihe der obengenannten (s. S. 137) Lungen-, Pleura- und Thoraxerkrankungen herbeiführen. Direkte Ursache der Verstärkung des II. Pulmonaltons ist der höhere Druck in der Lungenarterie, den der rechte Ventrikel zur Überwindung der Lungenstauung hervorbringen muß. Voraussetzung der Verstärkung des II. Pulmonaltons ist also einerseits Lungenstauung, anderseits genügende Kraft des rechten Ventrikels. Daraus erklärt es sich auch, daß sowohl bei ganz leichten Mitralfehlern, bei denen es eben noch nicht zu einer Lungenstauung gekommen ist, als auch — trotz Lungenstauung — bei schwergeschädigten, schwachen Herzen der II. Pulmonalton den II. Aortenton an Stärke nicht zu übertreffen braucht.

Die Lautheit der I. (systolischen) Töne wird bestimmt durch die Geschwindigkeit der systolischen Herzbewegung. Je rascher, je brüsker die Herzkontraktion einsetzt, desto intensiver wird die Erschütterung sowohl der Mitral- und Trikuspidalsegel, wie des Herzmuskels sein, desto lauter werden auch die I. Töne erschallen. So kommt es zur **Verstärkung der I. Herztöne** schon bei der frequenteren und energischeren Herztätigkeit, wie sie die körperliche Anstrengung mit sich bringt, aber auch schon bei der **beschleunigten und erregten Herzaktion im Fieber**, in der Aufregung, beim Cor nervosum, besonders auch bei Basedowherzen; die Herzpulsionen werden dann meist auch subjektiv unangenehm empfunden und als verstärkter Herzstoß vom Arzte palpiert. Schließlich besitzt die **Mitralstenose**, bei der sich die linke Kammer rasch gegen eine nur geringe Füllung zusammenzieht[1], als konstantestes Symptom einen auffallend lauten I. Ton, der unter Umständen sogar ohne Anlegen des Ohres oder Hörrohrs an die Brustwand wahrgenommen werden kann (Distanzton). Nicht ganz so laut,

---

[1] Herzdynamisch gesprochen: die Mitralstenose, bei der die Kammer von einer geringen Anfangsspannung = Anfangsfüllung aus in kurzer Zeit einen hohen Grad der Spannung erreichen muß . . . . .

aber auch verstärkt, sind die ersten Töne des öfteren bei den Hypertonien, bei denen in gleicher Zeitspanne ein erheblich höherer Grad der Spannung erreicht werden muß als sonst. **Abschwächung der Herztöne** kommt, abgesehen von den Hindernissen der Schalleitung gerade auf die umgekehrte Weise zustande. Ablauf der Systole gegen einen niedrigen Aortendruck bringt nur eine schwache Herzerschütterung oder einen leisen I. Ton zustande, der niedrige Aortendruck, seinerseits nur einen abgeschwächten II. Ton: Ohnmacht, Vasomotorenlähmung, akute Herzmuskelschwäche gehören hierher; auch die leisen Herztöne der Aortenstenose sind hierin begründet.

Die Bedingungen, die die **Schalleitung der Herztöne** durch Lunge und Brustwand usw. bestimmen, sind die gleichen, denen wir schon bei der Auskultation der Lunge begegnet sind. Je lufthaltiger die Lunge ist, um so schlechter wird sie leiten, je fester sie ist, um so besser; wiederum wird also eine emphysematöse Lunge am schlechtesten, eine pneumonisch verdichtete besonders gut leiten; auch hier schwächt wie früher die Flüssigkeitsschicht eines perikardialen oder pleuralen Ergusses die Schalleitung. Selbstverständlich ist neben diesen spezifischen Faktoren von nicht minder großem Einfluß die absolute Dicke der das Herz überlagernden Lungen- oder Brustwandschicht, die natürlich auch bei Emphysem von Bedeutung ist und bei sehr muskulösen und fetten Personen die Töne ebensosehr schwächen kann, wie sie sie bei Mageren unversehrt und laut hindurchtreten läßt. So gehören leise Töne geradezu zu den Symptomen des Emphysems und des perikardialen Ergusses und sind auch bei Fettleibigkeit eine Selbstverständlichkeit.

Die die Lautheit der Herztöne bestimmenden Faktoren sind schon unter physiologischen Verhältnissen für die einzelnen Klappentöne so verschieden, daß ein **Vergleich der Lautheit der Herztöne untereinander** immer auf sehr unsicheren Füßen geht; z. B. ist infolge des höheren Drucks in der Aorta der II. Aortenton an sich lauter als der II. Pulmonalton, aber die größere Entfernung des Aortenostiums von der Brustwand bewirkt, daß zumeist der II. Aortenton und der II. Pulmonalton ungefähr gleich laut gehört werden, ja in der Jugend ist nicht selten der II. Pulmonalton lauter als der II. Aortenton.

Die Spaltung und Verdoppelungen der Herztöne spielen in der Herzdiagnostik ziemlich selten eine Rolle. So können ganz gesunde Herzen während körperlicher Anstrengung eine

Spaltung der II. Töne darbieten: man erklärt die Erscheinung mit einem gesteigerten Aortendruck, der das Aortenostium vorzeitig schließe. Ebenda kommen auch schon bei tiefer Ein- und Ausatmung Spaltungen zu Gehör; die Erklärungen für sie sind alle hypothetisch.

Eine Spaltung des II. Tons bei Mitralstenose läßt sich verhältnismäßig glaubhaft erklären aus einem früheren Systolenende der schlechtgefüllten linken und einem späteren der überfüllten rechten Kammer, also aus einer Verfrühung des II. Aortentons gegenüber dem II. Pulmonalton. Spaltung des I. Tons bei Mitralstenose mag auf dem verspäteten Schluß einer vernarbten und dadurch schwerfällig gewordenen Mitralklappe beruhen.

Es ist ja begreiflich, daß an der Spaltung der Herztöne meist ungleichzeitige Spannung der Klappen des linken und rechten Herzens oder der einzelnen Segel einer Klappe die Schuld tragen werden. Auch Gefäßtöne mögen manchmal witwirken. Aber von klinischer Wichtigkeit sind dahinzielende Überlegungen im allgemeinen nicht, da eine einigermaßen sichere Entscheidung fast nie getroffen werden kann. Wichtiger ist zu wissen, daß Spaltungen und Verdopplungen für sich allein, also ohne sonstige pathologische Symptome, sehr unbedenkliche Phänomene sind. Von Spaltung oder Verdopplung der Töne spricht man nur, solange die durch die Spaltung bewirkte Veränderung des Gesamtrhythmus so klein ist, daß der betroffene Ton immer noch als eine Einheit erscheint und der normale systolisch-diastolische Zweitakt des Herzens erhalten bleibt.

Galopprhythmus. Wird getrennt von den zwei normalen systolisch-diastolischen Herztönen ein ausgesprochener dritter Ton hörbar, so schlägt das Herz nicht mehr im Zweitakt, sondern im Dreitakt und sein Rhythmus ähnelt dem Hufschlag eines galoppierenden Pferdes[1]. Dieser Galopprhythmus ist kein gar zu seltenes Phänomen und seine Feststellung ist von Wichtigkeit. Er ist kein gleichgültiges Symptom wie die gespaltenen Töne, sondern meist pathologisch und bedeutungsvoll. Allerdings wechselt diese Bedeutung ebensosehr, wie auch die Entstehungsarten des Galopprhythmus verschiedenartige sind.

Prognostisch am bedeutungsvollsten ist der Galopprhythmus, bei dem der III. Ton zwar deutlich getrennt ist vom II. Ton, aber doch noch in den ersten Teil der Diastole fällt (Abb. 18b).

[1] Man hat den Rhythmus auch treffend mit einem Trommelwirbel verglichen („bruit de rappel").

Dieser III. protodiastolische Ton kommt wohl auch bei muskelkräftigen, aber abnorm erregbaren Herzen vor, vielleicht als Ausdruck einer aktiven Diastole; aber viel häufiger findet er sich, wenn sonstige Zeichen ernster Herzschwäche vorliegen und ist dann wahrscheinlich der Ausdruck einer zu plötzlichen, hemmungslosen, diastolischen Erschlaffung und einer so zustande kommenden Erschütterung der Kammerwände. Der protodiastolische Galopprhythmus ist daher ein Verdachtsmoment auf Erschöpfungszustände des Herzmuskels, wie sie bei Myokarditis, bei Herzmuskelschädigungen durch alle möglichen Infektionskrankheiten, bei Basedow, bei Klappenfehlern usw. vorkommen.

Ihm gegenüber bedeutet das Erscheinen eines III. Herztons knapp vor dem I. Ton, also eines präsystolischen Tons,

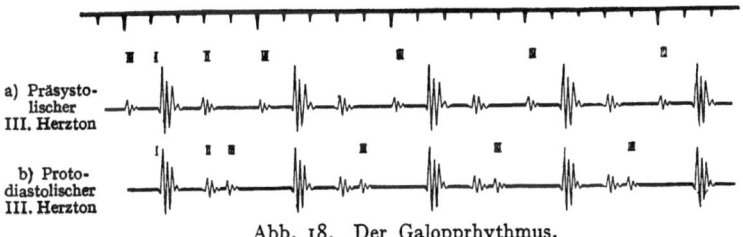

a) Präsystolischer III. Herzton

b) Protodiastolischer III. Herzton

Abb. 18. Der Galopprhythmus.

(Abb. 18a), lediglich verstärkte Tätigkeit eines hypertrophischen[1] linken Vorhofs, wie sie vor allem den Mitralstenosen eigen ist. Dieser präsystolische Galopprhythmus ist schon deshalb kein ganz ungünstiges Zeichen, weil ein schwerdilatierter Vorhof ganz sicher keinen Ton mehr erzeugen kann.

Die Herzgeräusche.

Schon für die sog. Herztöne mußte zugegeben werden, daß sie im musikalischen Sinn keine Töne darstellen, sondern eher als Geräusche bezeichnet werden sollten. Daher liegt auch der Hauptunterschied zwischen dem, was der Arzt Herzton, und dem, was er Herzgeräusch nennt, nicht in dem amusikalischeren Charakter der Geräusche. Entscheidend für den

---

[1] Die Fähigkeit der Vorhöfe zu Arbeitshypertrophie ist sehr gering. Meist steht bei ihnen die Dilatation ganz im Vordergrund. Immerhin kommen bei besonders muskelkräftigen Herzen manchmal recht deutliche Vorhofshypertrophien zur Beobachtung.

Unterschied zwischen Herzton und Herzgeräusch ist vielmehr, daß der Herzton mit seinem Beginn auch schon seine größte Lautheit erreicht hat und von da an dauernd leiser wird, während das Geräusch sich einige Zeit auf nahezu gleicher Lautheit hält (Abb. 19), ja in seltenen Fällen in seinem Verlauf an Lautheit noch gewinnen kann. Es ist der Unterschied wie zwischen der gezupften und der gestrichenen Geigensaite. Infolgedessen werden die Herzgeräusche zumeist länger dauern als die Herztöne, das ist aber kein unbedingtes Erfordernis. Auch die absolute Lautheit ist kein differentialdiagnostisches Symptom: es gibt leise und laute Töne, leise und laute Geräusche.

In der Praxis ist die Unterscheidung nicht immer so einfach wie in der Theorie. Übergangsstufen zwischen Tönen und

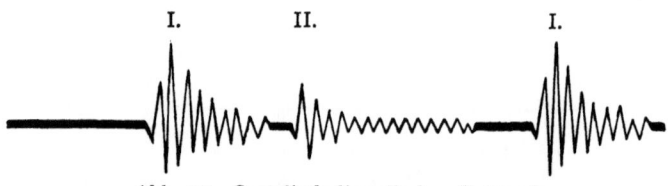

Abb. 19. Systolisch-diastolisches Geräusch.

Geräuschen stellen die „unreinen" Töne dar, deren klinische Bewertung deshalb oft ganz besondere Schwierigkeiten macht.

Von den Herzgeräuschen hat der weitaus größte Teil seinen Entstehungsort im Herzen selbst, in dessen Muskulatur und Klappen; das sind die kardialen Geräusche. Wesentlich einfachere Ursprungsbedingungen besitzen die Geräusche, die an der Außenfläche des Herzens entstehen, die perikardialen und pleuroperikardialen Geräusche.

Die kardialen Geräusche.

Das Strömen einer Flüssigkeit in einem gleichmäßigen Strombett bzw. in Röhren führt bei rhythmischer Pulsion zu kurzen „Tönen" und verläuft im wesentlichen ohne Geräusch. Worin bestehen demgegenüber **die Grundlagen der Geräuschbildung im Kreislauf,** unter welchen Bedingungen kommen überhaupt in einem Strombett Geräusche zustande?

I. Bei Wechsel der Weite des Strombetts, besonders beim unvermittelten Übergang von einer engen oder verengten zu einer weiteren Stelle entstehen Rauschen, Brausen und allerhand andere Geräusche. Der Flüssigkeitsstrom folgt nach Passage einer verengten Stelle bzw. beim Eintritt in eine erweiterte dem Verlauf der Wand nach außen, prallt an die Wand an, streicht an ihr entlang und übt, solange die Strömung dauert, immer wieder Stöße auf sie aus (Abb. 20). Die Wand wird so aus ihrem Gleichgewichtszustand gebracht, um den sie nun kraft ihrer Elastizität periodisch schwingt. Dabei tönt sie ähnlich wie eine gestrichene Geigensaite.

Dieser Vorgang spielt beim größten Teil der kardialen Geräusche die wichtigste Rolle, nicht nur bei den organischen

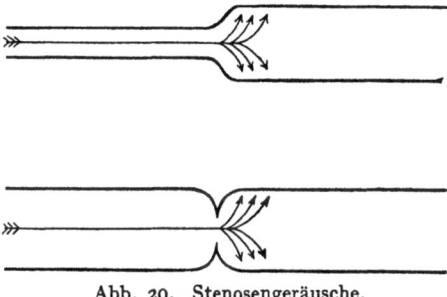

Abb. 20. Stenosengeräusche.

Klappenfehlern. Dabei ist der physikalisch-akustische Vorgang ganz derselbe, gleichviel ob der Arzt den Ventildefekt Stenose nennt oder Insuffizienz. Beide Male strömt Blut durch eine enge Stelle in eine weite, und das allein ist das akustisch Wesentliche. Daß das Blut bei der Stenose in der richtigen Richtung fließt, bei der Insuffizienz in der falschen, ist medizinisch-diagnostisch höchst wichtig, aber in bezug auf die akustische Genese gleichgültig. Physikalisch-akustisch machen also nicht nur die Klappenstenosen, sondern auch die Klappeninsuffizienzen, wenn man so will, ,,Verengerungs- (= Stenosen) Geräusche".

Mit dem Grad der Verengerung wächst die Lautheit eines Geräusches, so daß der hochgradigeren Klappenstenose meist auch das lautere Geräusch entsprechen wird; wenn allerdings die Stenose so schwer, das Ostium so eng geworden ist, daß es kaum mehr Blut hindurchläßt, muß auch das Geräusch erlöschen. Umgekehrt wird bei mäßiger Klappenschlußunfähigkeit das Geräusch schon sehr laut sein können, um bei weiterer

Zunahme der Insuffizienz wieder leiser zu werden und schließlich ganz oder fast ganz zu verschwinden.

II. Von besonderer Bedeutung für die **Lautheit eines Geräusches** ist die **Schwingungsfähigkeit der geräuschgebenden Herzteile**. Die Schwingungsfähigkeit der Wände eines jeden röhrenähnlichen Gebildes verhält sich weitgehend parallel dessen Durchbiegbarkeit; sie ist daher um so größer, je dünnwandiger, zarter und je weiter die Röhren bzw. ihre Wandungen sind. Die dicken Wände der diastolischen Herzkammern werden daher wenig geeignet sein, um bis zur Erzeugung von Geräuschen erschüttert zu werden, schon eher die Vorhöfe, mehr aber noch die Klappensegel und die Wände der großen Gefäße; die Klappensegel allerdings auch nur solange, als sie in ihrer dünnen, membranösen Struktur gut erhalten, noch nicht durch irgendwelche pathologischen Prozesse geschrumpft oder verdickt sind.

Recht ausgiebige Variationen der Schwingungsfähigkeit können sich auch an den großen arteriellen Gefäßwänden vollziehen. Unter dem Einfluß von Alter und Krankheiten verändern sich bei ihnen Festigkeit und Weite außerordentlich.

III. Ein Bach gibt kaum einen Laut von sich, solange er träg dahinfließt, er rauscht laut daher, sobald er erhebliches Gefälle, d. h. große Geschwindigkeit bekommt. Ein Geräusch entsteht also erst, wenn die **Stromgeschwindigkeit** einen bestimmten Grad erreicht hat. Auch steigt und sinkt mit der Stromgeschwindigkeit die **Lautheit**. Bei Röhren läßt sich ein Gleiches experimentell beobachten.

Das ist der Grund, warum ganz leise Geräusche nach Körperanstrengungen deutlicher werden oder überhaupt erst in Erscheinung treten; man benützt diese Beobachtung diagnostisch und läßt einen Patienten mit zweifelhaftem Herzauskultationsbefund, sofern sein Zustand dies erlaubt, sich bewegen, evtl. Kniebeugen machen; in manchen Fällen wird ein Geräusch schon deutlicher bei einer Lageveränderung des Kranken.

Ebenfalls durch den Einfluß der Stromgeschwindigkeit erklärt sich die Tatsache, daß die unter hoher Druckdifferenz und daher großer Stromgeschwindigkeit erzeugten Geräusche — Pulmonalstenose, Aortenstenose und -insuffizienz, Mitralinsuffizienz — im Durchschnitt erheblich lauter sind, als z. B. das unter dem schwachen Druck der Vorhofsystole entstandene Geräusch der Mitralstenose.

IV. Dünnere Flüssigkeiten verursachen ganz allgemein leichter Geräusche als dickflüssigere. So bringt in Röhrensystemen Wasser leichter Geräusche hervor als verdünntes Blut, verdünntes Blut leichter als unverdünntes und auch im Körperkreislauf wird bei Verschlechterung des Bluts was fast immer gleichbedeutend ist mit einer Verdünnung desselben, eine vermehrte Neigung zu Geräuschbildung zu erwarten sein.

Die Lautheit der Herzgeräusche. Daß die Herzgeräusche um so lauter sein werden, je günstiger ihre Entstehungsbedingungen sich gestalten, ist selbstverständlich und geht aus dem Bisherigen schon hervor: die Lautheit wird in weiten Grenzen um so größer sein, je plötzlicher der Sprung von engem zu weitem Lumen, je größer die Blutgeschwindigkeit, je schwingungsfähiger die geräuschgebenden Herz- und Gefäßteile, je dünnflüssiger das Blut.

Diese Faktoren können isoliert wirken und zu mehreren zugleich. Im letzten Fall können sie sich gegenseitig verstärken, aber sie können sich auch entgegenwirken. So ist z. B. der Fall möglich, daß ein Stenosen- oder Insuffizienzgeräusch, obwohl die Verschlimmerung des Klappenfehlers ein Lauterwerden zur Folge haben würde, trotzdem leiser wird, da zugleich die Klappensegel härter und schwingungsunfähiger geworden sind.

Klinisch wichtiger ist, daran zu denken, daß an dem Leiserwerden oder Verschwinden eines deutlichen Geräusches auch Nachlassen der Herzkraft und damit Verminderung der Strömungsgeschwindigkeit des Bluts die Schuld tragen kann. Umgekehrt kann das Erscheinen oder das Lauterwerden eines bis dahin nicht oder kaum hörbaren Geräusches darauf zurückzuführen sein, daß im Verlauf einer Bluterkrankung das Blut dünnflüssiger und seine Geschwindigkeit deshalb größer geworden ist.

Über solche Komplikationen hinaus sind natürlich wie immer die äußeren Faktoren der Lautheit der im Brustkorb entstehenden Schallphänomene nicht zu vergessen, d. h. die Schallleitungsbedingungen der Brustwand selbst und der zwischen Herz und Brustwand gelegenen Teile.

Der Charakter der Herzgeräusche. Der spezifische Bau des geräuschproduzierenden Herzteils und die Blutgeschwindigkeit sind sicher nicht nur für die Lautheit eines Geräusches maßgebend, sondern auch bestimmend für dessen sonstigen Charakter. So zeigt die Aorteninsuffizienz oft ein recht charakteristisches „gießendes" Geräusch, aber meist hat schon die einem Geräusch zugrunde liegende Erkrankung die Architektur der Klappe so uncharakteristisch verändert, daß von einem spezifischen Geräusch derselben keine Rede mehr sein kann. Tatsächlich spielt der Charakter, die Klangfarbe der Geräusche diagnostisch eine sehr untergeordnete Rolle.

Von all den kardialen Geräuschen sind die, welchen anatomische = „organische" Klappen-, Muskel- oder Gefäßveränderungen zu grunde liegen, abzutrennen als „organische" Geräusche. Alle anderen, sie mögen noch so verschiedener Herkunft sein, faßt man zusammen unter dem Namen der „akzidentellen" Geräusche.

Die organischen kardialen Geräusche. Organische = anatomische Klappendefekte kommen zustande durch akute oder chronische mit Zerstörung oder Umbau einhergehende Erkrankungen der Klappensegel, die sowohl Verkürzungen wie Zusammenwachsen der Segel untereinander zur Folge haben können. Der größte Teil davon entsteht als Folge von Endokarditis, ein weiterer erheblicher Teil beim Übergreifen der Mesaortitis luica auf das Aortenostium, ein kleiner Rest ist embryonal erworben und so meist die Folge einer unvollständigen oder fehlerhaften Trennung in rechtes und linkes Herz. Verkürzung oder Schrumpfung der Klappensegel bedeutet Schlußunfähigkeit (Klappeninsuffizienz), Verwachsen der Klappensegel untereinander dagegen Verengerung der Herzostien (Klappenstenose). Die so entstehenden Geräusche werden auch endokardiale oder valvuläre Geräusche genannt im Gegensatz zu den folgenden Geräuschen.

Es kann auch eine Veränderung des Herzmuskels die Schuld tragen an einer organischen (anatomischen) Klappenschlußunfähigkeit. Bei primärer, hochgradiger Erweiterung einer Herzkammer kann der Mitral- sowohl wie der Trikuspidalsehnenring so sehr mitgedehnt werden, daß die — selbst intakten — Klappensegel sich zentral nicht mehr berühren; auch Schwäche oder sonstige Schädigung von Papillarmuskeln mögen zu anatomischen Schlußunfähigkeiten führen. Die so entstehenden Geräusche nennt man relative oder muskuläre Geräusche und stellt ihnen die obigen eigentlichen Klappengeräusche als endokardiale oder absolute Geräusche gegenüber; meist werden die letzteren allerdings kurzerhand, aber inkorrekt als organische Geräusche bezeichnet[1].

Die differentialdiagnostische Analyse der Herzgeräusche.

Wenn auch einige Klappen seltener Läsionen zeigen als andere, so können doch sämtliche Ostien — Mitralis und Aorta, Trikuspidalis und Pulmonalis — von Insuffizienzen und Stenosen befallen werden, so daß über den vier Ostien je ein Insuffizienz- und ein Stenosengeräusch möglich ist. Eine Differentialdiagnose der so begründeten acht Möglichkeiten ist erreichbar mit Hilfe der Feststellung der Phase der Herzaktion und des Entstehungsortes des Geräusches. Letzterer wird gefunden aus der Stelle der Brustwand, über der das Geräusch am lautesten zu hören ist, und dazu aus der Richtung, in der das Geräusch sich am besten fortpflanzt.

Die Feststellung, in welcher Phase der Herzaktion, der systolischen oder der diastolischen, ein Geräusch liegt, ist leicht, solange der Herzrhythmus klar erhalten ist. Es reichen die systolischen Geräusche vom Beginn des I. bis zum Beginn des II. Tons, die diastolischen Geräusche vom Beginn des II. bis zum Beginn des I. Tons. Der Arzt rechnet ebenso wie die Vorhofsystole, so auch den ihr (zeitlich) entsprechenden präsystolischen Ton bzw. Geräusch zur Diastole.

Schon bei den unkomplizierteren Herztönen erforderte die Unterscheidung, ob systolisch, ob diastolisch, manchmal besondere Maßnahmen. Jetzt bei den Geräuschen werden sich solche noch häufiger als notwendig erweisen, besonders dann, wenn laute Geräusche die Töne überlagern oder wenn die Herzschädigung, die das Geräusch erzeugt, zugleich den Herzton ausgelöscht hat.

Als Ursprungsort der systolischen und diastolischen Klappengeräusche kommen in erster Linie in Betracht eines der vier Ostien allein oder mehrere zugleich. Zu Gehör kommt ein Geräusch im allgemeinen am besten an der Auskultationsstelle des ihm entsprechenden Herztons, also die Mitralgeräusche an der Herzspitze, die Aortengeräusche im 2. rechten Interkostalraum dicht am Brustbein, die Trikuspidalgeräusche

---

[1] Diese Bezeichnung leitet sich ab von der Unsitte, die Geräusche der muskulären Insuffizienzen den akzidentellen Geräuschen zuzurechnen. Tatsächlich sind aber die muskulären Insuffizienzen ganz genau so organisch bedingt wie die auf Endokardveränderung beruhenden,

über den unteren Teilen des Brustbeins und die Pulmonalgeräusche im zweiten linken Interkostalraum dicht neben dem Brustbein. Aber manchmal liegt die beste Auskultationsstelle, das **Punctum maximum** eines Geräusches auch an anderen Stellen. Das ist für die später zu besprechenden akzidentellen Geräusche darin begründet, daß sie teilweise keine Klappengeräusche, sondern Gefäßgeräusche sind. Bei den organischen Geräuschen, wo es sich nur um Klappengeräusche handelt, liegt der Grund in der verschiedenen Entstehung und **Fortpflanzungsrichtung der Geräusche.** Die Gesetze der Fortpflanzungsrichtung sind identisch mit denen der Schalleitung: ein Schall wird um so besser geleitet, je größer die Festigkeit des leitenden Mediums ist, diese ist bei Blut ungefähr gleich der des Wassers und wahrscheinlich größer als die der umgebenden Gefäßwände, Muskulatur usw. Dazu dürfte der Festigkeitsunterschied zwischen dem Blut und der Gefäßwand immerhin genügen, um eine gleichmäßige (sphärische) Ausbreitung des Schalls nach allen Richtungen zu verhindern, er wird vielmehr die Schallrichtung entlang dem Blutstrom zu einer bevorzugten gestalten. Dazu ist aus alten Experimenten bekannt, daß der Schall in strömenden Gewässern in der Stromrichtung besser geleitet wird als entgegen derselben. So ist kein Grund vorhanden, die alte immer wieder bewährte Regel abzuschaffen oder umzustoßen: ,,**die Geräusche pflanzen sich am besten fort in der Richtung des Blutstroms, der sie erzeugt''.**

Das ist der Grund, warum das Geräusch der **Mitralinsuffizienz** wohl wie der I. Herzton in der Gegend der Herzspitze gehört wird, aber oft noch besser in der Richtung nach dem linken Vorhof und dem linken Herzohr, dort, wo im zweiten linken Zwischenrippenraum neben dem Brustbein, also an der Auskultationsstelle der Arteria pulmonalis, das linke Herzohr der Brustwand anliegt. Die Aortengeräusche werden meist deutlich an der Auskultationsstelle der Aorta gehört. Aber das systolische Geräusch der **Aortenstenose** hört man nicht selten ebenso laut an der rechten Halsseite über der Karotis und das diastolische **Aorteninsuffizienzgeräusch** häufig sogar besser im dritten linken Zwischenrippenraum neben dem Brustbein an der sog. zweiten Auskultationsstelle der Aorta und noch weiter gegen die Herzspitze zu.

Ist festgestellt, in welche Herzphase ein Geräusch fällt, und über welchem Ostium bzw. an welcher Auskultationsstelle es am lautesten hörbar ist, so sind die auskultatorischen Unterlagen für die Diagnose eines Klappenfehlers gegeben. Man braucht sich jetzt nur mehr vor Augen zu halten, in welchem Zustand — offen oder geschlossen — die betreffende Klappe in der festgestellten Herzphase sein sollte, und in welcher sie sich tatsächlich befindet, nachdem über ihr ein Geräusch entstehen kann. Es sei z. B. ein systolisches Geräusch über der Herzspitze, also wahrscheinlich über der Mitralis festgestellt; die Mitralklappen sollten in diesem Augenblick, in der Systole, geschlossen sein; ist über ihnen nun trotzdem ein systolisches Geräusch zu hören, so kann es nur dadurch zustande gekommen sein, daß die Mitralklappen in der Systole offen, also schlußunfähig sind; Diagnose: Mitralinsuffizienz. Die gleiche einfache Überlegung läßt sich natürlich auch für jeden anderen Klappenfehler anstellen.

Allgemein bedeutet

über den venösen Ostien, Mitralis und Trikuspidalis

— in der Systole in der Norm geschlossen —: ein systolisches Geräusch immer eine Insuffizienz;
— in der Diastole in der Norm offen —: ein diastolisches Geräusch immer eine Stenose, während

über den arteriellen Ostien, Aorta und Arteria pulmonalis

— in der Systole in der Norm offen —: ein systolisches Geräusch immer eine Stenose;
— in der Diastole in der Norm geschlossen —: ein diastolisches Geräusch immer eine Insuffizienz

bedeutet. Die venösen und die arteriellen Ostien verhalten sich also, was das Verhältnis der Insuffizienzen und Stenosen zu den Herzphasen anlangt, gerade entgegengesetzt.

An Geräuschen, die nicht auf ein Punctum maximum beschränkt, sondern zugleich über verschiedenen Ostien, vielleicht sogar über dem ganzen Herzen und noch daneben gut hörbar sind, sind meist zwei oder mehrere Klappen beteiligt, oder es liegt ein die beiden Herzhälften unmittelbar betreffendes Vitium vor, wie es bei manchen angeborenen Herzfehlern der Fall ist.

Die akzidentellen Herzgeräusche. Das einzige, was dem Namen akzidentelles Geräusch Existenzberechtigung verleiht, ist, daß er nichts präjudiziert. Im übrigen ist er ein recht oberflächlicher Sammelname für Schallerscheinungen, die genetisch, daher auch in bezug auf klinische Wertigkeit größtenteils gar nichts Gemeinsames haben, die lediglich negativ dadurch bestimmt sind, daß ihnen keine anatomische Veränderung der Herzostien zugrunde liegt. Es sind die Geräusche, die nach Abzug der als endokardial oder muskulär festgestellten Herzgeräusche über dem Herzen noch übrig bleiben und die **fast immer systolischer Natur sind.**

Manche werden bei scheinbar ganz körper- und auch herzgesunden Individuen gefunden. Oft sind ihre Träger aber doch nicht ganz so leistungsfähig wie andere; näheres Zusehen fördert bei ihnen allerhand schwache Seiten zutage, man hört bei einem auffallend hohen Prozentsatz Klagen über nervöse Beschwerden. Insofern ist es vielleicht erlaubt, diese Geräusche als „**nervöse Herzgeräusche**" zu bezeichnen. Sie sind verwandt mit den erst bei oder nach Anstrengungen erscheinenden, wohl auch mit den manchmal bei Erregung wahrzunehmenden Geräuschen („Souffle de consultation").

Systolische Geräusche über der Herzbasis können auch die Folge von **Kompressionen der Arteria pulmonalis** sein durch Mediastinaltumoren und andere raumbeschränkende Prozesse im Mittelfell, und solche Stenosen können sehr wohl einen Grad erreichen, daß Schwierigkeiten für den Kreislauf und damit für die Herzaktion entstehen.

Ganz harmloser Natur sind dagegen systolische Basisgeräusche, die durch **willkürliche Kompressionen des Thorax** ausgelöst werden. Sie werden ebenfalls vorzüglich über der Auskultationsstelle der Arteria pulmonalis wahrgenommen und entstehen auch mit Vorliebe hier, da die Arteria pulmonalis bei ihrer Lage dicht unter dem Brustbein besonders leicht von außen her gepreßt werden kann. Natürlich ist eine große Nachgiebigkeit des knöchernen Brustkorbs Voraussetzung dazu, und die Erscheinung findet sich auch nur bei Kindern und bei sehr jugendlichen Erwachsenen. Bei ihnen genügt aber dann manchmal schon eine ausgiebige Exspirationsbewegung oder schon der Druck des aufgesetzten Stethoskops, um dies harmloseste Stenosengeräusch zu provozieren. Auf ähnliche Weise, auch durch Kompression bzw. Deformation soll über der Arteria pulmonalis auch ein diastolisches Geräusch zustande kommen können; dies ist aber zum mindesten ein sehr seltenes Ereignis.

An der Grenze zwischen Herz- und Gefäßgeräuschen stehen die systolischen Geräusche, wie sie sich finden bei den **luischen**

Erweiterungen der Aorta. Hier ist zwar nicht, wie bei den eigentlichen Aortenstenosen, das Ostium aorticum verengert gegenüber der Aorta selbst, vielmehr ist die Aorta zu weit geworden im Verhältnis zu ihrem Ostium. Aber die physikalisch-akustischen Folgen sind die gleichen wie bei einer gewöhnlichen Stenose, so daß wie dort, so auch hier ein systolisches Geräusch resultiert, das sich vorzüglich peripheriewärts fortpflanzt.

Die bisher besprochenen Geräusche, die akzidentellen sowohl wie die organischen, haben als gemeinsame Grundlage den Durchtritt von Blut durch einen engen in einen weiten Raum. Sonstige Geräuschursachen können bei ihnen wohl begünstigend oder auch nachteilig mitwirken, das Wesentliche sind sie aber nicht. Daneben treten nun Geräusche in Erscheinung, von denen mit großer Bestimmtheit gesagt werden kann, daß bei ihnen ein plötzlicher Wechsel des Lumens keine Rolle spielt. Es sind dies Geräusche, die wiederum systolischer Natur sind und immer am lautesten über der Arteria pulmonalis auskultiert werden. Sie finden sich wiederum mit Vorliebe bei jugendlichen Individuen, in der typischen Weise bei der Chlorose junger Mädchen. Gerade die letzte Feststellung gibt recht deutliche Hinweise, wo hier die Geräuschursachen zu suchen sind. Bei der Chlorose treffen nicht weniger als drei der oben (S. 148ff.) genannten Geräuschursachen zusammen:

Das Blut ist dünnflüssiger dank der Hämoglobinarmut und der Verminderung und Verkleinerung der Erythrozyten (Mikro- und Poikilozytose).

Die Strömungsgeschwindigkeit im Blute ist beschleunigt — wohl zum Ausgleich des verringerten Sauerstoffbindungsvermögens des hämoglobinarmen Bluts.

Schließlich ist die Wand der Arteria pulmonalis an sich schon verhältnismäßig dünn und daher gut schwingungsfähig; ganz besonders ist sie dies im jugendlichen Alter und wohl erst recht bei ausnehmend zarter Konstitution, wie sie bei der Chlorose die Regel ist.

Diese Bedingungen sind nicht immer alle drei nachweisbar, müssen auch nicht zugleich vorhanden sein, damit ein akzidentelles Geräusch zustande kommt.

So kann Erhöhung der Strömungsgeschwindigkeit des Blutes auch schon für sich allein Geräusche hervorrufen. In ziemlich reiner Form dürften wir sie beim Basedow treffen, der bei ganz normaler Blutzusammensetzung und bei nicht oder nicht wesentlich vergrößertem Herz systolische Geräusche aufweisen kann.

Besonders verständlich erscheint die Entstehung akzidenteller Pulmonalgeräusche bei eingreifenden Blutveränderungen. Sie stellen ja fast immer Blutverdünnungen dar, die notwendigerweise Strombeschleunigungen nach sich ziehen. So haben bei allen schwereren Anämien inkl. die fortgeschrittenen Leukämien, ebenso nach großen Aderlässen und Kochsalzinfusionen akzidentelle Geräusche nichts Erstaunliches an sich und dürfen auch nicht als Zeichen einer wesentlichen Herzschwäche angesehen werden. In den Endstadien der perniziösen Anämie kommen auch akzidentelle diastolische Geräusche zur Beobachtung.

Schließlich begegnet man ziemlich selten Herzgeräuschen, deren ganz außergewöhnlicher Charakter allein schon kaum einen Zweifel läßt, daß ihm auch ein ungewöhnlicher Vorgang zugrunde liegen muß. Es sind dies die meist sehr hohen musikalischen, giemenden Geräusche. Sie sind höchstwahrscheinlich zurückzuführen auf die Schwingung abnorm verlaufender Sehnenfäden (der Papillarmuskeln?), die bei der rhythmischen Aktion des Herzens wie die Saiten einer Gitarre abwechselnd gespannt und erschlafft werden und bei ihrer Spannung tönen. Ihrer Entstehung gemäß fehlt ihnen jede klinische Bedeutung.

Nur bei Berücksichtigung aller klinischen Symptome des Einzelfalles kann die Art eines Geräusches als organisch oder akzidentell sicher erkannt werden. Die alte Regel, daß die akzidentellen Geräusche immer systolischer Natur seien, besteht zu Recht trotz der seltenen, oben angeführten Ausnahmen.

Die extrakardialen Geräusche.

Die rhythmischen Bewegungen des Herzens und seines Inhalts führen auf vielfältige Weise zu Schallerscheinungen im Herzen — wir haben sie kennen gelernt als Herztöne und Herzgeräusche. Die Bewegungen des mit dem viszeralen Perikard überzogenen Herzens gegen den parietalen Perikardsack verlaufen in der Norm geräuschlos auch bei verstärkter Aktion. Wie bei der Pleura, so kommt es auch hier erst dann zu „Reiben", wenn die sonst zarte und glatte Serosa durch eine Entzündung akuter oder chronischer (Tuberkulose!) Natur oder durch Karzinomatose rauh oder bei hochgradiger Wasserverarmung des Körpers (Cholera!) trocken geworden ist.

Die Lautheit der perikardialen Geräusche ist wie die der pleuralen um so größer, je rauher die reibenden Flächen sind, und je rascher sie sich aneinander vorbeibewegen; sie ist also begünstigt bei verstärkter Herzaktion. Ist die Lautheit sehr groß, so wird man auch annehmen dürfen, daß die rauhen Stellen der vorderen Brustwand verhältnismäßig nahe liegen. Lagewechsel des Kranken beeinflußt die perikardialen Geräusche nicht immer in gleicher Weise — es kommt darauf an, ob durch den Lagewechsel die rauhen Stellen in noch engere Berührung miteinander gebracht werden, und dies richtet sich natürlich ganz nach ihrem Sitz; man muß ausprobieren. Daher kann auch der Druck mit dem Stethoskop auf die Brustwand nur in einem Teil der Fälle ein zweifelhaftes Reiben deutlicher zum Ausdruck bringen.

Das Wesentliche im Charakter der perikardialen Geräusche ist immer das „Reiben"; ist es absatzweise, laut schabend oder kratzend und dem Ohr naheklingend, dann schreit es dem Untersucher seine Herkunft geradezu in die Ohren. Es kann aber, ebenso wie das Pleurareiben, auch leise und zart und den Klappengeräuschen ähnlich sein; dann brauchen wir weitere Merkmale zur Unterscheidung von den eigentlichen kardialen Geräuschen.

Nicht immer zuverlässig ist der Einfluß der Atmungsphasen: im Valsavaschen Versuch [1] preßt der erhöhte intrathorakale Druck die Perikardblätter aneinander und verstärkt das Reiben. Umgekehrt werden endokardiale Geräusche im Valsavaschen Versuch durch die Einschränkung der venösen Blutzufuhr zum Herzen manchmal recht deutlich leiser [2]. In Exspirationsstellung ist das perikardiale Reiben öfters abgeschwächt.

Die bekannteste, weil hervorstechendste Eigentümlichkeit des perikardialen Reibegeräusches ist sein meist drei- oder vierphasiger Rhythmus, der ihm zu dem bezeichnenden Namen „Lokomotivgeräusch" verholfen hat; es hört sich tatsächlich manchmal an wie der Takt einer langsam fahrenden Lokomotive. Die bei den endokardialen Geräuschen so strenge Scheidung in systolische und diastolische Phase ist bei den perikardialen Geräuschen häufig gar nicht mehr erkennbar. Der

---

[1] = Tiefe Einatmung mit folgender kräftiger Ausatmungsbewegung (aber ohne Ausatmung!) bei geschlossenem Mund und Nase.

[2] Dabei spielt allerdings auch die Verschlechterung der Schalleitung vom Herz zur Brustwand durch die inspiratorisch lufthaltigere Lunge eine gewichtige Rolle.

perikardiale Rhythmus ist eben viel weniger von den Phasen der Herztätigkeit als vom jeweiligen Sitz der Rauhigkeiten abhängig, daher auch der nicht seltene, rasche Wechsel seiner Akzentuierung und seines Taktes.

Schließlich ist perikardiales Reiben über der Herzgegend manchmal auch deutlich fühlbar, was bei kardialen Geräuschen nur bei großer Lautheit und auch dann nur ganz ausnahmsweise vorkommt.

Es wurde schon oben erwähnt, daß das perikardiale Reiben in der Gegend der absoluten Herzdämpfung besonders laut wahrgenommen wird. Aber eine eigentliche Prädilektionsstelle des Reibens gibt es nicht, ebensowenig wie eine besonders zu Rauhigkeit neigende Stelle des Perikards. Auf einen engen Bezirk begrenzt wird es natürlich beim Hinzutreten eines perikardialen Exsudats in dessen Bereich erlöschen, so daß es bei steigendem Herzbeutelerguß schließlich nur mehr über der Herzbasis zu Gehör kommt. Die auf solche Weise durch einen wachsenden Erguß verursachte Verkleinerung der reibenden Zone ist natürlich ebensowenig ein günstiges Zeichen wie der parallele Vorgang beim Pleurareiben. Aus dem gleichen Grund kann aber auch umgekehrt das Wiedererscheinen von Reiben nicht nur in einem Umsichgreifen der entzündlichen Veränderung, sondern auch in einem Zurückgehen des perikardialen Ergusses seinen Grund haben.

Bei ungeschickter Punktion eines perikardialen Exsudats vermag Luft in den Perikardspalt einzudringen; die Folge ist das **Seropneumoperikard**. Ebenso können äußere Verletzungen, z. B. Messerstiche, den Herzbeutel eröffnen und Luft und oft auch Infektionserreger eindringen lassen, die dann die Grundlagen zu einer exsudativen Perikarditis legen; wiederum ist ein Sero- bzw. Pyopneumoperikard die Folge. Die physikalischen Verhältnisse sind dabei genau so gelagert wie beim Pneumothorax bzw. beim Seropneumothorax und es wiederholen sich daher auch dessen physikalische Symptome: metallische Nebengeräusche und Schüttelgeräusche (Succussio Hippokratis).

Mediastinales Emphysemknistern. Dringt infolge äußerer Verletzung oder durch das Platzen von Lungenalveolen an der dem Mediastinum zugekehrten Lungenperipherie Luft aus der Lunge in den vorderen Mediastinalraum, so kommt es zu einem merkwürdigen Knistern. Es ist das ein Geräusch, das wie in seiner Grundlage, so auch in seinem Charakter ähnlich ist dem Knistern, das bei dem Hautemphysem des Gasbrands durch Druck von außen hervorgerufen wird. Nur hören wir beim mediastinalen Emphysem ein Spontangeräusch und dazu ein rhythmisches infolge der ursächlichen, rhythmischen Aktion des Herzens, mit der es natürlich synchron ist.

Die Blutgefäße.
Normale und pathologische Physiologie.

Die rhythmischen (systolischen) Kontraktionen des Herzens und die dabei erfolgende Austreibung des Bluts bewirken synchrone, passive Erweiterungen — Pulsationen — der Aorta, der mittleren und auch der kleineren Arterien. Je weiter peripherwärts, um so mehr verebben aber die vom Herz gesetzten rhythmischen Schwankungen, bis sie im Kapillargebiet in der Norm nur mehr angedeutet sind und in den Venen ganz fehlen. Nur sehr große Pulsationen schlagen bei weiten Arteriolen bis in die Kapillaren (Kapillarpuls) und evtl. sogar bis in die Venen durch (penetrierender Venenpuls).

Durch den hohen Druck, unter dem in der Systole Blut in die Hauptschlagader hereingepreßt wird, dehnen sich deren elastische Wände nach Art eines Windkessels passiv aus, werden gespannt und gewinnen so eine Energie der Lage. Sobald das Maximum des Drucks überschritten ist, wird die Arterienwand, die von Anfang an das Bestreben hatte, in ihre Ruhelage zurückzukehren, die Energie der Lage umsetzen in Energie der Bewegung; diese wird verwandt, um das Blut peripherwärts zu treiben. Auch in den mittleren und kleinen Gefäßen spielt diese Windkesselwirkung noch eine Rolle; aber hier tritt zu dieser passiv elastischen Funktion hinzu eine aktiv muskulöse, die dafür sorgt, daß sich die Gefäße je nach dem jeweils nötigen Blutbedarf der von ihnen versorgten Organe bald verengern, bald erweitern.

So nimmt die elastische Kraft der Gefäße dem Herzen ein gut Teil seiner Arbeit ab, während die Gefäßmuskulatur die Blutverteilung regelt und den Tonus der Gefäße unterhält. Der Tonus, der Spannungszustand der Gefäße ist eine der Ursachen für den Widerstand, der sich dem Strömen des Blutes von der arteriellen (linker Ventrikel) zur venösen Seite des großen Kreislaufs (zum rechten Vorhof) entgegensetzt, und dieser wieder ist die Vorbedingung des Überdrucks im arteriellen Gebiete, des arteriellen Blutdrucks.

Der **Blutdruck** ist so abhängig einerseits von der Arbeit des Herzens, d. h. vom Stromvolumen (s. S. 121), andererseits von der Weite und Dehnbarkeit der Gefäße[1]. Werden die Gefäße insgesamt weiter, so werden sie von mehr Blut durchströmt als zuvor; werden sie enger, so würden sie von weniger

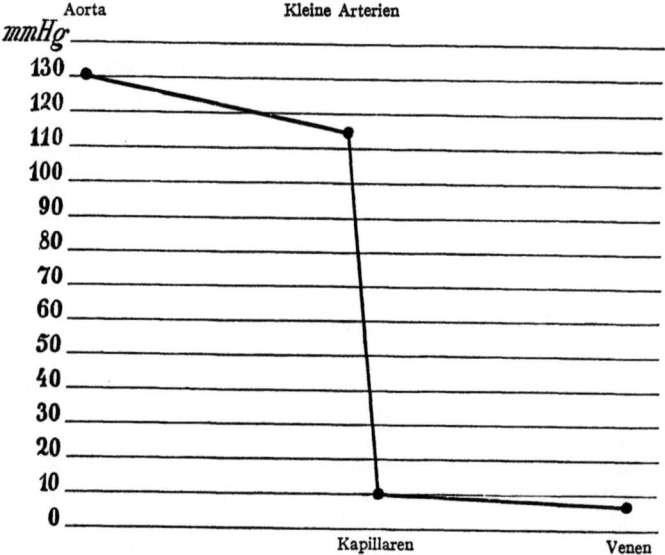

Abb. 21. Abfall des Blutdrucks von der Aorta bis zu den Venen.

Blut durchströmt, wenn nicht das Herz durch Mehrarbeit einen höheren Blutdruck setzte und so den vermehrten Gefäßwiderstand ausgliche.

Das Herz arbeitet nicht mehr, als zur Aufrechterhaltung des Kreislaufes notwendig ist. Infolgedessen kennen wir keine Blutdruckerhöhung die allein durch Mehrarbeit des Herzens bedingt wäre, wohl allerdings kennen wir ein Sinken des Blutdrucks bei Herzschwäche, aber auch dieses im allgemeinen nur bei schwerster Herzmuskelinsuffizienz.

An beherrschender Stelle unter den für den **Blutdruck maßgebenden Faktoren** steht **die Weite der Gefäße**, und zwar die der kleinsten Arterien, der Arteriolen. Sie

---

[1] Ihr gegenüber tritt die Viskosität des Blutes sehr an Bedeutung zurück.

ist reguliert von Vasomotorenzentren, deren wichtigstes seinen Sitz in der Medulla oblongata hat. Zu diesem Zentrum gelangen Einflüsse teils auf dem Blutweg, teils auf nervösen Wegen sowohl vom Großhirn aus (psych. Faktoren) wie von der Aorta aus (N. depressor cordis). Die Arteriolen sind es, die dem Durchtritt des Blutes den Hauptwiderstand entgegensetzen. Während der Druckabfall von der Aorta (max. etwa 130 mm Hg) bis zu den kleinen Arterien (z. B. zur Art. digiti) nur einige mm Hg beträgt, stürzt der Blutdruck bei der Passage der Arteriolen um über 90% seiner Höhe ab, bis auf wenige

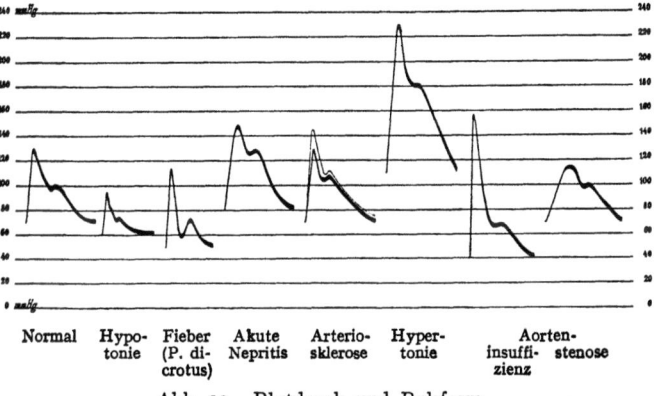

Abb. 22. Blutdruck und Pulsform.

(5—11) mm Hg. Mit diesem geringen Restdruck muß die weitere Passage durch die Kapillaren und Venen (1—7 mm Hg) bestritten werden, sofern nicht aktive Kräfte der Gefäßwände am ferneren Bluttransport zurück zum rechten Herzen mitwirken. Schuld an dem rapiden Druckabfall ist die große äußere Reibung des Bluts an den Wänden der kleinsten Arterien, viel weniger seine innere Reibung (Abb. 21).

Bei gesunden Personen variiert der Blutdruck in den großen bis kleinen Gefäßen zwischen einem (herz-)systolischen Maximum von 100—130 mm Hg und einem (herz-)diastolischen Minimum von 55—75 mm Hg. Im Alter ist auch ein Blutdruck von 140 mm Hg im Maximum noch erlaubt.

Die dauernde Verengerung der mittleren und kleinen Arterien durch Arteriosklerose führt nicht zu erheblicher Blutdrucksteigerung; dazu sind diese Verengerungen nicht hochgradig und nicht allgemein verbreitet genug. Höchstens steigt das Blutdruckmaximum etwas, selten über 145 mm Hg, dank der Festigkeit der Gefäßwände; sind diese fester und unnachgiebiger geworden, so genügt schon der normale systolische Füllungszuwachs, um in der Arterie einen, wenn auch geringen übernormalen Druckzuwachs zu erzeugen. Sind dabei die Arteriolen intakt, so gleicht sich dieser systolische Überdruck sehr rasch aus, so daß bei reiner Arteriosklerose der diastolische Minimaldruck nicht erhöht ist. **Mäßige Erhöhung des Blutdruckmaximums bei normalem Blutdruckminimum** führt so zu der vergrößerten Blutdruckamplitude, wie sie für die unkomplizierte Arteriosklerose typisch ist (Abb. 22).

Dagegen sind die **pathologischen Veränderungen der Weite der Arteriolen** imstande, den Blutdruck hochgradig zu beeinflussen, ebenso wie die Weite der kleinsten Arterien auch unter physiologischen Verhältnissen den Blutdruck beherrscht. **Vorübergehend können starke psychische Reize den Blutdruck steigern.** Die chronische Verengerung der kleinsten Arterien, die zu **dauerndem Hochdruck** führt, ist im wesentlichen nicht anatomisch fixiert, sondern funktionell durch reflektorisch-spastische Gefäßkontraktionen bedingt. Dazu gehören die Hypertonie bei Harnsperre, bei Nierenerkrankungen, die zu sekundärer Schrumpfniere führen, bei Bleivergiftung und die primäre Hypertonie, bei der die Nierenerkrankung nicht die Ursache, sondern nur einen Teil der Gefäßalteration darstellt.

Ist die reine Verengerung lediglich auf die Arteriolen beschränkt bei unversehrten und deshalb nachgiebigen Arterien, wie wir es besonders bei der jugendlichen „sekundären" Schrumpfniere vor uns haben, so bedarf es eines erheblichen arteriellen Füllungszuwachses, um einen systolischen übernormalen Druckzuwachs zu erzwingen [1]. Dieser große systolische Füllungszuwachs der Arterien kann sich eben wegen der verengten Arteriolen während der Herzdiastole nicht völlig ausgleichen; die Folge ist, daß der Blutdruck nach der

---

[1] Dies wird klarer mit Hilfe zweier Extreme: Versucht man in eine abgeschlossene, mit Wasser vollgefüllte, festwandige Röhre noch weiterhin eine, wenn auch nur kleine Menge Wasser hineinzupressen, so steigt der Röhreninnendruck sofort derart, daß die Röhre zu zerplatzen droht. In einen dünnwandigen nachgiebigen Schlauch dagegen muß man offensichtlich eine wesentlich größere Flüssigkeitsmenge hineinpumpen, bis ein gleich hoher Druck erreicht wird, sofern dies überhaupt möglich ist.

Herzsystole von seinem erhöhten systolischen Maximum nicht bis zum normalen diastolischen Minimum absinkt, sondern daß vielmehr bei der unkomplizierten Arteriolenerkrankung meist auch das Blutdruckminimum erhöht wird. Das Blutdruckmaximum schwankt hier zwischen 160 und an 300 mm Hg, das Minimum zwischen 90 und 140 mm Hg (Abb. 22).

Trifft die Verengerung der kleinsten Arterien, die Arteriolosklerose, zusammen mit Arteriosklerose, so bedarf es angesichts der eben erwähnten Festigkeit arteriosklerotischer Gefäße einerseits und der arteriolosklerotischen Abflußerschwerung andererseits eines verhältnismäßig kleinen systolischen Füllungszuwachses zur Erzeugung einer erheblichen Steigerung des Blutdruckmaximums. Gleich enge Arteriolen vorausgesetzt, liegt also bei gleichzeitiger Arteriosklerose einer bestimmten maximalen Blutdruckerhöhung eine geringere Gefäßfüllung zugrunde als bei unversehrten mittleren und kleinen Arterien; oder von der anderen Seite betrachtet: bei Arteriolosklerose, die durch Sklerose der mittleren und kleinen Arterien kompliziert ist, kommt es schon bei einem geringeren arteriellen Füllungszuwachs zu erheblicherer Hypertonie als bei unkomplizierter Arteriolosklerose. Der geringere Füllungszuwachs gleicht sich auch rascher aus, der Druck fällt von seinem Maximum bis auf ein tieferes Minimum ab.

Selbstverständlich werden mit diesen erwähnten Möglichkeiten nur einzelne Typen getroffen, es gibt reichliche Abweichungen und genug undurchsichtige Fälle.

Von den Klappenfehlern beeinflussen lediglich die Aortenfehler in gesetzmäßiger Weise den Blutdruck. Bei der Aorteninsuffizienz führt die Vermehrung des Schlagvolumens zu einem rasch ansteigenden Blutdruckmaximum, dem durch den diastolischen, kammerwärts gerichteten Rückstrom des Blutes auf dem Fuße eine plötzliche tiefe Senkung folgt zu einem unternormalen Minimum (Abb. 22). Im Gegensatz dazu führt bei Aortenstenose das langsamere Einströmen des Bluts in die Aorta auch zu einem langsameren Anstieg des systolischen Blutdrucks, der sich dann meist nur auf niederen bis mittleren maximalen Höhen bewegt. Abnorm niederer Blutdruck (Maximum 80—100 mm Hg) findet sich vorübergehend bei Gefäßerweiterungen durch Fieber oder Gefäßkollaps; als dauerndes Symptom wird er beobachtet bei Morbus Addison und bei einer Gruppe von asthenischen Kranken, die oft durch Neigung zu Schwindel und Ohnmacht und andere Symptome eines labilen Nerven- und Gefäßsystems gezeichnet sind. **Symptomenkomplex der Hypotonie.** Eine Blutdrucksenkung durch Herzschwäche findet sich nur bei dekompensierten Herzen.

Die Diagnostik der Arterien.

Die **Inspektion** bringt beim gesunden, in Ruhe befindlichen Patienten keine Einsichten in den Zustand und in die Funktion der Arterien. Die normalen Arterien liegen zu tief, und ihre Pulsation ist zu wenig ausgiebig, als daß sie sichtbar werden würden. Bei mageren Personen aber und bei Verstärkung der Herzaktion zeichnen sich die Pulsationen der Arterien auf der Körperoberfläche ab, besonders dort, wo sie verhältnismäßig oberflächlich liegen, über den Karotiden am Halse, über der Arteria radialis am Handgelenk; dazu kommt die epigastrische Pulsation der Bauchaorta, die allerdings unterschieden werden will von der fortgeleiteten Pulsation der benachbarten (evtl. hypertrophischen) rechten Kammer.

Wir sehen die **sichtbare Pulsation** weit in kleine und kleinste Arterien und sogar in die Kapillaren fortgeleitet bei verstärkter Herztätigkeit mit großer Pulsamplitude und bei der Gefäßerschlaffung im Fieber. Ganz besonders deutlich wird ihr Extrem, der sog. **Kapillarpuls**, das abwechselnde Erröten und Erblassen der Kapillarbezirke, bei den mächtig schwankenden arteriellen Füllungen und Spannungen der **Aorteninsuffizienz**; für diese ist der Kapillarpuls geradezu pathognomonisch. Er wird leicht beobachtet am Nagelbett, vorzüglich wenn dies durch Druck etwas anämisch gemacht, ferner an der Stirn, wenn durch leichte Gefäßreizung z. B. einen Strich mit stumpfem Instrument, eine Hyperämie erzeugt wurde; auch am Augenhintergrund ist er oft gut zu beobachten.

Über die sichtbaren **Aneurysmen** der Aorta wurde früher schon gesprochen. Auffällige Pulsationen an den Gliedmaßen erwecken den Verdacht auf — meist traumatische — Aneurysmen der peripheren Arterien, sei es, daß der Arterienpuls in ein abgekapseltes Hämatom fortgeleitet (Aneurysma spurium), sei es, daß er durch die Kommunikation einer Vene mit einer Arterie in der oberflächlichen Vene sichtbar wird (Aneurysma arteriovenosum).

Das ganz besonders auffällige Bild oberflächlicher, bis fingerdicker lebhaft **pulsierender Brustwandarterien** kommt eigentlich nur vor, wenn die Aorta an der Ansatzstelle des Ductus Botalli erheblich verengt ist; die Blutversorgung der unteren Körperhälfte ist in solchem Falle ja nur möglich durch die Ausbildung zahlreicher arterieller Kollateralen zwischen dem Anfangsteil der Aorta und der Aorta descendens.

Schließlich dürfen nicht übersehen werden stärkere **Schlängelungen oberflächlicher Arterien**, wie sie besonders an den Temporalarterien offenkundig werden; Widerstandsunfähigkeit der (oft arteriosklerotisch veränderten) Gefäßwände einerseits, vermehrte Gefäßbeanspruchung durch hohen Blutdruck andererseits kommen als Ursache in Betracht.

Die Auskultation der Arterien.

Die Auskultationsphänomene, die über Aorta und Arteria pulmonalis wahrgenommen werden, rechnet man wegen ihrer innigen Beziehung zum Herzen noch den Herzgeräuschen zu. Wenn man von Arterientönen und -geräuschen spricht, meint man daher nur **die Schallerscheinungen über den mittleren Arterien von Karotis und Arteria subclavia abwärts**. In den kleinen Arterien wiederum werden die Bedingungen zu ungünstig, als daß dort Schallphänomene zustande kommen könnten.

Über den mittleren herznahen und herzfernen Arterien können normalerweise sowohl, als auch unter krankhaften Verhältnissen **Arterientöne und Geräusche** zur Wahrnehmung kommen. Entweder sind sie vom Herzen durch Knochen, Muskel und Bindegewebe besonders aber auch entlang den Blutgefäßen **in die Peripherie fortgeleitet, „eingewandert"** oder sie **sind in den Gefäßen an Ort und Stelle entstanden, „eingeboren"** (autochthon). Da die im Herzen selbst entstandenen Schallerscheinungen im allgemeinen nicht über Karotis und Arteria subclavia hinaus gelangen, so müssen die über den herzentfernteren Arterien zu hörenden Töne und Geräusche meist eingeborener Natur sein, wogegen über Karotis und Arteria subclavia die Frage in jedem einzelnen Fall gesondert zu entscheiden ist. Ob ein Geräusch eingewandert ist oder eingeboren, darüber entscheidet also nicht der Geräuschcharakter, vielmehr ist dazu erst zu beantworten, ob am Herzen überhaupt entsprechende Geräusche oder genügend laute Töne sich finden, und ob die Auskultationsstelle nicht soweit vom Herzen entfernt ist, daß ein fortgeleitetes Geräusch schon deshalb ausgeschlossen erscheint.

Die Entstehungsbedingungen der eingeborenen Arterientöne sind einfacher Natur, plötzliche Spannung der Arterienwand durch das Einströmen einer brüsken Pulswelle erzeugt einen Spannungston. Er entspricht zeitlich der Herzsystole, und man nennt ihn daher auch herzsystolisch, wenn er auch einer plötzlichen Füllung und Erweiterung der Arterie seinen Ursprung verdankt. Herzdiastolische Gefäßtöne durch plötzliche Entspannung der Gefäßwände sind sehr selten und nur bei pathologisch beschleunigtem Druckabfall möglich.

Den Entstehungsbedingungen der eingeborenen Gefäßgeräusche sind wir schon insgesamt bei der Herzauskultation begegnet. Wie dort sind:

Verengerung des Strombetts,
Erhöhung der Strömungsgeschwindigkeit,
Blutverdünnung und
übermäßige Schwingungsfähigkeit der Gefäßwände

die Hauptfaktoren. Unbedingt notwendig ist, wie zu jedem Geräusch, eine gewisse Strömungsgeschwindigkeit; das allein erklärt schon, warum die eingeborenen Arteriengeräusche mit einer einzigen Ausnahme an die herzsystolische Phase gebunden sind, genau wie die akzidentellen Herzgeräusche.

Die normalen Arterienphänomene. Normalerweise hört man über den herznahen Arterien Karotis und Arteria subclavia einen leiseren ersten und einen lauteren zweiten Ton. Der erste ist der herzsystolische Spannungston, also an Ort und Stelle entstanden, eingeboren; ist er besonders laut, so erweckt er den Verdacht auf pathologisch verstärkte Herzaktion. Der zweite, herzdiastolische Ton ist lediglich der fortgeleitete zweite Aortenton, also eingewandert. Die herzentfernteren Arterien sind in der Norm stumm. Geräusche geben sowohl die herznahen wie die herzentfernten Arterien erst, wenn in ihnen durch teilweise Kompression mittels des Stethoskops oder der Blutdruckmanschette eine Stenose gesetzt wird. Nehmen Druck und Verengerung weiterhin zu, so verwandeln sich die Geräusche in manchmal recht laute (Kompressions-)Töne. Zur Kritik eines systolischen Arteriengeräusches bzw. eines Arterientons ist daher prinzipiell immer zuerst festzustellen, ob denn überhaupt ein Spontangeräusch vorliegt, oder ob nicht wir selbst künstlich ein Kompressionsphänomen erzeugt haben.

Die pathologischen Arterientöne und -geräusche. Unter krankhaften Bedingungen können über den Arterien sowohl fortgeleitete, wie eingeborene Töne und Geräusche in Erscheinung treten. Bei Hypertonikern, bei Bleikranken, im Fieber, bei Basedow und bei Aorteninsuffizienz ist die oben erwähnte Verstärkung des systolischen (eingeborenen) Karotidentons als Folge verstärkter Herztätigkeit nichts Seltenes. Die Gefäßgeräusche sind — sofern sie überhaupt pathologisch und nicht künstliche Kompressionsgeräusche sind — diastolische (eingewanderte) Aorteninsuffizienz-, oder systolische Aortenstenosen- oder Aneurysmengeräusche; Mitralinsuffizienzgeräusche werden nur höchst selten bis zur Karotis fortgeleitet. Über den herzentfernteren Arterien kommt es nur bei übermäßig brüsker Pulsation, am ehesten noch bei Aorteninsuffizienz, zu spontanen (eingeborenen) Tönen; Geräusche sind über ihnen fast immer Kunstprodukte durch den Druck des Stethoskops.

Den außerordentlichen systolisch-diastolischen Druckschwankungen, die typisch sind für die Aorteninsuffizienz, entsprechen so energische arterielle Pulsationen, daß noch bis in die Arteria femoralis hinein nicht nur die systolische, sondern auch die (rückläufige) diastolische Welle einen (eingeborenen) Ton erzeugen kann. Der so entstehende Doppelton, der sich durch den Druck mit dem Stethoskop in ein Doppelgeräusch verwandeln läßt (Duroziez), ist zwar pathognomonisch für die Aorteninsuffizienz, kommt aber nur bei so hohen Graden dieses Klappenfehlers vor, daß er zur Differentialdiagnose wenig mehr beiträgt.

Die Technik der Gefäßauskultation, das gilt für die Arterien wie für die Venen, hat vor allem auf der Hut zu sein, vor der künstlichen Erzeugung von Druckgeräuschen. Das Stethoskop darf also über den Gefäßen immer nur ganz leise aufgesetzt werden. Die besten Auskultationsstellen der einzelnen Arterien sind natürlich dort, wo die Arterien der Körperoberfläche am nächsten kommen; die Palpation wird dazu ein zuverlässiger Ratgeber sein.

Die Palpation der Arterien.

Die Palpation der Arterien hat ein doppeltes Ziel. Sie strebt nach der Erkenntnis des Zustandes der Gefäßwände an sich und will weiterhin aus der Erforschung der dynamischen, sich an den Gefäßen abspielenden Vorgänge, aus deren Spannung und Bewegung, Rückschlüsse ziehen auf Herz- und Gesamtkreislauf. Letzterem Ziel dient ganz vorzüglich die Untersuchung des Radialpulses, daneben auch die des Karotispulses.

Der Zustand der Gefäßwände muß für jede erreichbare Arterie besonders erforscht werden. Was wir bei der tastenden Untersuchung einer Arterie fühlen, ist entsprechend dem oben genannten doppelten Ziele der Arterienpalpation das Produkt aus zwei Unbekannten: einerseits aus der Gefäßwand an sich und andererseits aus dem Zustand der Füllung und Spannung, in den die Arterie durch den Blutstrom versetzt wird. Die Lösung dieser Gleichung mit zwei Unbekannten ist unmöglich; man muß erst den Blutstrom ausschalten, um die Gefäßwand für sich allein untersuchen zu können. Dazu genügt es, wenn Zeige- und Mittelfinger der freien Hand die zu tastende Arterie herzwärts von der Tasthand bzw. vom Tastfinger bis zur Pulslosigkeit unterdrücken; noch sicherer ist die Ausschaltung des Blutstroms der Armarterien mit Hilfe der Aufblähung der Manschette des Recklinghausenschen Blutdruckapparats ebenfalls bis über das Unfühlbarwerden des Pulses hinaus. Jetzt erst kann die Arterie isoliert beurteilt werden: die normale Arterie ist nun überhaupt unfühlbar geworden; ist eine Arterie aber noch tastbar, so befindet sie sich entweder im Zustand eines erhöhten Tonus, oder ihre Muskularis ist hypertrophisch oder bindegewebig verhärtet, sklerosiert; ist sie dazu geschlängelt, so spricht dies — wie oben schon auseinandergesetzt — sowohl im Sinne einer verminderten Widerstandsfähigkeit wie einer vermehrten Beanspruchung der Arterienwand; fühlen sich gar in der Arterie harte Einlagerungen, wie von Kalkplatten, dann ist es schon zu arteriosklerotischen Verkalkungen (der Muscularis mediae) gekommen, deren Extrem die sog. Gänsegurgelarterie darstellt. Die verschiedenen Gefäßgebiete verfallen keineswegs gleichzeitig der Arteriosklerose; daher kann aus dem Zustand eines betasteten Gefäßgebietes kein Schluß gezogen werden auf den anatomischen und funktionellen Zustand anderer, nicht tastbarer Gefäße, vor allem nicht von peripheren Arterien auf die Arterien der Brust- und Baucheingeweide.

Ist der arterielle Puls unfühlbar, trotz fühlbarer Arterie, so liegt offenbar ein Gefäßverschluß vor. Ursache ist fast immer Arteriosklerose oder Gefäßspasmus, seltener Embolie. Asphyxie und evtl. auch Nekrose sind die Folgen.

Auch zur Prüfung der sich an den Arterien abspielenden Bewegungsvorgänge will der Zustand der Gefäßwand berücksichtigt sein. Eine als verhärtet erwiesene Arterie wird von der Pulswelle lange nicht in dem Maße zur Mitbewegung gebracht werden („pulsieren") wie ein normal weiches, nachgiebiges Gefäß; auch das ist ein Grund, zuerst eine evtl. Arteriosklerose auszuschalten, ehe man an die Beurteilung der **Pulsqualitäten** herantritt. Zu diesen gehören die Pulszahl in der Minute, der Rhythmus des Pulses, die Härte des Pulses, (der Blutdruck), die Schnelligkeit, die Größe (Höhe) und schließlich die Kraft (Energie) des Pulses. Sie werden mit der Kuppe des Zeige- oder Mittelfingers geprüft, weitaus am häufigsten an der Arteria radialis zwischen dem Processus styloideus radii und den Sehnen der langen Flexoren. Nur zur Klärung zeitlicher Zusammenhänge bietet der Karotispuls Vorzüge, und zur Bestimmung des Blutdrucks bedürfen wir der Arteria brachialis.

I. Die **Pulszahl** (Frequenz) beträgt beim Neugeborenen 130 bis 150 Schläge in der Minute und sinkt im Verlauf der Kindheit allmählich, um sich bei gesunden Erwachsenen zwischen 60 und 80 Schlägen in der Minute zu halten und im Greisenalter wieder etwas zu steigen; auch niedrigere Zahlen (zwischen 50 und 60) werden bei sonst ganz herzgesunden Menschen gefunden. Die Pulszahl stimmt immer überein mit der Herzschlagzahl außer dann, wenn ein Teil der Herzschläge nicht bis zur Arteria radialis durchdringen kann, wie es bei einigen Arrhythmien vorkommt. In jedem Falle ist natürlich die Herzschlagzahl die maßgebende, und wenn nur irgendwelche Zweifel auftauchen, darf niemals versäumt werden, die Herzschlagzahl direkt festzustellen. Die Hauptursachen der Herzbeschleunigung und Herzverlangsamung wurden früher schon (S. 120) auseinandergesetzt. Ganz besonderer Kritik bedürfen die Beschleunigungen im Hinblick auf den Einfluß psychischer Vorgänge; der zu Beginn einer Untersuchung gezählte rasche Puls kann schon bei einer Kontrolle am Ende der Konsultation wieder eine Verlangsamung erfahren haben — zugleich mit der Beruhigung des Kranken. Es darf auch nicht unbeachtet bleiben, wenn schon ein kurzer Weg in die ärztliche Sprechstunde genügt, ein krankes Herz noch tachykardischer und daher kränker erscheinen zu lassen, als es in Wirklichkeit ist.

II. **Der Rhythmus des Herzens.** In der Norm folgen sich die Sinusreize und daher auch die Herzkontraktionen so regelmäßig aufeinander, daß nur die graphische Registrierung geringfügige Differenzen zwischen der Länge der einzelnen Perioden entdecken kann. Störungen der Reizentstehung, Reizleitung und

Reizbarkeit des Herzens machen sich bemerkbar in **Unregelmäßigkeiten der Herzschlagfolge**, d. h. in **Arrhythmien**. Deren Verständnis wird sehr erleichtert an Hand des Elektrokardiogramms; es kann aber die übergroße Mehrzahl der Arrhythmien auch ohne graphische Methoden rein durch Auskultation des Herzens mit gleichzeitiger Palpation des Radialpulses erkannt werden. Die differentialdiagnostischen Merkmale der einzelnen Arrhythmieformen führen auch ohne Elektrokardiogramm erheblich weiter in der Diagnostik, als man vielfach glaubt.

Allerdings wurde die Analyse der Arrhythmieformen in ihrem jetzigen Umfang nur möglich mit Hilfe der Elektrokardiographie. Bei der

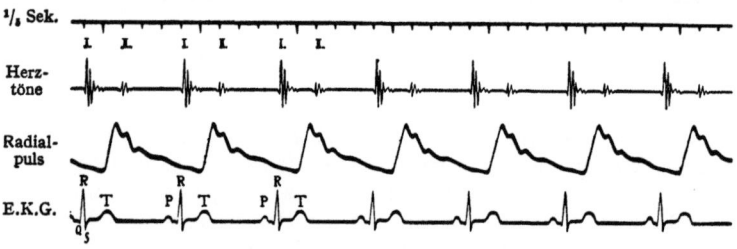

Abb. 23. Normale Herzschlagfolge.

Aktion des Herzens werden — wie bei der Erregung aller Muskeln und Nerven — die erregten Teile elektronegativ gegenüber den nichterregten elektropositiven. Die so entstehenden Potentialdifferenzen pflanzen sich bis zur Körperperipherie fort, wo sie als Aktionsströme in der Stärke von ungefähr 1 Millivolt durch ein genügend empfindliches Galvanometer verzeichnet werden können. Solche Galvanometer sind das Einthovensche Saitengalvanometer und das Spulengalvanometer. Die Form des Elektrokardiogramms (E.K.G.) variiert individuell etwas, läßt aber immerhin in der Norm einen bestimmten Typus erkennen. Drei Zacken bzw. Wellen sind von besonderer Wichtigkeit: die P-Zacke, das Zeichen des Vorhofs; die R-Zacke, das Zeichen der Kammer und die — in ihrer Genese bisher unerklärte — T-Welle (Finalschwankung). Die Zacken sind der Ausdruck der Erregung eines Herzteils, nicht der Ausdruck seiner Kontraktion; sie gehen daher auch der letzteren voraus.

Die Herzunregelmäßigkeiten.

Störungen der Reizentstehung. 1. Die Sinusarrhythmie. Schon normalerweise ist der Herzschlag leicht unregelmäßig, aber so wenig, daß es im allgemeinen nicht ohne graphische Registrierung festgestellt werden kann. Von hier führen fließende Übergänge zu den Grenzen des Krankhaften: das Ohr und der tastende Finger bemerken leichte Schwankungen in der Länge der Pausen zwischen zwei Schlägen. Besonders häufig wird eine solche leichte Unregelmäßigkeit beobachtet im kindlichen Alter (infantile Arrhythmie), und oft ist hier ein periodisches An- und Abschwellen mit der Atmung erkennbar (respiratorische Arrhythmie). Ursache dieser Arrhythmie ist nicht selten erhöhte Erregbarkeit des Vaguszentrums; dieses kann durch exspiratorische Blutstauung gereizt werden und läßt dann seinerseits dem Sinus hemmende Einflüsse zukommen. Die Sinusarrhythmie ist eine durchaus harmlose Störung. Sie wird diagnostisch besonders in Betracht kommen bei jungen und im Übrigen gesunden Herzen. Differentialdiagnostisch wichtig werden kann ihre Unterscheidung gegenüber leichten Formen der Arrhythmia perpetua.

2. Die Extrasystolen. Ihr Wesen drückt sich bezeichnend aus in ihrem Namen: „Extraschläge", die in einen sonst normalen Rhythmus einfallen, und zwar zu ungewöhnlicher Zeit. Sie nehmen ihren Ursprung von irgend einer Stelle des automatischen Systems: vom Sinusknoten selbst oder von einer Stelle im Vorhof, oder vom Atrioventrikularknoten oder von einer Stelle des His' schen Bündels oder von den Purkinje'schen Fasern in den Kammern. Weitaus die häufigsten und daher praktisch die wichtigsten Extrasystolen sind die letztgenannten, die **Kammerextrasystolen** (ventrikuläre Extrasystolen). Während ein Extrareiz, der vom Atrioventrikularknoten aufwärts (sinuswärts) entsteht, den normalen Sinusreiz vorzeitig auslöscht, und so den normalen Sinusrhythmus stört, gelangen die Extrareize aus den Kammern nicht hinauf bis zum Sinusknoten und die Folge ist, daß der **normale Sinusrhythmus erhalten bleibt**. Meist fällt der der Extrasystole folgende normale Sinusreiz in die **refraktäre Periode** der Extrasystole, so daß er nutzlos verpufft. Erst der zweite folgende Normalsinusreiz löst wieder eine Systole aus, die also um zwei normale Perioden vom nächst vorhergehenden normalen Schlag entfernt ist. Die so entstehende, lange Pause zwischen ventrikulärer Extrasystole und der nächsten normalen Systole macht das zu kurze Intervall vor der Extrasystole wieder wett, kompensiert es, daher man sie auch „kompensatorische Pause" nennt. Die **kompensatorische Pause** muß begreiflicherweise um so länger sein, je früher der Extrareiz erschienen ist. **Die Erhaltung des Grundrhythmus und die kompensatorische Pause sind die charakteristischen Merkmale der ventrikulären Extrasystolien.**

Die vom Sinusvorhof oder vom Atrioventrikularknoten ausgehenden Extrasystolen löschen das im Sinus in Bildung begriffene normale Reizmaterial aus, so daß mit ihnen zumeist ein neuer Rhythmus beginnt. Bei Sinus- und Vorhofextrasystole kommt es daher im allgemeinen auch nicht zu kompensatorischen Pausen, um so weniger, je weiter sinuswärts der anormale Reizursprung liegt.

Da alle Extrasystolen der normalen Systole vorzeitig folgen, so ist im Augenblick ihrer Entstehung die diastolische Ventrikelfüllung und daher auch das Schlagvolumen kleiner als in der Norm. Die auskultatorischen Phänomene über dem Herzen leiden darunter nicht wesentlich (Abb. 24), wohl aber ist der extrasystolische Radialpuls schwächer als der normale

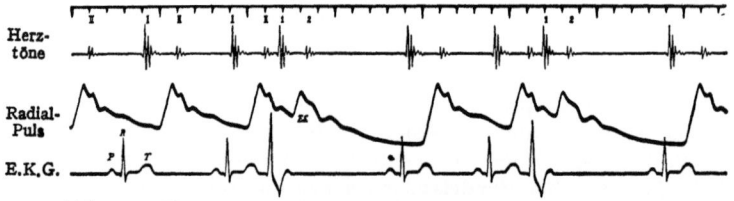

Abb. 24. Ventrikuläre Extrasystolen (mit kompensatorischer Pause)
I. II normale Herztöne,
1. 2. extrasystolische Herztöne,
E. S. extrasystolischer Puls.

(Pulsus inäqualis, Abb. 24), ja er kann bei sehr frühzeitig einfallender Extrasystole auf dem Weg vom Herzen zur Arteria radialis völlig erlöschen: frustrane Extrasystole. Beim Pulsfühlen scheint dann ein ganzer Schlag auszufallen und nur die Herzauskultation [1] bzw. deren Vergleich mit der Pulspalpation bringt die Extrasystole an den Tag (Abb. 25).

Je unregelmäßiger die Herzaktion wird, je gehäufter die Extrasystolen auftreten, um so mehr von ihnen werden frustran sein, werden nur am Herzen gehört, aber nicht an der Radialis gefühlt. Wird die Herzfrequenz also erst durch Auskultation

---

[1] Bei frustranen Extrasystolen fehlt nicht selten der zweite Herzton (Abb. 25); Ursache dafür ist der spärliche systolische Druckzuwachs, den sie in Aorta und Arteria pulmonalis hervorrufen; dieser Druckzuwachs ist maßgebend für die Kraft, mit der die arteriellen Herzklappen geschlossen werden, und von dieser Kraft hängt wiederum ab die Lautheit der zweiten (diastolischen) Herztöne. Trotzdem stößt die auskultatorische Auszählung der Systolen und Extrasystolen auch bei frustranen Extrasystolen nicht auf Schwierigkeiten.

über dem Herzen, dann durch Palpieren des Radialpulses (über einen längeren Zeitraum hinweg) bestimmt[1], so müssen natürlich verschiedene Resultate erhalten werden: an der Radialis werden weniger Schläge gezählt als über dem Herzen. Die Differenz zwischen Herz und Radialis wird ebenso groß sein als Extrasystolen frustran ablaufen; man nennt sie das **Pulsdefizit**. Da körperliche Arbeit in der Mehrzahl der Fälle die Zahl der Extrasystolen eher vermindert als erhöht, so **nimmt ein extrasystolisches Pulsdefizit bei Anstrengungen im allgemeinen ab.**

Die plötzliche, kurze Störung eines im übrigen durchaus erhaltenen Sinusrhythmus und die kompensatorischen Pausen genügen meist schon allein zur Diagnose der Extrasystolie. Auch

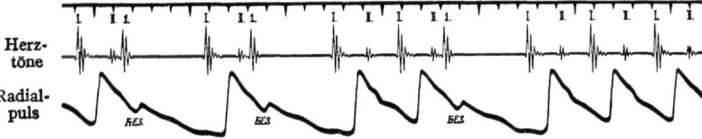

Abb. 25. Frustrane ventrikuläre Extrasystolen (während am Radialpuls die minimalen extrasystolischen Erhebungen [Fr. E. S.] nicht fühlbar sind, ist über dem Herzen der 1. extrasystolische Herzton [1.] deutlich hörbar).

die subjektiven, häufig recht lästigen Empfindungen der Kranken sind in der Mehrzahl sehr typisch, besonders gehört dazu die Empfindung des „Herzstolperns", vereinzelte Herzschläge „in den Hals hinauf" und das Gefühl, als ob bei manchen Schlägen der Brustkorb zu eng würde. Schließlich leistet in besonders schwierigen Fällen das Verhalten des Pulsdefizits wertvolle Dienste.

Folgen bei langsamem Herzrhythmus Extrasystolen sehr frühzeitig einem normalen Schlag, so kann sich die Anspruchsfähigkeit des Herzens bis zum nächsten normalen Reiz wieder soweit hergestellt haben, daß dieser schon außerhalb der refraktären Periode der Extrasystolen fällt und eine normale Systole zur richtigen Zeit auslösen kann. Solche ventrikuläre Extrasystolen ohne kompensatorische Pausen heißen **interpolierte Extrasystolen**, sie sind ohne Elektrokardiogramm von Sinus und Vorhofextrasystolen nicht zu unterscheiden.

---

[1] Exakter noch wird diese Feststellung durch 2 Untersucher vorgenommen, von denen der eine die Frequenz über dem Herzen durch Auskultieren bestimmt, der andere gleichzeitig durch Palpieren des Radialpulses.

Die elektrokardiographische Form der Extrasystolen gleicht, sofern diese vom Sinusknoten oder vom Vorhof ausgehen, noch der Normalform, besitzt also typische P-, R- und T-Zacke (wie Abb. 23). Je weiter sich der Ausgangspunkt der Extrasystole vom Sinusknoten, dem normalen Ursprungsort, entfernt, um so atypischer wird gemäß dem oben Gesagten die elektrokardiographische Form. Die atrioventrikulären Extrasystolen entbehren der P-Zacke, ihre R-Zacke ähnelt noch der normalen. Dagegen ist die Form der ventrikulären Extrasystole von der normalen Form grundverschieden und kann alle möglichen mehr oder weniger grotesken Formen zeigen (Abb. 24). Mehrfache Variationen der extrasystolischen Form beim gleichen Patienten sind meist das Zeichen einer schwereren organischen Herzstörung.

Folgt jedem normalen Schlag[1] eine Extrasystole — fast immer sind das ventrikuläre — so kommt es zum Bild des Zwillingspulses, der Bigeminie (Abb. 26a); diese wird nicht

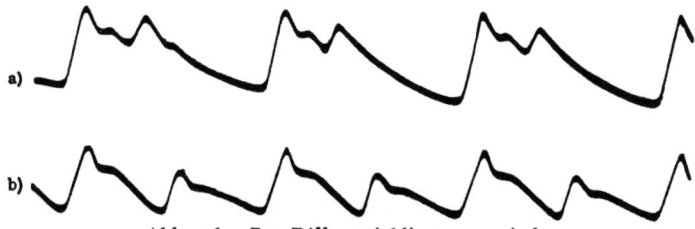

Abb. 26. Zur Differentialdiagnose zwischen:
a) extrasystolischer Bigeminie und
b) Pulsus alternans.

selten durch Digitalisbehandlung hervorgerufen und ist stets eine dringende Mahnung, nach einer evtl. Digitalisüberdosierung zu fahnden.

Mit der Bigeminie darf nicht verwechselt werden der Pulsus alternans (Abb. 26b). Während bei der Bigeminie zwei Pulse — ein größerer, der normale, und ein kleinerer, der extrasystolische — nahe beieinander liegen, und von einer längeren, der kompensatorischen, Pause gefolgt sind, ist beim Pulsus alternans der Abstand der einzelnen Pulse ungefähr gleich, nur ist jeder zweite Schlag niedriger als der vorhergehende. Der Pulsus alternans ist also überhaupt keine Arrhythmie, beruht vielmehr auf einer Störung der Kontraktionsfähigkeit der Herzkammern und ist immer das Zeichen eines schwer geschädigten Herzens.

Die Extrasystolen werden bei sehr gehäuftem Auftreten natürlich die Herztätigkeit und Herzleistung in Mitleidenschaft ziehen. An sich sind sie aber keineswegs von vornherein Zeichen der Herzschwäche. Ihre häufigste Ursache ist vielmehr nervöse

---

[1] Rechnet man die in den refraktären Perioden der Extrasystolen ausgefallenen, normalen Systolen mit, so müsste es heißen: „Folgt jedem 2. normalen Schlag ...

Übererregbarkeit des reizautomatischen Systems des Herzens. Werden die Extrasystolen jedoch bei organisch kranken Herzen beobachtet, dann allerdings sind auch sie Symptome der organischen Erkrankung. Die pathognomonisch-prognostische Bedeutung der Extrasystolen richtet sich also nicht nach ihrem Entstehungsort oder ihrer Zahl, sondern nach dem übrigen Zustand des Herzens. Auch die Belästigung, die die Extrasystolen dem Kranken verursachen, sind kein Maß ihrer Gutartigkeit oder Bösartigkeit; im Gegenteil werden rein „nervöse" Extrasystolen meist recht unangenehm empfunden,

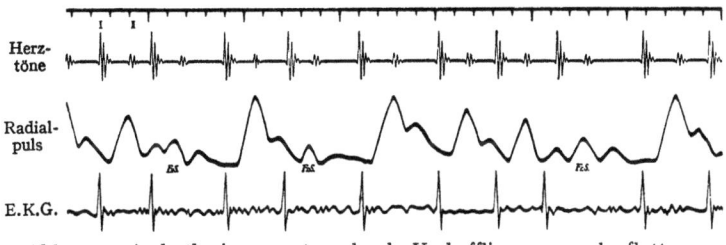

Abb. 27. Arrhythmia perpetua durch Vorhofflimmern und -flattern. (Fr. S. = frustrane Systolen)

während die Extrasystolen organischer Herzerkrankungen oft keine Beschwerden verursachen.

3. **Die Arrhythmia perpetua.** Zur Arrhythmia perpetua werden lediglich die Fälle von dauernd unregelmäßigem und ungleichmäßigem Herzschlag gerechnet, die auf Flimmern und Flattern der Vorhöfe beruhen.

Die Analyse der Arrhythmia perpetua war nur mit Hilfe des Elektrokardiogramms möglich: den unregelmäßig aufeinander folgenden Ventrikelzacken (R-Zacken) gehen keine zugehörigen Vorhofzacken (P-Zacken) voraus, jedoch sind die Strecken zwischen den R-Zacken entweder ganz und gar aufgesplittert = „Flimmern" oder sie zeigen kleine Erhebungen von unregelmäßiger (oder in seltenen Fällen regelmäßiger) Frequenz = „Flattern".

An Herz und Puls sind nur die Bewegungen der Herzkammern kontrollierbar, nicht die der Vorhöfe. Daher kann auf die Grundlagen dieser Arrhythmie im Einzelfall nur indirekt geschlossen werden; diese Grundlagen liegen eben in den Vorhöfen, deren Aktion einer direkten, auskultierenden oder palpierenden Beobachtung nicht zugänglich ist.

Mit dem Flimmern oder Flattern der Vorhöfe ist der normale Sinusrhythmus völlig aufgehoben, und die unregelmäßig schlagenden Vorhöfe senden meist ganz unregelmäßige Reize zu den

Kammern. Die Folge ist, daß keine Herzschlagperiode genau so lang ist wie ihre Vorgängerin und, wenn doch einmal zwei oder mehrere Perioden gleich lang erscheinen, so belehrt fast immer sogleich der weitere Verlauf, daß die Unregelmäßigkeit total ist, daß vom Grundrhythmus nicht das Geringste mehr übrig geblieben.

Je unregelmäßiger und beschleunigter die arrhythmischen Systolen aufeinander folgen, um so häufiger wird es vorkommen, daß eine Systole mit so geringer Anfangsfüllung arbeitet, daß ihre systolische Pulswelle schon erloschen ist, ehe sie die Arteria radialis erreicht hat. Bei solchen frustranen Systolen wird man genau wie bei den frustranen Extrasystolen (S. 174) durch gleichzeitige Herzauskultation und Pulspalpation inne werden, daß hie und da oder auch öfters an der Arteria radialis ein Schlag ausbleibt, und man wird auch hier die Differenz zwischen zentralem und peripherem Puls zahlenmäßig als **Pulsdefizit** feststellen können. Aber zum Unterschied von der Extrasystolie wird bei der Arrhythmia perpetua durch körperliche Anstrengung die Unregelmäßigkeit meist noch verschlimmert, so daß das **Pulsdefizit der Arrhythmia perpetua durch Anstrengung wächst**, während wir sahen, daß es bei der Extrasystolie unter körperlicher Anstrengung eher abnimmt [1].

Die Arrhythmia perpetua ist so gut wie immer das Zeichen einer schweren, organischen Schädigung des Herzmuskels. Ist es auch übertrieben, sie als „perpetua" = immerdauernd, also als irreparabel zu bezeichnen, so ist doch richtig, daß Patienten, deren Herzen einmal diese Form der Arrhythmie aufwiesen, nach Wiederherstellung des normalen Rhythmus in der Mehrzahl nach kürzerer oder längerer Zeit rückfällig werden.

Die Differentialdiagnose der Arrhythmia perpetua gegenüber der Extrasystolie. Die einzige Herzunregelmäßigkeit, deren Unterscheidung gegenüber der Arrhythmia perpetua Schwierigkeiten machen kann, ist die Extrasystolie. Treten die Extrasystolen nur vereinzelt auf, oder doch nur so oft, daß sich Gruppen rhythmischer Schläge zwischen sie einschalten, so sind sie mit Hilfe ihrer oben angeführten, typischen Merkmale unschwer von der Arrhythmia perpetua zu unterscheiden. Sehr schwierig kann dagegen die Differentialdiagnose sein bei gehäuften Extrasystolen, die den Sinusrhythmus nicht

---

[1] Selbstverständlich ist eine derartige differentialdiagnostische Prüfung nur dann erlaubt, wenn jede Gefährdung des Kranken durch die Anstrengung als ausgeschlossen gelten kann.

mehr zum Vorschein kommen lassen und auch die kompensatorischen Pausen nicht mehr, wenn auf eine Extrasystole nicht ein normaler Schlag sondern wieder eine Extrasystole folgt. Trotzdem kann man auch hier — auch ohne Elektrokardiogramm — meist zur richtigen Diagnose kommen, wenn man auf zweierlei achtet: 1. die wenigsten Herzen zeigen dauernd eine solche Häufung von Extrasystolen; meist wird man bei wiederholter Untersuchung doch einmal in einem Augenblick untersuchen, wo die Extrasystolen spärlicher sind, so daß Reihen normaler Systolen zwischen ihnen erscheinen, hiedurch ist dann die für Extrasystolie typische Erhaltung des Grundrhythmus bewiesen. 2. Körperliche Anstrengung erhöht das Pulsdefizit bei Arrhythmia perpetua, vermindert es dagegen zumeist bei Extrasystolie.

4. Die paroxysmale Tachykardie. Zu den auf Störung der Reizentstehung zu beziehenden Arrhythmien gehört schließlich die paroxysmale Tachykardie. Ihr Reizursprung liegt meist an einer typischen Stelle des spezifischen Reizsystems des Herzens, entweder in den Vorhöfen oder im Atrioventrikularknoten; auch bei Arrhythmia perpetua bzw. bei Vorhofflimmern und -flattern sind Anfälle paroxysmaler Tachykardie möglich. Je nachdem erscheint im Elektrokardiogramm die Vorhofzacke oder nicht.

Kommt der Kranke zufällig in der Entwicklung eines Anfalls zur Beobachtung, so bemerkt man meist, wie einige schon sehr frequente Schlaggruppen dem eigentlichen kontinuierlich hochfrequenten Anfall vorausgehen. Im Anfall erreicht das Herz Frequenzen bis 300 Schläge in der Minute, deren genaue Zählung mit Hilfe von Ohr oder Hand nicht mehr möglich ist. Selbstverständlich geht es nicht an, eine scharfe Grenze zu ziehen zwischen gewöhnlicher und paroxysmaler Tachykardie; für letztere spricht neben der höheren Pulsfrequenz auch das anfallsweise Auftreten. Während des Anfalls fühlen sich die meisten Kranken äußerst hilfsbedürftig und schwach. Viele Herzen scheinen lange Zeit hindurch die Attacken ohne wesentliche Schädigung ertragen zu können; nicht zu selten aber kommt es früher oder später in einem solchen Anfall zum Exitus letalis.

Die Reizleitungsstörungen. 1. Totaler Block. Wird die Reizleitung vom Vorhof zum Ventrikel total unterbrochen durch irgend eine grob anatomische oder funktionelle Schädigung des Atrioventrikularknotens oder des Hisschen Bündels, so daß gar keine Reize mehr vom Sinus oder Vorhof zur Kammer gelangen können, so fährt zwar der Vorhof in seinem alten Rhythmus zu schlagen fort, die Kammer dagegen ist verwiesen auf ihre Fähigkeit zu eigner, automatischer Reizbildung. Sie schlägt dann nach einer Pause von einigen Sekunden bis zu einigen Minuten in ihrem eigenen, vom Vorhof unabhängigen Rhythmus von 25—40 (sehr selten bis 60) Systolen in der Minute — Kammerautomatie.

Was das auskultierende Ohr und der palpierende Finger von diesen Vorgängen wahrnehmen, beschränkt sich wie immer auf die Tätigkeit der Kammern[1]; die Störung kommt zum Ausdruck in der Bradykardie und der Langsamkeit des Pulses. Ungewöhnlich tiefe Bradykardie stellt also das Hauptsymptom des totalen Blocks dar und muß immer das Augenmerk in diese Richtung lenken (Abb. 28).

Ein noch auffälligeres Merkmal sind nur die — glücklicherweise seltenen — Schwindel- und Ohnmachtsanfälle, die in dem Augenblick auftreten, wo nach Unterbrechung der Vorhof-Ventrikelleitung das Erwachen der Ventrikelautomatie zu lange auf sich warten läßt; dann kommt es zu Gehirnanämie, die ihrerseits zu den bekannten Anfällen führt. Das so zustandekommende Krankheitsbild, Bradykardie mit Ohnmachtsanfällen, nennt man den Adam-Stockesschen Symptomenkomplex.

Im Elektrokardiogramm, in dem sowohl Vorhof (P) wie Kammer (R) ihren Ausdruck finden, sehen wir bei totalem Block die Vorhöfe in ihrer alten Frequenz weiterschlagen und daneben die Kammern in ihrem eigenen, langsamen Rhythmus, beide in völliger Unabhängigkeit voneinander (Abb. 28).

Partieller Vorhofkammerblock. Ist die Leitung vom Vorhof zur Kammer nicht total unterbrochen, sondern nur organisch oder funktionell geschädigt, so kommt es lediglich von Zeit zu Zeit zum Ausfall einer Kammersystole. Während der so entstehenden Pause hat das reizleitende Gewebe Zeit zu seiner Erholung, und es gelangen nun wieder einige Sinusvorhofreize zur Kammer, bis die Ermüdung wiederum zu groß geworden ist, und von Neuem eine Kammersystole ausfällt. In den Schlaggruppen zwischen den Pausen kann die Vorhofkammerüberleitungszeit (P—R) von Systole zu Systole fortschreitend,

---

[1] Bei gleichzeitiger Stauung der Halsvenen zeichnen sich in seltenen Fällen die regelmäßigen Vorhofpulsationen deutlich über der Vena jugularis ab, so daß die regelmäßigen Vorhofaktionen am Halse mit dem Auge verfolgt und gezählt, die ebenfalls regelmäßigen Kammeraktionen über dem Herzen bzw. am Radialpuls auskultiert und palpiert werden können.

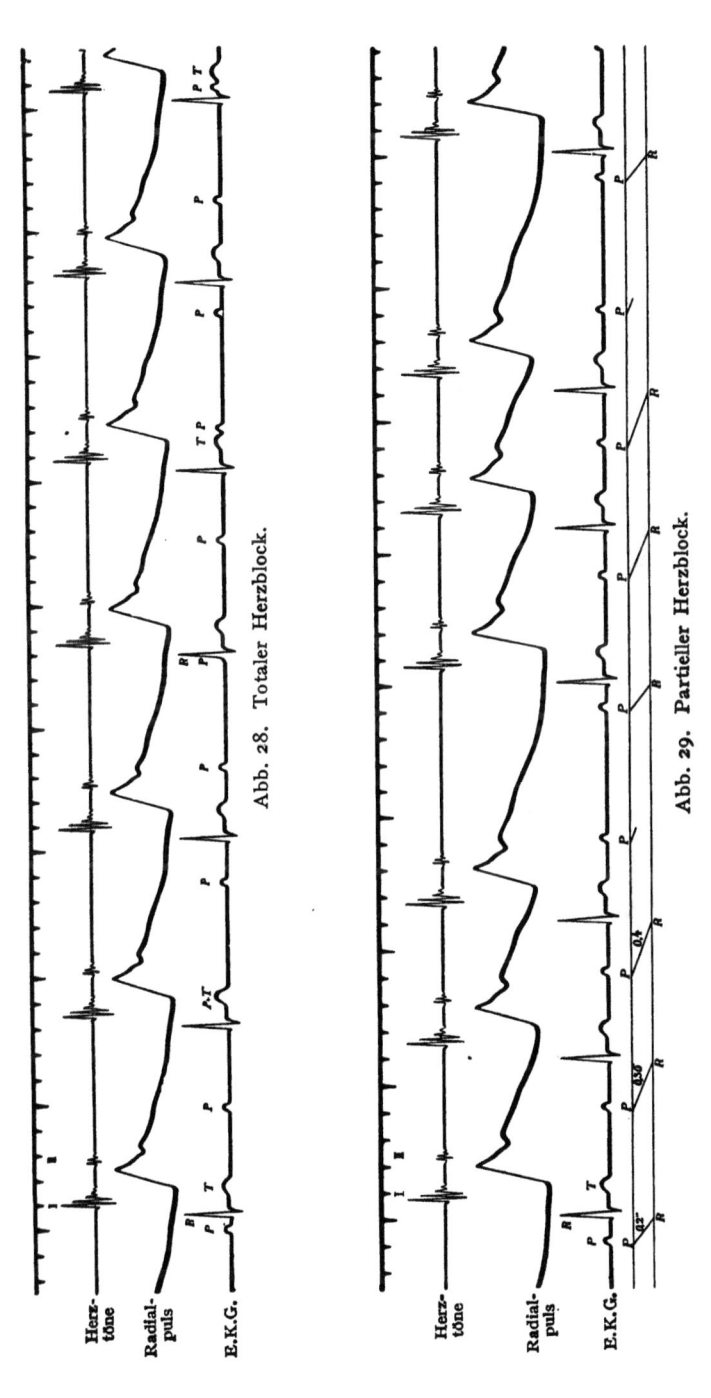

Abb. 28. Totaler Herzblock.

Abb. 29. Partieller Herzblock.

länger und länger werden, bis schließlich die Überleitung für einen Reiz ganz erloschen ist (Wenckebachsche Periode); oder der häufigere Fall; eine Kammersystole fällt ohne jede Vorbereitung aus. Es kann schon zum Ausfall jeder zweiten Kammersystole kommen; oder es liegen zwischen den Pausen Gruppen von 2—6 Vorhofkammerkomplexen.

Der Arzt, der am Krankenbett wieder nur die Kammeraktion kontrolliert, hört und fühlt scheinbar regelmäßig aufeinanderfolgende Schläge, die hie und da unterbrochen werden durch eine Pause, diese Pause verändert aber den fortlaufenden Grundrhythmus nicht und ist doppelt so lang wie die normalen Perioden. Am Radialpuls fühlt sich der jeweils erste Schlag nach der Pause infolge seiner größeren Kammerfüllung (längere Dauer der vorausgehenden Diastole!) manchmal stärker an als die übrigen Schläge.

Im Elektrokardiogramm ist der Vorhofrhythmus durchweg ungestört erhalten, von Zeit zu Zeit aber folgt einem Vorhof (P) nicht die zugehörige Kammer (R). Die durch Auskultation und Pulspalpation nicht wahrnehmbaren Wenckebachschen Perioden prägen sich im Elektrokardiogramm deutlich aus in der fortschreitenden Verlängerung der P-R-Abstände.

Der Sinusvorhofblock. Ist die Reizleitung nicht erst zwischen Vorhof und Kammer, sondern schon zwischen Sinus und Vorhof geschädigt, so fallen nach einem oder mehreren Schlägen Vorhof und Kammer gemeinsam aus. Es kommt dann bei der Herzauskultation wie beim Pulsfühlen zu genau den gleichen Beobachtungen wie beim partiellen Vorhofkammerblock, so daß partieller Vorhofkammerblock und (partieller) Sinusvorhofblock am Krankenbett nicht voneinander unterschieden werden können. Häufig aber gesellen sich zum Sinusvorhofblock auch Störungen des Sinusrhythmus selbst; man spricht dann besser von Sinusvorhofarrhythmie. — Im Elektrokardiogramm dokumentiert sich der reine Sinusvorhofblock durch rhythmische Schlagfolge, die von Zeit zu Zeit unterbrochen wird durch den Ausfall einer ganzen Schlaggruppe: Vorhof + Kammer.

Die Formen des partiellen Blocks können differentialdiagnostische Schwierigkeiten machen gegenüber den ventrikulären Extrasystolen: Gemeinsam ist beiden die Erhaltung des Grundrhythmus trotz vorübergehender Störung, ferner die sich zwischen Reihen normaler Schläge einschaltenden langen Pausen. Trotzdem ist ihre Unterscheidung auch ohne weitere Hilfsmittel möglich, wenn man beim Pulsfühlen, besser aber bei der Herzauskultation darauf achtet, daß sich beim partiellen Block die Störung erschöpft in der Einschaltung einer langen Pause, während der extrasystolischen

Die Pulsqualitäten. Härte des Pulses.

(kompensatorischen) Pause ein Doppelschlag — normaler Schlag + Extrasystole — wie ein Stolpern vorausgeht (Abb. 30).

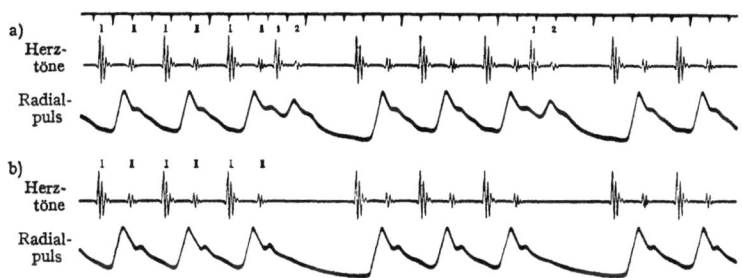

Abb. 30. Zur Differentialdiagnose zwischen a) ventrikulären Extrasystolen und b) partiellem Block
I. und II. Die normalen Herztöne,
1. und 2. Die extrasystolischen Herztöne.

Die übrigen Pulsqualitäten sind sämtlich abhängig: 1. von der Festigkeit der Arterienwand, gleichviel ob sie nur hart oder auch gespannt ist, 2. von der maximalen und minimalen Höhe und vom Verlauf des Blutdrucks, 3. von den pulsatorischen Füllungsdifferenzen der Arterie, die sich in den Schwankungen des Arteriendurchmessers kundtun.

III. Die **Härte des Pulses** bzw. seine Weichheit entspricht im wesentlichen der Höhe des arteriellen Blutdrucks, und zwar fühlt sich der Puls umso härter an, in erster Linie je höher das Blutdruckmaximum, in zweiter Linie je höher das Blutdruckminimum ist. Besonders hart erscheint der Puls also bei den genuinen und den sekundären Hypertensionen und bei der Bleivergiftung; weich fühlt er sich immer an bei niederem Blutdruck.

Von der Höhe des Blutdrucks kann man sich schon ohne Instrument ein ungefähres Bild verschaffen, wenn man — ebenso wie es weiter oben zur Prüfung der Arterienwand vorgeschlagen wurde — die Radialarterie mit Zeige- und Mittelfinger der einen Hand zu unterdrücken sucht und zugleich mit dem Zeigefinger der anderen Hand beobachtet, wie stark dieser Druck sein muß, bis die Arterie pulslos wird, und ob dies überhaupt möglich ist. Natürlich ist die Prüfung nur ungenau; trotzdem kann sie recht wertvoll sein, wenn kein Blutdruckapparat zur Hand ist: gelingt es nicht, den Puls zu unterdrücken, so kann man sicher sein, daß das Blutdruckmaximum etwa 180 mm Hg überschreitet.

Aber mehr noch als bei den übrigen Pulsqualitäten sollte man sich vor der Prüfung der Härte des Pulses immer erst über die Härte der Arterienwand zu unterrichten suchen.

Die Blutdruckmessung. Ärztlich befriedigend ist lediglich die instrumentelle Messung des Blutdrucks mit Hilfe des Blutdruckapparats nach Riva-Rocci. Der Apparat besteht aus einer 12 cm breiten Gummimanschette, aus einem Gebläse und aus einem Quecksilbermanometer; letzteres wird zum Transport außer Hause besser durch ein elastisches Federmanometer ersetzt [1]. Zur Messung legt man die Manschette um den Oberarm und bläst sie allmählich auf, während man den gleichzeitigen Anstieg des jetzt auf den Oberarm wirkenden zirkulären Drucks am Manometer mit dem Auge verfolgt. Maximum und Minimum des Blutdrucks können sowohl palpatorisch, als auskultatorisch, als auch (mit Hilfe eines Federmanometers) oszillatorisch bestimmt werden.

Die palpatorische Messung des Blutdruckmaximums beruht darauf, daß der Radialpuls gänzlich verschwinden muß, sobald der Manschettendruck den höchsten, maximalen Punkt des Blutdrucks überschreitet: die Tasthand an der Arteria radialis, bläst man die Manschette so weit auf, bis gerade die letzte Spur des Radialpulses verschwunden ist; oder man bläst die Manschette erst über das Maximum hinaus auf und bestimmt dann bei wieder fallendem Druck, bei welchem Manometerstand der Radialpuls gerade wieder fühlbar wird.

Überschreitet beim Aufblasen der Manschette der Manschettendruck eben den niedersten, minimalen in der Arteria brachialis herrschenden Blutdruck, so wird die Arteria brachialis im Augenblick dieses ihres Blutdruckminimums jedesmal kollabieren, und der Radialpuls wird dadurch an Größe abnehmen. Die palpatorische Bestimmung des **Blutdruckminimums** erstrebt daher bei langsam steigendem Manschettendruck den Druck zu finden, in dem der Radialpuls kleiner zu werden beginnt. Es wird nur in seltenen Fällen glücken, den Beginn des Kleinerwerdens wirklich exakt zu bemerken; dies ist ein so großer

---

[1] Die meisten Federmanometer werden nach einiger Zeit ungenau; sie müssen daher öfters nachkontrolliert werden. Ihre Abweichung (Fehlergröße) wird festgestellt, indem man das Federmanometer durch einen Schlauch mit einem Quecksilbermanometer verkoppelt und dann bei verschiedenem Druck die Differenz zwischen den beiden Manometern bestimmt. Die gefundene Differenz muß dann bei jeder Blutdruckbestimmung mit dem elastischen Manometer zu dem abgelesenen Druckwert addiert oder von ihm subtrahiert werden.

Nachteil der Methode, daß man am besten überhaupt darauf verzichtet, mit Hilfe der Palpation das Blutdruckminimum zu bestimmen.

Bei der auskultatorischen Blutdruckmessung (nach Korotkow und Fellner) benutzen wir diagnostisch die oben (S. 168) erwähnten arteriellen Spannungs- und Kompressionstöne und -geräusche. Wie zur palpatorischen Messung des Blutdruckmaximums wird der Manschettendruck erst bis zur totalen Kompression der Arterie in die Höhe getrieben. Dringt dann bei fallendem Druck gerade wieder etwas Blut durch bis zur Arteria cubiti distal der Manschette, so hört das hier in der Ellenbogenbeuge (mit dem Stethoskop) auskultierende Ohr einen leisen Ton; er ist der Ausdruck des pulsierenden Durchtritts und der so verursachten plötzlichen Spannung der Arterienwand: das ist das Signal des Blutdruckmaximums. Bei weiter sinkendem Manschettendruck öffnet sich die komprimierte Arterie während einer immer länger werdenden Zeitspanne dem Blutdurchtritt, der Spannungston wird überlagert von einem Kompressions- bzw. Stenosengeräusch. Dieses bleibt so lange laut hörbar, bis der Manschettendruck zu gering geworden ist, als daß er die Arterie auch nur noch im Augenblick ihres niedrigsten Druckes wesentlich verengern könnte: das ist der Moment des Blutdruckminimums. Von diesem Manschettendruck abwärts hört man über der Arteria cubiti normalerweise keine Schallphänomene mehr. Ausgehend von der totalen Kompression der Arterie bedeutet also das erste Erscheinen eines Tons das Blutdruckmaximum, das plötzliche Leiserwerden oder Verschwinden des auf den Ton folgenden Geräusches das Blutdruckminimum.

Die oszillatorische Blutdruckmessung (nach Recklinghausen) achtet auf das Erscheinen und das Verschwinden rhythmischer Ausschläge des Zeigers des Federmanometers. Die Zeigerausschläge sind der Ausdruck der durch die rhythmischen Blutdruckschwankungen verursachten Bewegungen der teilweise komprimierten Arterien, der gleichen Bewegungen, die auch den soeben besprochenen Arterientönen und -geräuschen zugrundeliegen. Die Grundlagen der auskultatorischen und der oszillatorischen Blutdruckbestimmung sind also im Wesentlichen dieselben. Dementsprechend treibt man auch zur oszillatorischen Messung den Manschettendruck erst bis über die totale Kompression der Arteria brachialis in die Höhe und läßt ihn dann unter ständiger Betrachtung des Manometers sinken: es bedeuten das Erscheinen der ersten Ausschläge (Oszillationen) des Manometerzeigers das Maximum, ihr ziemlich plötzliches Kleinerwerden oder Verschwinden das Minimum des Blutdrucks.

Alles, was geeignet ist, den Druck der Manschette auf die Arterie über das normale Maß zu fördern, wirkt im Sinne einer Fälschung des gemessenen Drucks in der Richtung einer Erniedrigung [1]: zu straffes Anlegen, zu breite Manschette. Umgekehrt droht bei zu lockerem Anlegen, zu schmaler Manschette und bei besonders dicken, muskulösen und gespannten Armen die Gefahr einer zu hohen Messung. Die Manschette soll daher eng, aber ohne besonderen Druck angelegt werden, der Patient darf während der Messung die Armmuskeln nicht spannen.

Bei der ersten Untersuchung leicht erregbarer Patienten kommt es aus psychischen Ursachen, wie zu Pulsbeschleunigung, so auch zu Blutdruckerhöhung; wird in solchen Fällen nicht vorsichtshalber mehrmals gemessen, so sind keineswegs gleichgültige Irrtümer die Folge.

Besondere Schwierigkeiten kann die Beurteilung der gefundenen Blutdruckwerte bei schwerer Arrhythmia perpetua machen. Der oft große Wechsel der diastolischen Füllungsdauer führt hier zu eben so großen Schwankungen der systolischen Schlagvolumina. Am Blutdruck äußert sich dies in außerordentlichen Variationen der systolischen Maxima; die Folge ist, daß vereinzelte Systolen wesentlich erhöhte Maxima verursachen, während der Durchschnitt der systolischen Maxima in normaler Höhe liegen kann. In solchen Fällen muß man darauf verzichten, einen bestimmten Wert als das Blutdruckmaximum zu bezeichnen. Ähnliche Verhältnisse werden bei gehäuften Extrasystolen angetroffen.

Ist man sich so erst klar geworden über die Härte der Arterienwand und hat man mit oder ohne instrumentelle Messung einen Einblick gewonnen in die Höhe des Blutdrucks, so ist es wesentlich leichter, die übrigen Pulsqualitäten der Schnelligkeit, der Größe bzw. der Höhe und der Kraft = Energie des Pulses zu beurteilen. Prüfung der Arterienwand und Blutdruckmessung sollten daher die selbstverständlichen Vorbereitungen zu jeder dynamischen Pulsuntersuchung sein.

---

[1] Sogar bei 12 cm breiter Manschette erhält man wahrscheinlich bei sehr mageren Personen zu niedrige Blutdruckzahlen. In solchen Fällen könnten schmälere Manschetten wohl richtigere Werte geben, würden aber bei normalen und dicken Armen erst recht versagen.

IV. **Die Schnelligkeit des Pulses.** Ob wir einen Puls als schnell bzw. schnellend (Pulsus celer) oder träg (Pulsus tardus) empfinden, ist abhängig von der Blutdruckamplitude und von der Geschwindigkeit des Druckanstiegs und Druckabfalls, gleichgültig wie groß das absolute Druckmaximum ist. Der Pulsus celer findet sich im Fieber, wenn der erregten Herzaktion ein rascher Druckabfall folgt dank der fieberhaften Erweiterung der kleinsten Gefäße. Das Extrem des schnellenden Pulses ist der Pulsus celer et altus der Aorteninsuffizienz. Im Gegensatz dazu ist der Puls der schweren Aortenstenose das Prototyp des Pulsus tardus. Diese beiden Formen des Pulsus celer und des Pulsus tardus erscheinen ganz besonders klar bei graphischer Darstellung (Abb. 22).

V. **Die Größe des Pulses** und die Höhe des Pulses sind in den wenigsten Fällen zu trennen, so daß der Pulsus magnus und der Pulsus altus einerseits und der Pulsus parvus und der Pulsus humilis andererseits praktisch identisch sind. Damit ein Puls als groß empfunden werden soll, muß sich die Größe der Blutdruckamplitude — wiederum unabhängig von der absoluten Höhe des Druckmaximums — kombinieren mit deutlicher, pulsatorischer Volumenzunahme der Arterie. Voraussetzungen solcher Volumenzunahme sind genügendes Schlagvolumen und genügende Nachgiebigkeit der palpierten Arterie: daher empfinden wir nicht als groß den Puls des Hochdruckkranken, wenn dessen mittlere Arterien durch arteriosklerotische Verhärtung und Verengerung oder durch Kontraktion an ausgiebiger Mitbewegung gehindert werden. In genügend weiten und nicht starren Gefäßen erzeugen also große Blutdruckamplitude und großes Schlagvolumen einen großen Puls und unter den eben genannten Voraussetzungen finden wir diesen bei körperlichen Anstrengungen und seelischen Erregungen, öfters im Fieber (trotz geringer, absoluter Druckhöhe), bei Hypertonien, bei Aorteninsuffizienz (Pulsus celer et altus) und bei manchen Bradykardien. Ein kleiner Puls dagegen kommt zustande bei kleinem Schlagvolumen und kleiner Blutdruckamplitude, die an sich schon meist gemeinsam angetroffen werden: bei Nachlassen der Herzkraft, sofern nicht Komplikationen z. B. mit Aorteninsuffizienz das Bild verwischen, oft bei Stenosen der Klappenostien, im Gefäßkollaps und bei hochgradiger Verhärtung, Verengung oder Kontraktion der Pulsadern.

Aus der Pulsgröße können nur sehr unvollkommene Rückschlüsse auf die Herzkraft gezogen werden. Schon die Tatsache, daß Aorteninsuffizienz auch noch bei schwerster Herzschädigung ihren hohen und großen Puls beibehält, zeigt die Unmöglichkeit einer Gleichsetzung von großem Puls mit guter Herzkraft und auch im Fieber braucht einem großen Puls keineswegs ein guter Zustand des Herzens zu entsprechen. Umgekehrt kann gar nicht genug davor gewarnt werden, aus dem „kleinen Puls", wie er sich nicht selten in körperlicher Ruhe, vor allem bei Frauen findet, ein „schwaches" Herz diagnostizieren zu wollen.

VI. Die Energie = Kraft des Pulses. (Pulsus fortis — pulsus debilis.) Zum Zustandekommen eines kräftigen Pulses genügt weder große Blutdruckamplitude noch auch deren Kombination mit deutlicher, pulsatorischer Volumenzunahme; diese beiden können sich, wie wir soeben gesehen haben, auch bei schwachem Herzen zusammenfinden. Wohl sind sie für den kräftigen Puls Vorbedingung, aber als dritte unentbehrliche Bedingung tritt nun hinzu die absolute Höhe des maximalen und minimalen Blutdrucks. Um den Blutdruck von einem diastolischen Minimum von 100 mm Hg auf ein systolisches Maximum von 200 mm Hg zu erhöhen, ist ein wesentlich größerer absoluter Energiezuwachs, ein wesentlich größerer Energieaufwand notwendig, als zum Zustandekommen eines Blutdrucks von 30/130 mm Hg, obwohl die Blutdruckamplitüde in beiden Fällen gleicherweise 100 mm Hg beträgt. Man verschafft sich eine verhältnismäßig gute Vorstellung von der Kraft des Pulses, wenn man mit dem palpierenden Finger einen Druck auf die Arterie ausübt, und nun beobachtet, wie hoch trotz dieses Druckes der Finger gehoben wird: einen je größeren Druck der Finger ausüben darf, um trotzdem von der Pulswelle noch erheblich gehoben zu werden, um so kräftiger ist der Puls [1].

Aber auch aus der Energie des Pulses kann kein unbedingt zuverlässiges Urteil gebildet werden über die Herzkraft. Der Grund dafür ist einfach der, daß die Pulswelle während ihres Weges vom Herzen zur Radialarterie so viele Umformungen erleiden kann, daß der periphere, (herz)systolische, Füllungs- und Spannungszuwachs nicht immerder Herzarbeit parallel geht. Immerhin ist von den verschiedenen dynamischen Pulsquali-

---

[1] Gemäß dem Gesetze $E = P \times W$, wobei hier E die Pulsenergie, P den vom Finger ausgeübten Druck und W den Weg bedeutet, um den der Finger gehoben wird.

täten die Energie des Pulses noch am ehesten imstande, einen Rückschluß auf die Herzkraft zu erlauben.

Einen besonders **kräftigen Puls** finden wir schon **unter physiologischen Bedingungen** bei körperlicher Anstrengung, unter Umständen auch bei seelischer Erregung, **unter pathologischen Verhältnissen** besonders bei Hypertensionen mit guter Herzkraft. In den entgegengesetzten Fällen kommt es zum **schwachen Puls**, der besonders bei zunehmendem Schwächerwerden eines vordem kräftigen Pulses diagnostische und prognostische Bedeutung erlangt.

Die Diagnostik der Venen.
Inspektion und Palpation.

Schon in der Norm sieht man bei aufmerksamem Beobachten nicht selten kleine Pulsationen über dem Bulbus der Vena jugularis; sie sind von der Systole des rechten Vorhofs venenwärts übertragen und so unscheinbar, daß sie schon mit dem Auge schwer zu verfolgen und erst recht nicht mit dem Finger zu fühlen sind.

Wird der **Jugularispuls fühlbar**, so ist das allein schon ein dringendes Verdachtsmoment auf Schlußunfähigkeit des Ostium tricuspidale; entleert infolge eines solchen Ventildefekts die rechte Kammer in der Systole ihr Blut zurück in den rechten Vorhof, und durch diesen in die großen Körpervenen, dann werden die so zustandekommenden Pulsationen vor allem an der Vena jugularis als **systolischer = positiver Venenpuls** manifest. Infolge der mit jeder schwereren **Trikuspidalinsuffizienz** verbundenen, hochgradigen venösen Stauung erscheint gleichzeitig der ganze Hals wie geschwollen, und es heben sich auf ihm erweiterte, lebhaft pulsierende Venen sichtbar und fühlbar ab. Schwierig kann es werden, den echten positiven Venenpuls der Trikuspidalinsuffizienz zu unterscheiden von Karotispulsationen, die auf gestaute Venen übertragen werden. Es ist darauf zu achten, daß einfach gestaute Venen durch Abdrücken ihres peripheren Ursprungsgebietes zum Kollabieren gebracht werden können, während sich die Pulsationen der Trikuspidalinsuffizienz auf diese Weise überhaupt nicht stören lassen. Auch erscheint der ventrikel-systolische Venendruck der Trikuspidalinsuffizienz schon dem palpierenden Finger erheblich höher als der einfache, venöse Stauungsdruck.

Das Bild der Hautvenen variiert außerordentlich, je nach deren oberflächlicheren oder tieferen Lage; deutliche Zeichnung dunkelblauer Bahnen kann ebenso normal sein wie in anderen Fällen völlige Unsichtbarkeit der Blutadern. Von größerer diagnostischer Bedeutung ist nur das Erscheinen von Hautvenen über Körpergegenden, wo wir sie normalerweise nicht finden: über der Brust und über dem Bauche, ferner ungleiche Venenzeichnung beim Vergleich der rechten und linken Gliedmaßen und offensichtlich krankhafte Venen. Zu den letzteren gehören die geschlängelten, und erweiterten Venen, wie wir sie als Varizen vorzüglich an den unteren Gliedmaßen sehen. Entzündungen der Venen, Phlebitiden und ihre Folgen drücken den Venenwänden als Rötungen, Verdickungen und Verhärtungen ihren Stempel auf. Betreffen die Venenerweiterungen als Krampfaderbruch das Gebiet der Vena spermatica (Varikozele), so muß dies die Aufmerksamkeit zum Abflußgebiet dieser Vene, zur linken Niere und zu deren Geschwülsten hinlenken.

Deutliche Venenzeichnung auf Brust und Bauch ist immer bemerkenswert und dringend verdächtig eines Abflußhindernisses der Vena cava, das auf dem Wege eines Kollateralkreislaufs umgangen werden soll. Stenosierung der Vena cava inferior macht sich geltend in einem oft mächtigen Venennetz, das seine größte Ausbildung zwischen Schambein und Nabel und um diesen herum erreicht (Caput Medusae) und seinen Ablauf über die Venae mammariae internae zur Vena cava superior findet. Druck auf die Vena cava superior dagegen, wie ihn Mediastinaltumoren erzeugen, bewirkt vermehrte Venenzeichnung im Bereich des Brustkorbs. Auch bei Druck auf eine Vena anonyma oder subclavia kommt es zu Venenerweiterungen am Brustkorb und an den Armen, aber zu typisch einseitigen.

Die Auskultation der Venen.

Venentöne. Die Geschwindigkeit der rechtläufigen zentripetalen Blutströmung der Venen ist immer, auch wenn sie noch so sehr über die Norm gesteigert ist, viel zu langsam und gleichmäßig, als daß es jemals zu einem autochthonen Spannungston wie bei den Arterien kommen könnte. Nur in dem Fall der Trikuspidalinsuffizienz, bei der die rechte Kammer eine brüske rückläufige Bewegung auslösen kann, wird hie und da ein (herzsystolischer) Venenton beobachtet; er ist dann eine willkommene Stütze für die wichtige Diagnose der (meist relativen) Trikuspidalinsuffizienz.

Venengeräusche. Zur Erzeugung von Geräuschen bedarf es keiner so großen Geschwindigkeit und vor allem auch keiner brüsken Pulsionen, und so sind die Geräusche das weitaus wichtigere Symptom unter den venösen Schallerscheinungen. Aber auch sie finden sich bei ganz normalen Erwachsenen und vorsichtiger Auskultation nur äußerst selten, sie treten erst unter besonderen Bedingungen auf, unter genau den gleichen Bedingungen, die sich uns auch für die Entstehung der Herz- und der Arteriengeräusche als maßgebend erwiesen haben: 1. erhöhter Strömungsgeschwindigkeit des Blutes, 2. Dünnflüssigkeit des Blutes, 3. großer Schwingungsfähigkeit dünner Gefäßwände und evt. 4. (wechselnder) Strombahnweite. Wiederum brauchen nicht alle Bedingungen zu gleicher Zeit erfüllt zu sein.

Ganz besonders deutlich ist hier der Einfluß der Strömungsgeschwindigkeit. Bei Personen, die keine spontanen Venengeräusche aufweisen, genügt oft schon eine Strombeschleunigung, hervorgerufen durch Kompression der einen Vena jugularis, um in der anderen nichtkomprimierten Vene ein Geräusch zu erzeugen. Unter pathologischen Verhältnissen treffen wir solche Venengeräusche bei sehr gefäßreichen Strumen, besonders beim Morbus Basedow und bei den strombeschleunigend wirkenden Anämien, die zugleich durch die ihnen eigene Blutverdünnung die Neigung zu Geräuschbildung erhöhen. Aber nicht alle Anämien tun dies in gleicher Weise; ganz im Vordergrund stehen die Chlorosen, während die Anämien älterer Leute venöse Geräusche fast immer vermissen lassen. Stellen wir daneben die Tatsache, daß nicht selten ganz gesunde Kinder Venengeräusche aufweisen, und daß dies mit fortschreitenden Jahren immer seltener wird, so gelangen wir zum dritten Faktor, zur Schwingungsfähigkeit der Gefäßwände. Schließlich spielt auch hier der Wechsel der Gefäßweite eine, wenn auch untergeordnete, Rolle; z. B. mag an dem besonders häufigen Auftreten von Geräuschen am Halse der Wechsel vom engen Lumen der Vena jugularis zum weiteren des Bulbus jugularis wohl beteiligt sein. Auch das Erscheinen von Venengeräuschen bei Druck des Stethoskops ist auf Stenosierung der Venen zu beziehen; nimmt der Druck des Stethoskops mehr und mehr zu, bis zur Abklemmung der Vene, so verschwindet mit dem Aufhören des Blutstroms natürlich auch jedes Geräusch.

Die Venengeräusche sind im Wesentlichen kontinuierlich, zeigen aber immerhin rhythmische Schwankungen; je nach der

Herzphase — Systole oder Diastole — nimmt das Herz langsamer oder rascher das venöse Blut in sich auf, langsamer oder rascher ist danach auch die Strömung in den Venen, geringer oder größer die Neigung zu Geräuschbildung. Vor Allem gilt dies für die herznahen Venen, und das Venengeräusch *κάτ' ἐξοχήν*, das Nonnensausen [1] über der Vena jugularis hat deshalb auch an- und abschwellenden Charakter. Es ist über der rechten Vena jugularis meist besser hörbar als über der linken, wohl wegen deren geraderem Verlauf. Die Strömung in den kopfnahen Jugularvenen kann zu so starken Schwingungen der Gefäßwände führen, daß der Patient von heftigem Kopfsausen geplagt wird, und der Arzt die Schwingungen nicht nur hört, sondern auch fühlt.

Die Leichtigkeit, mit der Venengeräusche provoziert werden können, mahnt zu größter Vorsicht bei ihrer Beurteilung. Nur ein Venengeräusch, das jenseits des zwanzigsten Lebensalters ohne jeden Druck des Stethoskops schon bei durchaus gerader Kopfhaltung auftritt, ist als pathologisch zu erachten. Seine spezielle Deutung und Bewertung erfolgt nach allgemeinen, klinischen Gesichtspunkten; oft wird es zu einer genaueren Prüfung auf Anämie ermahnen; in anderen Fällen wird es bei gleichzeitigen, zweifelhaften Herzgeräuschen für deren akzidentelle Natur sprechen.

Synopsis der Herz- und Gefäßkrankheiten.

I. Herzmuskelerkrankungen.

Ätiologie: Konstitutionelle Schwäche, körperliche Überanstrengung durch Beruf oder Sport, Fettsucht, Arteriosklerose bzw. Koronarsklerose, Gifte, wie Alkohol, Nikotin, Koffein, Entzündungen und bakterielle Intoxikationen wie bei Polyarthritis, Sepsis, Typhus, Diphtherie, Lues durch Gummenbildung oder luetische Koronarerkrankung, Herztumoren.

Die Mehrzahl dieser Ursachen befällt fast immer beide Herzhälften gleichmäßig.

Symptomatik: Doppelseitige Herzvergrößerung und Erweiterung der Herzhöhlen; nicht selten systolische Herzgeräusche, die durch relative Herzklappeninsuffizienz bedingt sind; Frequenzsteigerung; und Labilität des Herzens. Puls oft klein und schwach. Arrhythmien nicht obligat. Stauungserscheinungen sind im großen wie im kleinen Kreislauf möglich.

---

[1] Der Name Nonnensausen hat nichts zu tun mit der Nonne, dem Schädling der Nadelwälder; er stammt vielmehr vom Geräusch des Kreisels bzw. Brummers, der in manchen Gegenden auch Nonne genannt wird.

II. Herzklappenerkrankungen.
Die erworbenen Herzklappenerkrankungen.

1. **Endokarditis**: Ätiologie: Vorwiegend bakterielle Infektionen, oft nach Angina oder Polyarthritis; daneben toxische Schädigungen der Herzklappen.

Symptomatik: Herzerweiterung, systolische und diastolische Geräusche je nachdem die Klappensegel schlußunfähig oder verengt sind, Frequenzsteigerung, erregte Herzaktion. Rhythmusstörungen häufig. Oft kombiniert mit Myokarditis = Karditis.

2. **Die Herzklappenfehler**. Meist Folgeerscheinungen akuter Endokarditis; luetische Erkrankungen fast nur am Ostium aorticum.

Mitralstenose. Infolge Verengerung des Mitralostiums entsteht bei der diastolischen Passage des Blutes aus dem linken Vorhof in die linke Kammer ein diastolisch-präsystolisches Geräusch, das am deutlichsten über der Herzspitze hörbar ist; es schwillt in manchen Fällen gegen Schluß der Diastole — dank der Vorhofsystole — in typischer Weise an (Crescendogeräusch); ebenso oft aber ist es nur hie und da oder überhaupt nicht hörbar; der präsystolische Charakter des Geräusches ist nicht obligate Vorbedingung der Diagnose Mitralstenose. Der linke Vorhof wird überfüllt; dieser Überfüllung und Erweiterung folgt unmittelbar die Überfüllung des Lungenkreislaufs; ein Ausgleich hiefür wird erstrebt durch Blutdruckerhöhung in der Arteria pulmonalis, die in der Verstärkung des II. Pulmonaltons zum Ausdruck kommt. Die Druckerhöhung ist möglich kraft einer Hypertrophie der rechten Kammer, zu der sich durch Stauung meist bald Dilatation gesellt — Herzvergrößerung nach rechts und oben. Die linke Kammer zieht sich infolge ihrer geringen Anfangsfüllung gegen einen nur geringen Widerstand zusammen, ihre Systole erfolgt deshalb sehr rasch, so daß es zur Produktion des paukenden I. Tons der Mitralstenose kommt; er ist oft so laut, daß er schon gehört werden kann, „ehe noch das Ohr der Brustwand angelegt ist; ein solcher „Distanzton" ist nicht selten lange Zeit das einzige physikalische Zeichen, das bei Herzkranken den Verdacht gerade auf Mitralstenose hinlenken kann; er verdient daher ganz besondere Beachtung. Die linke Kammer leistet keine Mehrarbeit; daher wird sie durch eine Mitralstenose weder hypertrophisch noch dilatiert; linksseitige Herzvergrößerung bei Mitralstenose beruht meist auf einer Komplikation durch gleichzeitige Mitralinsuffizienz. Der arterielle Blutdruck der Mitralstenose zeigt verminderte Amplitude und entsprechend ist der Puls bei allen schwereren Mitralstenosen niedrig und klein.

Mitralinsuffizienz. Das systolische Zurückströmen des Bluts durch das schlußunfähige Ostium mitrale zurück in den linken Vorhof verursacht ein systolisches Geräusch über der Herzspitze, das sich am besten fortpflanzt in der Richtung über den linken Vorhof zum linken Herzohr (dicht neben dem Ostium art. pulmonalis). Infolge der Schlußunfähigkeit der Mitralis setzt mit dem Beginn der Systole sofort die Austreibung des Blutes ein, es fehlt die der Muskeltonerzeugung förderliche systolische Anspannungszeit; der I. Ton über der Herzspitze ist deshalb leise und dazu oft verdeckt durch das gleichzeitige systolische Geräusch. Der Rückfluß des Blutes durch das Mitralostium bewirkt eine Überfüllung und Erweiterung des linken Vorhofs und anschließend auch eine Überfüllung im Lungenkreislauf, der ja durch kein Ventil vom linken Vorhof getrennt ist. Die drohende Stauung im Lungenkreislauf wird (wie bei der Mitralstenose) wieder ausgeglichen durch Druckerhöhung in der Arteria pulmonalis dank der Hypertrophie der rechten Kammer; gesellt sich später eine Erweiterung hinzu, so kommt es zu Vergrößerung der Herzdämpfung nach rechts und oben. Eine Folge der Blutdruckerhöhung in der Lungenarterie ist die Verstärkung des II. Pulmonaltons, die aber kein obligates Symptom der Stauung im Lungenkreislauf darstellt. Die linke Kammer wird aus dem extrem überlasteten linken Vorhof diastolisch überfüllt; sie hat gegenüber der Norm eine erhebliche Mehrarbeit zu leisten durch die Beförderung einer vermehrten Blutmenge: 1. durch die physiologische Blutaustreibung in die Aorta, 2. durch das krankhafte und zwecklose Zurücktreiben des Bluts in den linken Vorhof. Aus dieser Arbeitsüberlastung resultieren kompensatorische Dilatation und Hypertrophie der linken Kammer, später auch Stauungsdilatation: Vergrößerung der Herzdämpfung nach links. Der Herzstoß ist oft verbreitert, der Herzspitzenstoß nach links verlagert. Der Puls ist nicht typisch gegen die Norm verändert. Bei Kombination von Mitralinsuffizienz mit Stenose fehlt der charakteristische paukende I. Ton der Mitralstenose.

Die relative (muskuläre) Mitralinsuffizienz läßt sich von der endokardialen (valvulären) Insuffizienz nicht prinzipiell unterscheiden; im Gegensatz zu dieser kann sie jedoch bei Besserung der Herzmuskelfunktion wieder verschwinden und ist außerdem ihrer Natur nach kombiniert mit anderen Herzerkrankungen oder Herzklappenfehlern.

Aortenklappenstenose. Sie macht sich bemerkbar bei der systolischen Passage des Bluts aus der linken Kammer hinein in die Aorta: systolisches, meist lautes Geräusch über der ersten Auskultationsstelle der Aorta, das sich besonders gut in die Karotiden hinein fortpflanzt. Die Erschwerung der Blutströmung führt zu Mehrarbeit der linken Kammer, so daß diese hypertrophiert; bei gutem Herzmuskel kann es einige Zeit so bleiben, bei Überarbeitung und zunehmender Schwäche der linken Kammer tritt zur Hypertrophie eine Stauungsdilatation der linken Kammer und damit eine Vergrößerung der Herzdämpfung nach links. Zugleich rückt der Herzspitzenstoß nach links außen. Der II. (diastolische) Aortenton ist oft auffällig leise infolge des geringen Schlagvolumens der linken Kammer und der daraus resultierenden schwachen Füllung der Aorta. Der Puls als Ausdruck der langsam erfolgenden und schwachen Füllung der Aorta ist klein und träge („Pulsus tardus") (Abb 22).

Kommt es bei Aortenklappenstenose durch systolisches Restblut zu Blutstauung in der linken Kammer oder durch hochgradige Erweiterung der linken Kammer zu relativer Mitralinsuffizienz, so greift die Stauung bald auch über auf den linken Vorhof, auf den Lungenkreislauf und auf das rechte Herz, wie es oben für die Mitralfehler beschrieben wurde; bei der relativen Mitralinsuffizienz entsteht dann auch über dem Mitralostium ein systolisches Geräusch.

Aortenklappeninsuffizienz. Die Schlußunfähigkeit des Aortenostiums führt zum diastolischen Rückströmen des Blutes aus der engeren Aorta in die weitere linke Kammer; die Folge ist ein diastolisches gießendes Geräusch, das am lautesten über der I. und II. Auskultationsstelle der Aorta hörbar ist mit bevorzugter Fortpflanzung in Richtung der Herzspitze. Es beginnt im Gegensatz zu dem oft präsystolischen Geräusch der Mitralstenose sofort mit der Diastole. Das fehlerhafterweise in die linke Kammer zurückströmende Blut führt zu Dilatation und die dauernde Vermehrung des Schlagvolumens führt zur Arbeitshypertrophie der linken Kammer: einseitige Vergrößerung der Herzdämpfung nach links (Aorten- oder Schuhform des Herzens); Verlagerung des Herzspitzenstoßes nach links und außen. Das Blutdruckmaximum ist bei der Aorteninsuffizienz dank dem vergrößerten Schlagvolumen etwas erhöht, das Minimum dagegen infolge des raschen arteriellen Druckabfalles tief gesenkt (bis auf 20—50 mm Hg) Der Puls ist aus den gleichen Gründen hoch, groß, rasch ansteigend und schnellend, „Pulsus celer et altus" (s. Abb. 22). Der rasche Wechsel des Blutdrucks in den peripheren Arterien führt zu Kapillarpuls und zu autochthonen Gefäßtönen und Geräuschen über den Arterien, besonders über der Arteria femoralis. Blutstauungen der linken Kammer und relative Mitralinsuffizienz treten bei Aorteninsuffizienz früher auf als bei Aortenstenose; die Folgen sind die gleichen wie dort.

Trikuspidalklappeninsuffizienz. Sie ist nur selten Folge einer primären Klappenerkrankung; meist ist sie begründet in einer schweren Dilatation der rechten Kammer, ist also meist eine relative Insuffizienz. Systolisches Rückströmen des Blutes durch das schlußunfähige Ostium tricuspidale in den rechten Vorhof, von hier in die Hohlvenen: systolisches Geräusch über der Auskultationsstelle des Ostium tricuspidale. Sichtbare systolische Pulsation über den oberflächlichen Venen, besonders deutlich über den Jugularvenen = systolischer Venenpuls; systolischer Lebervenenpuls ist nur dann als bewiesen zu erachten, wenn der untere Rand der meist vergrößerten Leber, mit der Hand umfaßt, rhythmische Volumenschwankungen zeigt; systolisches Abwärtsrücken der Leber kann auch auf fortgeleiteter Herzpulsation beruhen und ist daher nicht beweisend. Der systolische Rückstrom des Bluts in den rechten Vorhof bewirkt dessen Erweiterung. In der Diastole wiederum wird die rechte Kammer aus dem erweiterten rechten Vorhof überfüllt und muß eine große unökonomische Mehrarbeit leisten, so daß sie (ebenso wie die linke Kammer bei der Mitralinsuffizienz) dilatiert und hypertrophiert: Vergrößerung der Herzdämpfung nach rechts. Der Blutdruck ist eher klein als groß, ebenso der Puls.

Anhang: Die angeborenen Herzfehler.

Sie sind Herzmißbildungen, zumeist entstanden bei der Bildung der Scheidewand zwischen rechtem und linkem Herz. Der wichtigste angeborene Herzfehler ist die Pulmonalstenose: ungleichmäßige Teilung des embryonalen Truncus aorticus führt dazu, daß die Arteria pulmonalis enger ist als die Aorta; die Pulmonalstenose ist also nicht eine Verengerung des Pulmonalostiums, sondern eine Enge der Arteria pulmonalis selbst. Ihre Symptome sind: ein lautes systolisches Geräusch über dem ganzen Herzen, besonders aber über der Arteria pulmonalis; Hypertrophie und Dilatation der rechten Kammer mit folgender Verbreiterung der Herzdämpfung nach rechts, weniger nach links; Schwäche des II. Pulmonaltons.

Seltener sind Defekte der Kammerscheidewand, sie gehen mit lautem, über dem ganzen Herzen hörbarem, systolischem Geräusch einher und können zu Überfüllung und Überanstrengung der rechten Kammer führen.

Das Offenbleiben des Foramen ovale der Vorhofscheidewand ist im allgemeinen harmlos infolge der geringen Druckdifferenz zwischen rechtem und linkem Vorhof.

Dagegen ist das Offenbleiben des Ductus Botalli zwischen Arteria pulmonalis und Aorta auf die Dauer unerträglich durch die hochgradige Überanstrengung der rechten Kammer.

Der Mehrzahl der angeborenen Herzfehler ist gemeinsam ein lautes, über dem ganzen Herzen hörbares systolisches Geräusch, die vorwiegende Beteiligung und Vergrößerung der rechten Kammer, frühzeitig auftretende, manchmal hochgradigste Zyanose (Blausucht = Morbus caeruleus), Trommelschlegelfinger. Groß ist die Neigung zu Lungentuberkulose. Bei schwereren angeborenen Herzfehlern bleiben die Kinder fast immer im Wachstum zurück; die Träger der Pulmonalstenose erreichen selten das 20. Lebensjahr.

III. Herzbeutelerkrankungen.

Pericarditis sicca. Kann zu „trockenen" Fibrinauflagerungen auf dem Herzbeutel und so zu den perikarditischen Reibegeräuschen führen.

Die Pericarditis exsudativa erzeugt Ergüsse im Herzbeutel: Vergrößerung der Herzdämpfung nach allen Seiten, besonders nach oben und nach rechts. Die Herzzwerchfellwinkel sind ausgefüllt. Unfühlbarkeit des Herzstoßes in Rückenlage, Unhörbarkeit bzw. Leisheit der Herztöne, Kleinheit und Weichheit des Pulses. Bei Verwachsung der Herzbeutelblätter infolge Pericarditis adhaesiva kommt es zu Erschwerung der systolischen wie der diastolischen Herzaktion, dadurch zu hochgradiger Störung des Blutkreislaufs mit besonderer Stauung im Pfortadergebiet („Pseudoleberzirrhose"); systolische Einziehung in der Herzspitzengegend kommt durch perikartitische Verwachsungen nur zustande bei gleichzeitiger mediastinaler Fixation des Herzbeutels.

IV. Arterienerkrankungen.

Mesaortitis luica. Sie führt zu sackartiger Erweiterung der Aorta, zum **Aortenaneurysma.** Dieses entzieht sich der perkutorischen und auskultatorischen Feststellbarkeit, wenn es dem Arcus aortae oder gar der Aorta descendens angehört; auch an der Aorta ascendens ist es nur auffindbar, wenn es sich der Brustwand schon bis auf wenige Zentimeter genähert hat. Größere Aneurysmen der Aorta ascendens verursachen relative Dämpfung oberhalb der Herzdämpfung und fühlbare, oft auch sichtbare Pulsation in der Höhe des II. Zwischenrippenraums rechts vom Brustbein; sehr große Aneurysmen führen zur Vorwölbung der Brustwand. Der systolische Blutstrom aus dem verhältnismäßig engen Aortenostium in die erweiterte Aorta kann Anlaß geben zu systolischen Geräuschen. Bei Usurierung der Rippen durch das vordringende pulsierende Aneurysma entstehen heftigste Schmerzen (Dolores osteocopi). Übergreifen der Mesaortitis auf das Aortenostium ist eine häufige Ursache der Aortenklappeninsuffizienz. Werden die Abgangsstellen der Koronararterien im Sinus Valsalvae befallen, so resultieren schwerste Formen von Angina pectoris. Nicht zu selten kommt es zu Differenzen in der Größe der beiden Radialpulse infolge ungleichmäßiger Beteiligung der Abgangsstellen der Arteria anonyma einerseits, der Arteria subclavia sinistra andererseits an dem mesaortitischen Prozeß.

Bei erheblicher Aortenerweiterung zieht der auf dem linken Hauptbronchus reitende Aortenbogen bei jedem Herzschlag eben diesen Bronchus und mit ihm den Kehlkopf rhythmisch nach abwärts; das Abwärtsrücken kann besonders leicht gefühlt werden (Olliver-Cardarellisches Symptom). Der Druck des Aortenaneurysma kann außerdem Rekurrenslähmung verursachen; die resultierende Heiserkeit ist nicht selten das erste Merkmal des Aneurysma und kann so von großer diagnostischer Wichtigkeit sein.

Arteriosklerose. Das klinische Bild ist sehr verschieden, je nach Art und Ausdehnung des befallenen Arteriengebietes.

1. Sklerose der Aorta: Mäßige Mehrarbeit des Herzens infolge der Verringerung der Windkesselwirkung der Aorta; daher leichte Hypertrophie der linken Kammer ohne nachweisbare perkutorische Herzvergrößerung; bei Annäherung der Aorta an die Brustwand Lauterwerden des II. Aortentons. Greift die Sklerose über auf die Aortenklappen, so wird der II. Aortenton klingender; sklerotische Aorteninsuffizienzen sind sehr selten. Bei Beteiligung der Abgangsstellen der Koronararterien im Sinus Valsalvae Angina pectoris. Angina pectoris. Röntgenbefund: Mäßige Ausbuchtung der Aorta nach links, die besonders im linken schrägen Durchmesser sichtbar wird; Verdichtung des Aortenschattens.

2. Sklerose der mittleren und kleinen Arterien: Die oberflächlichen Arterien (Arteria brachialis, Arteria radialis, Arteria femoralis, Arteria dorsalis pedis) bleiben, wenn sklerosiert, auch noch Unterdrückung bzw. Unterbindung des Blutstroms tastbar; bei höheren Graden der Sklerose „rollen die Arterien unter dem Finger". Extreme Arterienverengerungen führen zu Zirkulationsstörungen mit Pulslosigkeit, schließlich zu Nekrose und Gangrän der abhängigen Körpergebiete. Blutdruck nicht oder nur wenig erhöht (Abb. 22).

Koronarsklerose: Angina pectoris, Gefahr der Myomalacia cordis; häufig kombiniert mit Sklerose der Aorta.

Arteriosclerosis cerebri: Nachlassen der geistigen Leistungsfähigkeit, des Allgemeinbefindens und der vegetativen Funktionen; Schwindel und Ohnmachtsanfälle, Gefahr der Gehirnblutung und -erweichung.

Arteriosklerose des Intestinaltraktus: Vorzüglich bei der Verdauung auftretende krampfartige Leibschmerzen „Dyspragia intermittens angiosclerotica intestinalis".

Arteriosklerose der Körperperipherie, besonders der Gliedmaßen: oft blasses Aussehen, so daß Differentialdiagnose gegen Karzinom auftauchen kann; Atrophie der Haut und der Muskeln. Bei Mitwirkung neurotischer Gefäßspasmen treten krampfartige Schmerzen vorzüglich der unteren Gliedmaßen auf mit dem Typ des „intermittierenden Hinkens" (Claudicatio intermittens, Dysbasia angiosclerotica).

3. Verengerung der Kapillaren und der präkapillaren Arterien = „Arteriolosklerose": Blutdrucksteigerung (primäre Hypertension) mit Hypertrophie und Dilatation des linken Ventrikels; Neigung zu

Gehirnblutungen (Apoplexie). Durch bevorzugte Beteiligung der Nierengefäße Einschränkung der Harnkonzentrationsfähigkeit der Nieren und Gefahr der Retention der Endprodukte des Eiweißstoffwechsels im Körper (Urämie).

Die Diagnose der chronischen Herzschwäche.

1. Mäßige Herzschädigung führt zu nur geringer eventuell nur zu kompensatorischer Dilatation zwecks Steigerung der Arbeitsökonomie des Herzens; bei Herzschwäche als Folge einer Arbeitsüberlastung erscheinen zugleich die Zeichen der Herzhypertrophie. Hochgradigere Herzvergrößerungen beruhen immer auf Dilatation infolge der Ansammlung von Restblut, d. h. sie sind Stauungsdilatationen.

2. Bei erhöhten, besonders bei ungewohnten Arbeitsansprüchen (z. B. bei 5—10 Kniebeugen) wird der Herzschlag schon in der Norm beschleunigt; er steigt im allgemeinen aber nur wenig über 100 Schläge in der Minute und geht im Laufe von 1—2 Minuten zu seinem Ausgangswert zurück. Das geschwächte Herz erreicht bei Anstrengung höhere Frequenzen und sinkt nach Beendigung der Anstrengung langsamer zu normalen Pulszahlen zurück; ganz ähnlich kann sich aber auch das übererregbare, nervöse Herz verhalten, so daß eine solche Funktionsprüfung nur mit größter Zurückhaltung verwertet werden darf. Stärkere Dyspnoe, die bei Steigerung der Arbeitsansprüche auftritt, ist ebenfalls kein sicheres Symptom der Herzschwäche, ist aber immerhin in manchen Fällen ein sichererer Gradmesser für die Güte des Herzens als die Tachykardie.

3. Die Bewertung von Herzarrhythmien richtet sich nach der speziellen Form derselben (s. S. 172—183).

4. Die untrüglichsten Zeichen der Herzschwäche finden sich nicht am Herzen selbst, sondern an den von ihm versorgten Organen: Neigung zu Zyanose und zu anderen objektiven Stauungserscheinungen. Letztere sind verschieden, je nachdem, ob die Schwäche der rechten oder der linken Kammer im Vordergrund steht. Die Stauung entwickelt sich immer stromaufwärts der insuffizienten Kammer. Bei isolierter Schwäche der linken Kammer Lungenstauung mit besonders ausgeprägter Dyspnoe; bei Schwäche der rechten Kammer hochgradige venöse Stauung im großen Kreislauf: Leberschwellung, Appetitlosigkeit (Magenstauung), Ödeme der unteren Gliedmaßen und des Rumpfes. Insuffizienz der linken Kammer führt auf dem Weg über die Lungenstauung zu sekundärer Insuffizienz der rechten Kammer, so daß bei den höheren Graden der Herzinsuffizienz das Bild verwischt wird, und sich Stauungserscheinungen sowohl im kleinen wie im großen Kreislauf finden.

5. Schließlich sind ganz unentbehrlich für die Beurteilung eines Herzens die anamnestischen Angaben des Kranken über seine Leistungsfähigkeit und über eventuelle subjektive Beschwerden, wie Atemnot, Herzklopfen und Herzbeklemmung in ihrer Abhängigkeit von körperlicher Anstrengung einerseits und psychischer Beanspruchung andererseits. Selbstverständlich ist hier wie immer ausschlaggebend die richtige Einschätzung psychischer und nervöser Faktoren.

Die Diagnostik der Bauchorgane.

Die Kenntnis der normalen Lage der einzelnen Organe, ihrer Beziehungen zueinander und zum Mesenterium, dazu das Verständnis der physiologischen und pathologischen Abhängigkeiten der Verdauungswerkzeuge, das alles ist unerläßliche Voraussetzung für die Erkenntnis abdomineller Erkrankungen. Die Vielzahl der Organe, Teile des Magen-Darmtraktus, die hier auf engem Raum zusammengedrängt sind, verlangt bei jedweder Untersuchungsart soweit wie möglich Beachtung des einzelnen Organs. Eine Unzahl diagnostischer Unterlassungssünden bliebe unbegangen, würde eines jeden Organs, wenn auch nur im Flug, bewußt gedacht.

Die Betrachtung des Bauches.

Bei der Inspektion der Abdominalorgane genügt es aus dem eben genannten Grund noch weniger als sonst, mit einem Blick über das Ganze hinwegzugleiten. Die Vielheit und Vielfältigkeit der Organe macht es hier in ganz besonderem Maße nötig, daß der Arzt auf jedes einzelne seinen Blick richte.

Die Bauchhaut. Unter den akuten Veränderungen der Bauchhaut verlangt speziell das Typhusexanthem, die Roseola typhosa bzw. paratyphosa, ein ganzes Augenmerk; besonders bei zweifelhaften fieberhaften Erkrankungen darf niemals ein Blick nach Roseolen fehlen. Die rundlichen, rötlichen Fleckchen sind oft sehr klein und unscheinbar, sehr rar und sehr blaß; aber wer gelernt hat, auf sie zu achten, dem können sie dennoch bei Tageslicht nicht entgehen; bei künstlicher Beleuchtung werden sie allerdings sehr leicht übersehen.

Vermehrte Venenzeichnung des Unterleibs kann bei Frauen, die mehrmals geboren haben, eine ganz harmlose Sache sein. Dagegen sind deutlich hervortretende, oft vom Nabel radiär ausstrahlende Venen (Caput Medusae), immer eine Aufforderung, nach Abflußstörung im Pfortadergebiet (Leberzirrhose, Stauungsleber bei Herzerkrankungen und Pericarditis chronica fibrosa) zu fahnden, evtl. auch nach Verengerunge der Vena cava inferior durch Mediastinaltumoren. Auch rasch sich entwickelnde Hämorrhoiden können das Symptom eines Abflußhindernisses im Venengebiet des Bauches (Vena hämorrhoidalis inferior → Vena pudenda int. → Vena cava inf.) sein. Striae, bei Frauen wohl meist die Folge überstandener Schwangerschaften, erscheinen ebenso beim Rückgang anderer, langdauernder Ausdehnungen der Bauchhaut (Adipositas, Meteorismus, Aszites, Tumoren) und erwecken beim raschen Schwund einer Fettsucht die dringende Frage nach der Ursache solch plötzlicher Abmagerung. Bei Operationsnarben werden Anamnese und Lokalisation über die Operationsursache Aufschluß geben.

Die Bauchwand. Gegenüber diesen lokalen Veränderungen der Oberfläche verschieben starker Fettreichtum und das Ödem[1] der Bauchwand das Bild des Bauches als Ganzes. Unter fettreichen Bauchdecken stecken meist ebenso fette Eingeweide, die das Zwerchfell hochdrängen und den Kreislauf so aufs Schwerste stören können. Nur selten wird die Unterscheidung von Adipositas und Ödem der Bauchdecken der Betrachtung Schwierigkeiten machen; evtl. werden Zweifel beseitigt durch die Verschiedenheit des Tastbefundes bzw. die teigige Konsistenz der ödematösen Bauchwand.

Läßt man die Bauchmuskeln anspannen, wie es willkürlich beim Aufsitzen aus dem Liegen ohne Zuhilfenahme der Arme geschieht, so bekommt man bei nicht zu fetten Personen einen ungefähren Einblick in die Güte der Bauchmuskeln. Man braucht nicht deutliche Ausprägung der Inscriptiones tendineae des Musculus rectus als obligatorischen Normalzustand zu verlangen; besonders bei Frauen genügt schon eine erhebliche allgemeine Festigkeit der kontrahierten Bauchwand. Bei der Anspannung des Bauches treten lokale Schädigungen der Wand deutlicher zutage: die Hernien, wie sie in verschiedener Art und Lage sich am Bauche finden (Hernia umbilicalis, Hernia epigastrica, Hernia lumbalis, Hernia inguinalis, Hernia scrotalis, Hernia labialis usw.) und die Diastase der Musculi recti (Hernia ventralis mediana) und schließlich auch die postoperativen Narbenbrüche. Die Palpation wird natürlich gerade hier immer die Fortsetzung der Inspektion bilden müssen und Bruchanlagen oder überhaupt kleinere Schädigungen, wie so oft die

---

[1] Auch auf das mehrfach beschriebene, lokale kollaterale Ödem der Bauchhaut über entzündlichen Abdominalorganen mag geachtet werden. Es kommt aber nicht gar zu häufig zur Beobachtung.

kleinen offenen Nabelpforten, werden auf sie allein angewiesen sein. Allgemeine **Schwäche der Bauchwände** wird häufig dem Auge erkennbar beim Vergleich zwischen Liegen und Stehen; der im Liegen nicht wesentlich deformierte Bauch sackt im Stehen nach unten und während die oberen Bauchregionen flach bleiben, hängen die unteren unharmonisch und häßlich hervor, ein häufiges Bild bei Enteroptose.

Die inneren Bauchorgane. Der Zustand der Bauchwände ist maßgebend dafür, wieviel von den Vorgängen im Innern die äußere Betrachtung entdecken kann. Je dünner die Bauchdecken sind, um so deutlicher wird sich das, was sich im Innern abspielt, auf der Bauchoberfläche ausprägen. Aber nur bei ganz ungewöhnlich großer Muskelschwäche und Magerkeit bilden sich schon in der Norm die Darmbewegungen für das Auge erkennbar ab als feine, unregelmäßig wogende Bewegungen. Unter pathologischen Verhältnissen ist die ungewöhnliche Vorwölbung das wesentlichste der Betrachtung sich darbietende Symptom. Ursachen solcher Vorwölbungen der Bauchwand sind Ansammlung von Flüssigkeit oder Gasen im Bauch und in seinen Hohlorganen, Vergrößerungen der festen Organe und schließlich Tumoren.

Aszites verändert den äußeren Anblick des Bauches nur, wenn die Flüssigkeit in der Bauchhöhle schon ein erhebliches Ausmaß erreicht hat. Dann aber kann das Bild ein sehr charakteristisches werden. Die meist freie Flüssigkeit nimmt ihre Lage gemäß hydrostatischen Gesetzen: sinkt also im Stehen nach unten, so daß der Bauch bei schlaffen Bauchdecken wie ein Sack vorne herunterhängt, fließt bei Seitenlage nach der tieferen Seite und bildet bei Rückenlage einen möglichst horizontalen Spiegel, so daß (im Gegensatz zum Meteorismus) die Flanken ausgefüllt erscheinen und der **Bauch breit, plump und abgeflacht** erscheint. Ist der Aszites kombiniert mit erheblicher Gasfüllung der Därme, was sehr häufig ist, so wird das Bild natürlich sehr verwischt.

Im Gegensatz zum Aszites ist das typische Bild des ausgebildeten **Meteorismus** charakterisiert durch das Verstrichensein des Nabels und durch die **hochgewölbte Halbkugelform**, und zwar ist diese Form etwas sehr regelmäßiges, gleichviel ob der Meteorismus der Ausdruck der Gasblähung in den Därmen selbst ist oder in der freien Bauchhöhle (nach Perforation von Magen oder Darm) letzteres ist begreiflicherweise das weitaus

Seltenere. Zu Ersterem führen Hindernisse, die sich der Weiterbewegung der Gase in den Därmen entgegensetzen, Hindernisse, die sich und damit auch den Meteorismus sowohl allmählich im Verlauf von Monaten und Wochen, als auch rasch im Verlaufe von Tagen und Stunden entwickeln können. Solche Verschlüsse können anatomischer Natur (Narben, peritoneale Stränge, Geschwülste, Verschlingungen, Intussuszeption des Darms), nervös spastischer und atonischer Natur sein (Darmlähmung bei Peritonitis). Je nach der Kombination dieser Faktoren variiert das Bild.

Zu Beginn eines Meteorismus ist die Darmblähung meist noch lokal beschränkt. Man kann dann, sofern man rechtzeitig darauf achtet, vielleicht einmal aus der Lage einer einzelnen sich vorwölbenden Darmschlinge — Symptom der ,,geblähten Schlinge" — einen Anhaltspunkt für den Sitz des Hindernisses gewinnen, aber fast immer einen recht unsicheren. Verlässiger sind schon die Schlüsse, die aus der Lokalisation der Hauptauftreibung gezogen werden können. Blähung findet sich immer nur aufwärts eines Hindernisses, und wenn auch geblähte Darmteile meist bald die andern so sehr an Volumen übertreffen, daß ihre Lagebeziehungen erheblich geändert werden, so führt dennoch eine Stenose am Pylorus vorzüglich zu einer Auftreibung im Epigastrium, ein Hindernis im Dünndarm mit Vorliebe zu einer Auftreibung um die Nabelgegend herum und eine Passagestörung im Dickdarm mehr als sonst zu einer Auftreibung in den Flanken. Aber je tiefer der am Meteorismus schuldige Darmteil liegt, um so diffuser und damit um so uncharakteristischer wird die Form des meteoristischen Bauches.

Bei plötzlichem Verschluß bieten sich dem suchenden Auge meist keine weiteren Merkmale, besonders keine Zeichen von Darmbewegungen. Die unvorbereitete Darmmuskulatur ist zu schwach, um längere Zeit kräftig gegen ein Hindernis ankämpfen zu können; der Darm ergibt sich rein passiv in sein Schicksal. Anders bei langsam entstandenem Verschluß: hier wurde die peristaltische Muskulatur allmählich zur Mehrarbeit erzogen, wurde so hypertrophisch und kämpft nun auch bei vollständigem oder nahezu vollständigem Verschluß weiterhin energisch an gegen das Hindernis. Spielen sich solch heftige, peristaltische Bewegungen einer geblähten Darmstrecke dicht unter der Bauchwand ab, so zeichnen sie sich bei nicht zu dicken Bauchdecken auf der Oberfläche ab und können hier als ,,Darmsteifungen" beobachtet werden[1]. Aus der Richtung der rollenden Bewegungen kann dabei mit einiger Sicherheit auf den Verlauf der Peristaltik des gesteiften Darms geschlossen werden; manchmal ist so auch eine Lokalisation möglich. Die Steifungen wechseln wie Flut und Ebbe, schwellen an und lassen dann wieder nach, um erst nach einiger Zeit wieder zu erscheinen. Auch bei Anwendung von allerhand reizenden Prozeduren, Beklopfen, Massieren usw. gehört oft viel Geduld dazu, um einer oder mehrerer Steifungen ansichtig zu werden. Gelingt es bei weiterbestehendem Darmverschluß schließlich gar nicht mehr, Steifungen dort zu provozieren, wo sie vordem sicher festgestellt waren, so ist der Darm des Ankämpfens müde geworden und aus dem Zustand der übermäßigen Arbeit übergegangen in einen Zustand der Lähmung.

Aszites und Meteorismus haben gemeinsam die Tendenz zu diffuser Erweiterung des Bauches. Im Gegensatz dazu äußern sich die Veränderungen der Bauchoberfläche, die durch **Vergrößerung innerer Organe**, von Blase, Gebärmutter, Leber, Milz, Nieren und durch Geschwülste hervorgerufen werden, wenn nicht immer, so doch zumeist in lokalen Niveaudifferenzen; deren Umfang schwankt je nach Art und Größe des Organs in weiten Grenzen.

Im Vergleich mit der Bedeutung anormaler Vorwölbungen treten an diagnostischer Wichtigkeit ganz zurück die allgemeinen **kahnförmigen Einziehungen** des Bauches, die durch Hunger und Kachexie verursacht, auch auf diese beiden Zustände aufmerksam machen. Kaum zu übersehen ist der eingezogene, durch krampfhafte Kontraktion der Därme und der Bauchwände bretthart gespannte Leib der akuten Meningitis und der Bleikolik. Die trichterförmige Einziehung des Nabels bei Fettsüchtigen ist lediglich Folge des strafferen Widerstandes des Nabelgewebes gegenüber der Umgebung.

Die Perkussion und Auskultation des Bauches.

Gibt es schon keinen einheitlichen Lungenschall, so noch viel weniger einen einheitlichen Bauchschall; ein solcher ist von vornherein ausgeschlossen, angesichts der Ungleichartigkeit des Bauchinhalts. Der Perkussionsschall über dem Abdomen ist abhängig vom Luftgehalt des Magens und der Därme und

---

[1] Über das gleichzeitige Fehlen der Darmgeräusche siehe bei Auskultation des Bauches.

da alles, was von diesen lufthaltig ist, an sich schon Hohlraum bedeutet, so gelten hier die Gesetze der Perkussion und auch der Auskultation in ganz ähnlicher Weise, wie wir sie für die Hohlräume der Lunge kennen gelernt haben.

Die Qualitäten des Bauchschalls. Wie bei der Lunge wird der Schall umso lauter, länger und tiefer, je ausgedehnter der schallende Hohlraum ist, und um so leiser, kürzer und höher, je kleiner er ist. Ist gar keine Luft mehr vorhanden, oder ist eine Luftansammlung ganz verschwunden und sind nur feste, dichte Medien geblieben, so sind diese natürlich genau so stumm wie auch sonst immer. Wie bei der Lunge geben auch hier die Hohlräume tympanitischen Schall, und da über dem Bauch lauter Schall überhaupt nur über Hohlräumen entstehen kann, so ist jeder laute Schall über dem Bauche tympanitisch (s. S. 39 ff.); allerdings mit den gleichen Ausnahmen wie dort: erhebliche Zunahme der Wandspannung der Därme ist der Klangähnlichkeit (Tympanie) abträglich und ist dafür um so günstiger für die Entstehung metallischen Beiklangs, dessen Auslösung mit Hilfe von Stäbchen und Plessimeter ebenso erzielt wird wie über dem Thorax. Auch die akustischen Grundlagen des metallischen Bauchschalls sind die gleichen wie bei Pneumothorax und Kavernen (s. S. 63 ff.).

Tiefer und lauter Bauchschall. Schon in der Norm variiert die Tonhöhe des tympanitischen Bauchschalls je nach der Weite des gerade perkutierten Darmes. Es ist aber nicht angängig, daraus Schlüsse auf die Art des Darmabschnittes zu ziehen, dazu ist zu regellos der physiologische Wechsel der Darmweite und die gegenseitige Überlagerung der Darmteile. Aber in anderer Weise ist die Veränderung des tympanitischen Bauchschalls diagnostisch verwendbar; eine erhebliche Zunahme an Tiefe und Lautheit sollte zum mindesten den Verdacht auf Meteorismus, sei es der Därme (Meteorismus intestinalis), sei es der freien Bauchhöhle (Meteorismus peritonealis) erwecken. Für letzteren ist besonders bezeichnend die ungewöhnliche Gleichmäßigkeit der tympanitischen Tonlage im Bereich des ganzen Bauches; weniger eindeutig ist das völlige Verschwinden der Leberdämpfung, es kann auch die Folge einer hochgradigen Lageveränderung (s. später „Kantenstellung") der Leber sein.

Gedämpfter Bauchschall. Im allgemeinen wird der Klopfschall lufthaltiger Eingeweide bei der Passage der nachgiebigen Bauchwand nicht in dem Maße alteriert wie beim Durchschreiten der Brustwand; daher ja auch die hier besonders ausgesprochene Tympanie. Das kann aber nur so lange gelten, als die Bauchwände nicht zu dick werden; Wände mit tiefer Fettschwarte und starken Ödemen können den Bauchschall seiner charakteristischen Tympanie völlig berauben; Ähnliches haben wir ja auch schon bei der Perkussion des Brustkorbs erlebt. Dem Gesetz der Schwere folgend, sammeln sich die größten Ödemmassen in den seitlichen, abhängigen Teilen der Bauchdecken und machen hier eine besonders intensive Dämpfung. Sie können dann zu Verwechslungen mit entzündlichen und nichtentzündlichen Ergüssen der Bauchhöhle Anlaß geben; diese sammeln sich auch in den tiefstgelegenen Bauchpartien, also besonders auch in den Flanken und lassen die lufthaltigen Därme obenauf schwimmen, so daß auch hier die Hauptdämpfung im Liegen in den seitlichen Partien, im Stehen in der unteren Bauchgegend gefunden wird. Lagewechsel bringt bei zweifelhafter Diagnose — ob Ödem, ob Aszites — oft rasch die Entscheidung: Ödeme werden durch Lagewechsel nicht beeinflußt; der Aszites dagegen fließt bei Seitenlage zu den jetzt tiefstgelegenen Stellen ab, während über der jetzt höchstgelegenen, zuvor gedämpften Seite, meist tympanitischer Schall ertönt. Wenn ein Erguß nicht frei beweglich ist, dann allerdings kann die Differentialdiagnose nur mit Zuhilfenahme anderer Methoden (Palpation und Prüfung auf Fluktuation) möglich werden.

Es muß immer wieder betont werden, daß Magen und Därme keineswegs an sich laut und tympanitisch schallen, sondern nur dann, wenn sie luft- bzw. gasgefüllt sind; über leeren, kontrahierten Darmschlingen dagegen und ebenso über flüssigkeit- und kotgefüllten Därmen hören wir wie über jedem anderen luftleeren Gewebe einen ganz leisen, kurzen und hohen Schall, eine absolute Dämpfung. Ebenso steht es mit den luftleeren festen Organen des Bauches (Leber, Milz, Nieren) und mit dessen Tumoren; sie verhalten sich akustisch natürlich genau so wie luftleere Organe am übrigen Körper.

Die Topographische Perkussion des Bauches. Je lufthaltiger ein Organ ist, um so lauter schallt es, umso leichter ist es auch zum Schallen zu bringen; am ausgesprochensten gilt dies immer für die Hohlräume des Körpers. Seine große Schallempfindlichkeit wird ein lufthaltiges Organ schon mitschallen lassen, wenn erst sein Nachbarorgan perkutiert wird; große Schallempfindlichkeit ist daher recht nachteilig für die Feststellung von Organgrenzen, und die topographische Perkussion der Bauchorgane gibt keine so scharfen Grenzen wie z. B. die Grenzen zwischen der Lunge und deren festen Nachbarorganen. Dies gilt schon von den oberflächlichen Grenzen zwischen luftleeren Organen bzw. kotgefüllten Därmen einerseits und lufthaltigen Därmen andererseits: Leber-Darm, Milz-Darm, speisegefüllter Magen-Darm, Blase-Darm. Von einer Perkussion tiefer liegender Organe bzw. Organgrenzen (Pankreas, weibliches Genitale, leere Blase) im Bereich des Bauchs kann erst recht keine Rede sein. Diese perkutorischen Schwierigkeiten werden um so größer, je stärker der Perkussionsschlag ist und daher ist schwächstes Klopfen bei der Bauchperkussion oberstes Gesetz. Luftleere, feste Organe z. B. Niere und Milz können hier natürlich ebensowenig perkutorisch gegeneinander abgegrenzt werden wie sonstwo.

Die Auskultation des Bauches. Luftleere, feste Bauchorgane sind wie für die Perkussion, so auch für die Auskultation durchaus stumm; alle Geräusche, die über dem Bauch auskultiert werden, seien sie spontan entstanden oder irgendwie provoziert, stammen aus Darmteilen, die entweder Gas allein oder öfters noch Gas und Flüssigkeit gemeinsam enthalten. Laute Geräusche sind über dem Verdauungsrohr nur dort zu hören, wo die Fortbewegung des Speisebreis sehr rasch erfolgt, z. B. über der Speiseröhre während des Schluckakts als sog. „Durchspritzgeräusch". Über dem Darm werden aus dem gleichen Grunde in der Norm nur sehr leise Geräusche wahrgenommen und auch nur von einem geduldigen Beobachter; diese Geräusche erscheinen nur absatzweise, bald hier, bald dort, und wer sich genügend Zeit läßt, wird ihrer habhaft werden können. Natürlich hängen ihre Intensität und Häufigkeit auch von der Verdauungsperiode ab, so daß sie z. B. in der Gegend der Bauhinschen Klappe 4—7 Stunden nach der Mahlzeit recht konstant beobachtet werden können, eben während der Passage des Darminhalts durch die Ileozökalklappe.

Treten Darmgeräusche aber auch sonst laut gurrend und fast ununterbrochen auf als Borborygmi, so kann man sicher sein, daß die Darmtätigkeit beschleunigt erfolgt, daß ein flüssiger oder dünnbreiiger Stuhl wie bei der Diarrhöe befördert wird, oder daß eine Stenose vorliegt, durch die der Darminhalt beschleunigt hindurchgepreßt werden muß [1].

---

[1] Offensichtlich sind die physikalischen Geräuschursachen wieder ganz ähnliche, wie wir ihnen bei der Auskultation des Kreislaufes schon begegnet sind: Verengerung der Strombahn, Erhöhung der Stromgeschwindigkeit. Verdünnung der strömenden Flüssigkeit.

Fehlen umgekehrt bei längerem Zuhorchen alle spontanen Darmgeräusche, so stützt eine solche sichere Feststellung sehr einen etwaigen Verdacht auf Darmlähmung und kann so, z. B. bei Darmverschluß, ein ebenso wichtiges wie ungünstiges Zeichen werden. Aber zuvor darf dieser Diagnose keine Kritik erspart geblieben sein und durch Reiben und Streichen muß versucht worden sein, den Darm zur Peristaltik und so zu Geräuschen anzuregen.

Von diesen, bisher genannten Spontangeräuschen sind zu unterscheiden die künstlichen Geräusche, die über fast dem ganzen Magendarmtraktus durch Druck mit der Hand hervorgerufen werden können, besonders leicht an den zwei wichtigsten Stellen, am Pylorus und an der Ileozökalklappe. Diese willkürlichen Geräusche vermitteln uns wertvolle Erkenntnisse, denn ein Abdominalorgan, das auf Druck mit Geräuschen antwortet, gibt sich dadurch mit Sicherheit als Teil des Magendarmtraktus zu erkennen. Das gleiche gilt von den Plätschergeräuschen, die an umgrenzten Stellen des Bauches durch ruckweise, direkte Stoßbewegungen ausgelöst werden.

Reibegeräusche sind wie in der Brusthöhle, so auch in der Bauchhöhle, immer der Ausdruck von Affektionen der Serosa, hier des Peritoneums. Vorzüglich werden sie beobachtet über Leber, Gallenblase und Milz, und sind dann häufig die Folge einer Erkrankung des zugehörigen Organs. Sie werden z. B. gehört über der Leber bei Leberabszeß und können so hie und da das Augenmerk nach dem Sitz der Erkrankung lenken.

Die Betastung des Bauches.

Dem Auge zeigen sich die Vorgänge im Innern des Bauches nur in besonderen Fällen an der sichtbaren Oberfläche. Dem Ohr übertönt bei der Perkussion der laute, tympanitische Darmschall gar zu oft die topographischen Schallunterschiede, und bei der Auskultation bieten sich ihm nur recht beschränkte Möglichkeiten. Dagegen steht der Betastung des Bauches ein weites Feld der Tätigkeit offen, das um so besser ausgenützt werden kann, je größer die Palpationstechnik und die Geduld des Untersuchers sind. Zwei russische Ärzte — Obrastzow und Hausmann — waren es, die in den letzten Jahrzehnten aus der bis dahin höchst primitiven Bauchbetastung eine wohlausgebildete diagnostische Methode schufen.

Die Ziele der Abdominalpalpation. Was Inspektion und Perkussion des Bauches festgestellt oder gemutmaßt, das bekräftigt die Palpation. Sie erst sichert die Diagnose des Ödems durch die Feststellung der teigigen Beschaffenheit der Haut, sie gibt in zweifelhaften Fällen die Entscheidung, ob Aszites oder Ödem, ob Aszites oder Meteorismus.

Das wichtigere Ziel der Bauchpalpation aber ist die Untersuchung der mehr oder weniger tief unter der vorderen Bauchwand gelegenen inneren Organe:

1. Die Abgrenzung der Organe voneinander und die Bestimmung der einzelnen **festen Organe** in bezug auf ihre Lage Größe, Form, Konsistenz und Verschieblichkeit.

2. Die Feststellung von Lage, Größe, Konsistenz bzw. Spannung der Teile des **Magendarmtraktus und der Blase.**

3. Die Auffindung und Erkennung von **Tumoren.**

4. Die Auffindung und Wertung **schmerzüberempfindlicher Stellen.**

5. Die Diagnose der **Fluktuation.**

Die Prinzipien der Bauchpalpation. Zur Palpation der unter der Bauchwand verborgenen Teile steht zur Verfügung die Berührungsempfindung, sowie die für die Erkenntnis der Räumlichkeits- und Festigkeitsverhältnisse maßgebende Tiefensensibilität. Wenn nur eine schlaffe und magere Bauchwand die Organe bedeckt, bedarf die Betastung keiner besonderen, differenzierten Methodik. Ist die Bauchwand aber muskulös und dick, und liegt das zu tastende Gebilde tief in der Bauchhöhle, dann kann der Untersucher nur auf Erfolg rechnen, wenn er mit allen Hilfsmitteln einer methodischen Palpation arbeitet. **Dazu gehört einerseits, daß er seinen Kranken zu einem zweckentsprechenden Verhalten bringt, andererseits, daß er selbst zweckentsprechend palpiert.**

Die Nachgiebigkeit der Bauchdecken, die bei sehr mageren Kranken schon von Natur vorhanden ist, muß bei der Mehrzahl der Patienten künstlich angestrebt werden. Im Stehen ist das kaum je zu erreichen, hier bleiben die Bauchdecken immer etwas gespannt. **Im Liegen** dagegen wechselt die Bauchdeckenspannung mit den Respirationsphasen: nach inspiratorischer Spannung erschlaffen sie im **Exspirium.** Das Exspirium bietet daher der Palpation die günstigeren Aussichten wenigstens bei der großen Mehrzahl der Kranken. Die Palpation bekommt so einen rhythmischen Charakter: im Inspirium ruht die Hand, im Exspirium arbeitet sie sich vorwärts. Allerdings gibt nicht jede Art der Atmung gleiche Chancen, sondern vorzüglich die Bauch = Zwerchfellatmung, weniger die Brustkorbatmung. Es soll mit offenem Mund geatmet werden; bei offenem Mund vollzieht sich die Atmung leichter, der Kranke kommt so weniger in die Versuchung, seine Bauchmuskeln zur Ausatmung mit heranzuziehen und sie in dem Augenblick zu spannen, wo sie möglichst schlaff sein sollten. Meist wird geraten, den Patienten in Rückenlage die Beine etwas anziehen zu lassen; die Fälle sind aber nicht selten, in denen man sich bei durchaus wagrecht und schlaff daliegendem Körper leichter tut. Auch die Rückenlage ist nicht immer die Haltung der Wahl; bei manchen Patienten überhaupt und im besonderen zur Palpation der in den Körperflanken ruhenden Organe (Milz, Wanderniere) führt die Seitenlage weiter. Hie und da mildert Beckenhochlagerung den Spannungszustand der Bauchwand. Kurz, man muß die jeweils günstigste Haltung ausprobieren.

Sind die Ergebnisse dieser Lagerungen unbefriedigend, so bleibt als ganz ausgezeichnetes Mittel zur Erschlaffung der Bauchdecken das warme Bad. Selbstverständlich müssen auch hier die Resultate ungenügend sein, wenn der Patient allerhand Abwehrstellungen einnehmen muß, aus Furcht, zu ertrinken. Der Kranke soll ohne jede eigene Anstrengung mit gelösten Gliedern im Wasser liegen können; dazu muß er kräftig unterstützt und evtl. auf einem großen Leintuch im Wasser gehalten werden. Eine gute Vorbereitung zur Palpation ist auch, den Kranken 1—2 Stunden vor der Palpation in einem feuchten warmen Wickel zu halten. Die Narkose dagegen ist ein viel zu schwerer Eingriff, als daß man sich ihrer ohne allerdringendste Not bedienen dürfte. Auch beim größten ärztlichen Bemühen bleibt ein Rest von Patienten, bei dem die Palpation ergebnislos verlaufen muß. Er setzt sich zusammen aus sehr indolenten, aus sehr erregbaren, aus dyspnoischen Patienten und aus Kranken mit sehr schmerzhaften Bauchaffektionen (resistence musculaire!). Auch hochgradiges Fettpolster, Ödem, Aszites und Meteorismus können unüberwindliche Hindernisse darstellen.

Auch bei richtiger Lagerung, Haltung und Atmung des Kranken wird das Ziel der Palpation nur erreicht bei zweckdienlicher ärztlicher Methodik. Je weicher ein Gebilde ist, je tiefer es liegt, und je dicker die Bauchdecken sind, um so ungünstiger sind die Aussichten der Palpation. Der Arzt darf dann kein Mittel, das die Tastbarkeit fördert, unbenutzt lassen. Ein Körper wird um so leichter betastet, je weniger er ausweichen kann, je härter nicht nur er selbst, sondern auch seine Unterlage ist. Im Bauch ist die einzige widerstandsfähige Unterlage die hintere Bauchwand; bis zu ihr müssen also sonst nicht fühlbaren

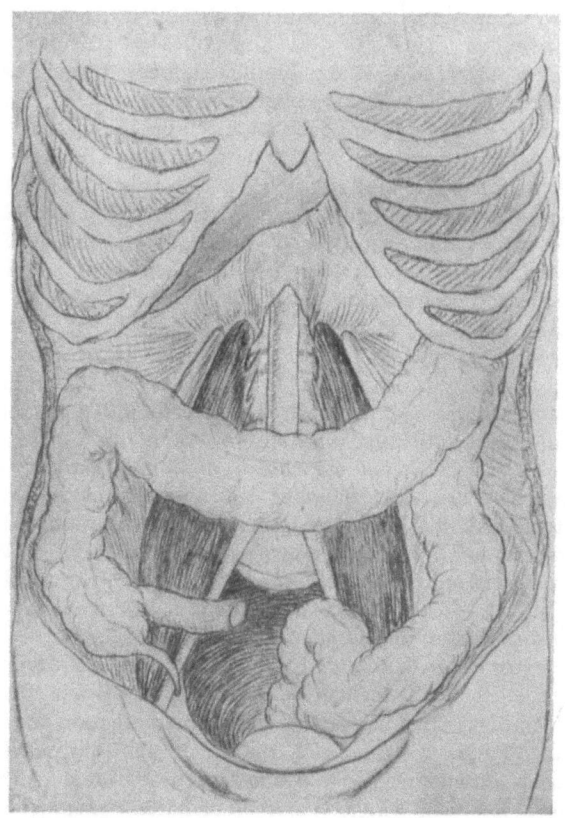

Abb. 31. Hintere Bauchwand mit M. Psoas und den ihn kreuzenden Darmteilen.

Organe herangebracht werden, um palpiert werden zu können. Das ist das erste, wichtigste Prinzip, das der **Tiefenpalpation.**

Bei einigermaßen günstigem Körperbau sind von der hinteren Bauchwand am ehesten zu erreichen die unteren Lendenwirbel bzw. die sie überschreitende Aorta abdominalis und beiderseits der Musculus Psoas. Der Psoas bildet rechts wie links die Unterlage wichtigster Teile des Darmtraktus; er wird in seinem Verlaufe gekreuzt (in der Richtung von oben nach unten): rechts vom Colon transversum, der Pars coecalis ilei und der Appendix, links wieder vom Colon transversum und vom Anfangsteil des Sigmoids. Die Psoaspalpation wird so zur Grundlage eines Großteils der Tiefenpalpation überhaupt;

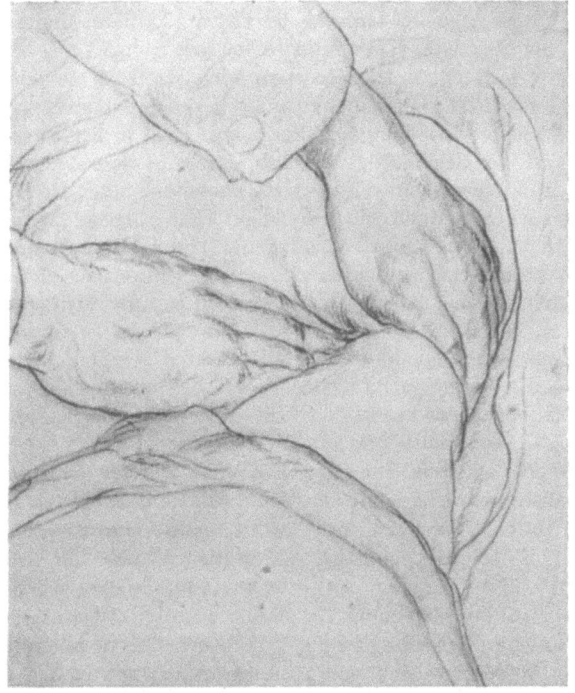

Abb. 32. Die bimanuelle Palpation.

auf dem glatten (durch leichtes Heben des gestreckten Beins evtl. noch gehärteten) Gegenlager des Musculus Psoas heben sich von den obengenannten Gebilden die Pars coecalis ilei und das Sigmoid häufig deutlich tastbar ab, seltener die normale Appendix. Den Verlauf des Musculus Psoas und der ihn kreuzenden Darmteile zeigt Abb. 31. Die Abtastung der genannten Gebilde erfolgt am vorteilhaftesten von den beiden Seiten aus.

Die seitlichen abschüssigen Partien der hinteren Bauchwand sind in ihrer normalen Lage zu weit von der vorderen Bauchwand entfernt, um von der tastenden Hand erreicht werden zu können. Sie sind aber andererseits nachgiebig genug, um der Tasthand durch den Gegendruck der zweiten Hand genähert werden zu können. Dieses Hilfsmittel des Gegendrucks von hinten, die **bimanuelle Palpation** leistet uns große Dienste zur Abtastung sämtlicher normaler oder krankhafterweise in den Flanken liegender Organe, des Colon ascendens und descendens, der Milz und der Nieren (Abb. 32).

Weiterhin ist es leichter, sich ein Urteil zu bilden über Form und Größe eines nicht direkt berührten Gebildes, wenn es gerade eine Bewegung ausführt, als wenn es in Ruhe verharrt. Dabei ist es gleichgültig, ob das Organ in seiner durch die Respiration verursachten Bewegung an der ruhenden Hand, oder ob die suchende Hand am ruhenden Organ vorbeigleitet. Aber wesentlich ist, daß die Bewegung der Hand sich in einer zum Hauptverlauf der gesuchten Erhebung senkrechten Richtung vollzieht und umgekehrt. Das ist das Prinzip der **Gleitpalpation**. Die von der Atmung abhängigen Bewegungen werden so in doppelter Weise für die Palpation fruchtbar gemacht: einerseits die Erschlaffung der Bauchdecken im Exspirium, andererseits die Wanderungen innerer Organe mit dem respiratorischen Auf- und Abwärtssteigen des Zwerchfells.

Die Palpation ist im Sitzen so viel leichter und deshalb auch aussichtsreicher, daß der Arzt sich zum Palpieren immer setzen sollte. Nicht nur, daß die bequemere Haltung die Tastbarkeit als solche begünstigt, sie gestattet auch die volle gespannte Aufmerksamkeit der gestellten Aufgabe zuzuwenden und das ist die Voraussetzung für deren Lösung. Wenn der Arzt dann mit der Betastung beginnt, muß er sich vor allem hüten, seinen Patienten gleich von Anfang an zu erschrecken durch kalte Hände oder durch brüskes Vorgehen; beides bringt reflektorisch die Muskeln der Bauchwand zur Kontraktion. Es sollte immer zuerst an schmerzfreien Stellen und oberflächlich palpiert werden, um erst dann, wenn das Vertrauen des Patienten gewonnen ist, langsam und sachte in die Tiefe vorzudringen.

Die Handhaltung. Selbstverständlich ist die Betastung mit flacher Hand schonender als das steile Vorgehen (die Fingerkuppen) voraus, bei gekrümmter Hand. Man wird deshalb dem flachen Palpieren den Vorzug geben, aber nur, so lange es zum Ziele führen kann; bei sehr fetten Personen ist dies nicht mehr der Fall, während sich hier mit **steiler Palpation** oft noch recht gute Erfolge erzielen lassen. Auch die Handhaltung muß sich eben immer den Erfordernissen des Einzelfalls anpassen. Ist ein längliches Gebilde — die große Kurvatur, Leberrand, Colon transversum — zu suchen, so sind von sehr großem Vorteil **Hausmanns „schräge Palpationen"**. Zur „schrägen Palpation mit der 3-Fingerreihe" wird die Hand nicht senkrecht

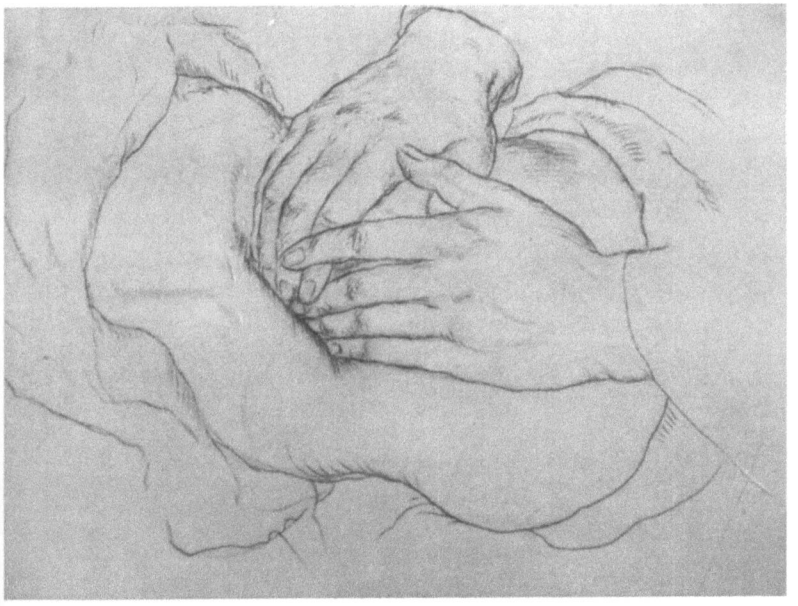

Abb. 33. Die schräge Palpation mit der 6 Fingerreihe.

sondern schräg zur Bauchdecke aufgesetzt so, daß die Kuppen des dritten, vierten und fünften Fingers eine Gerade bilden, und daß der kleine Finger mit der Bauchdecke einen Winkel von ungefähr 45^0 einschließt. Eine noch größere Fläche wird auf einmal abgefühlt, wenn die beiden schräg aufgesetzten Hände ihre drei letzten Finger zur „6 Fingerreihe" vereinigen, „schräge Palpation mit der 6 Fingerreihe" (Abb. 33).

Bei sehr starken Bauchdecken und überhaupt bei sehr tiefer Palpation versagen nicht selten die Betastungen, bei denen jede Hand selbständig ihren Druck ausübt. Die Arbeit des reinen Drucks (der „rohen Kraft") kann für eine Hand so groß werden, daß die Gefühlsempfindungen notleiden; dann ist es erlaubt und notwendig, auf die palpierende Hand die andere aufzulegen und dieser zweiten aufgelegten Hand allein die Arbeit des Drückens zu überlassen, während die tiefere Hand sich völlig der Betastung hingibt (Abb. 34). Die Feinheit des Empfindens

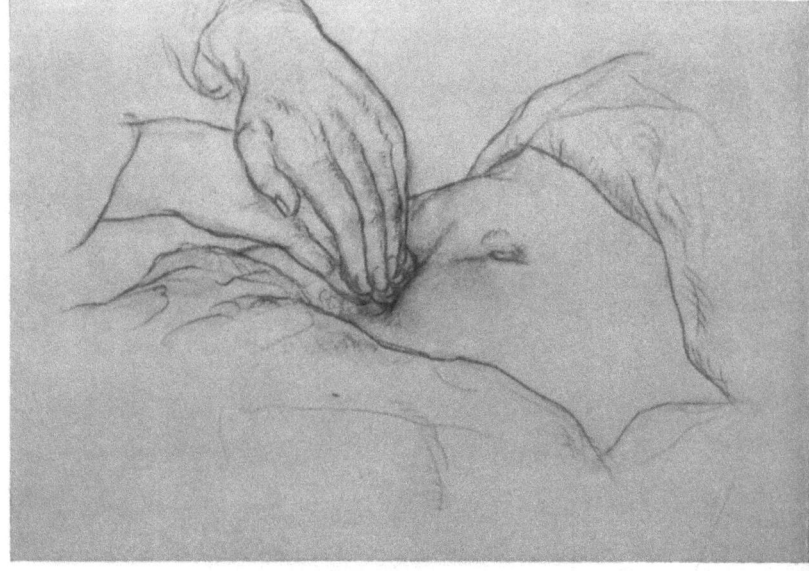

Abb. 34. Die Palpation mit der Doppelhand.

wird bei dieser „Palpation mit der Doppelhand" oft ganz überraschend gesteigert.

In jedem Fall sollen die Finger nicht gestreckt, sondern leicht gekrümmt und locker in den Gelenken gehalten werden.

Zur Gleitpalpation kundschaftet die Hand von ihrer Ausgangslage aus nach vorwärts und rückwärts und nach beiden Seiten suchend, indem sie die Haut mit der Hand (nicht die Hand auf der Haut) verschiebt; ist dabei die durch die Verschieblichkeit der Haut gesetzte Grenze erreicht, so läßt man die Hautstelle los, greift in der Richtung des gesuchten Gebildes weiter und sucht in der gleichen Weise wie früher die Gegend ab. An einer Stelle kleben zu bleiben, ist wie bei jeder anderen Untersuchung, so auch beim Palpieren immer ein Grundfehler.

Die palpatorische Tumordiagnostik

ist das wichtigste Kapitel der Bauchbetastung, so daß jede Bauchbetastung bewußt auf die Entdeckung von Tumoren eingestellt sein sollte. Bei besonderem Verdacht muß die Palpation gerade in bezug auf Tumoren eine besonders gründliche sein und unbedingt die manuelle bzw. bimanuelle Untersuchung des Mastdarms und der Scheide umfassen.

„Tumor" will einfach Geschwulst heißen, soll nicht begrenzt sein im Sinne von Neoplasma, schließt vielmehr alle entzündlichen und nichtentzündlichen, organischen und „funktionellen" Gebilde der Bauchhöhle ein, die in ihrer Größe und Härte die Norm überschreiten.

Aber nicht jede Resistenz ist darum schon ein Tumor. Schon lokale Resistenzen durch Anspannung der Bauchmuskeln, wie sie als viszeromotorische Abwehrreflexe bei schmerzhaften, aber auch bei nicht schmerzhaften Affektionen der Bauchorgane vorkommen, vorzüglich Kontraktionen der einzelnen durch die Incisurae tendineae getrennten Segmente der Musculi recti abdominis können zu Täuschungen führen; ihr Verschwinden bei Erschlaffung der Bauchdecken (evtl. warmes Bad!) oder, falls dies nicht erreichbar, ihr stärkeres Hervortreten durch willkürliche Spannung des Musculus rectus mittels Aufrichten des Oberkörpers aus liegender Stellung ohne Zuhilfenahme der Arme bringt meist rasch Klarheit. Die Aorta wird, wenn man nur ihre meist sehr deutliche Pulsation nicht übersieht, richtig als solche erkannt werden, und auch größere Fettläppchen eines starken panniculus adiposus werden bei der nötigen Aufmerksamkeit kaum wesentliche Schwierigkeiten machen.

Schwieriger ist die Klärung der Hauptfrage: Welchem Organ gehört der Tumor an? Tumoren infolge übermäßiger Füllung oder starker Kontraktion eines Hohlorgans fallen natürlich räumlich mit ihrem Organ zusammen, und entzündliche, infiltrative und neoplastische Tumoren hängen doch wenigstens eng zusammen mit ihrem Wirtsorgan und dürften daher meist mit Recht auf das nächstliegende Organ bezogen werden, sofern nicht andere klinische Symptome dem widersprechen. Abszesse dagegen können sich durch Senkung weit von ihrer Ursprungsstelle entfernen, so daß bei ihnen der eigentliche Sitz der Erkrankung oft aus ganz anderen klinischen Anhaltspunkten erkannt werden muß, als die Betastung allein sie geben kann. Aber auch bei der ersten Gruppe von Tumoren sind schwere Irrtümer nicht ausgeschlossen. Was ist das nächstliegende Organ? Es ist keineswegs von vornherein selbstverständlich, daß der gefühlte Tumor dem Organ zugehört, das seinen normalen Platz dort hat, wo jetzt das fragliche Gebilde palpiert wurde. Nirgends im Körper ist so sehr mit Verlagerung der Organe zu rechnen wie hier bei den Eingeweiden des Bauches. Man muß sich daher jedesmal informieren, ob die einzelnen Organe im vorliegenden Fall wirklich ihre normale Lage innehalten, ob vielleicht nicht von fern her ein Organ in die tumorverdächtige Gegend gewandert ist, z. B. eine Gallenblase oder die rechte Niere in die Blinddarmgegend. Lassen palpatorisch, also willkürlich, erzeugte Gurrgeräusche den Tumor oder mit ihm verbundene Teile als dem Magendarmrohr zugehörig erkennen, so ist oft viel gewonnen z. B. zur Differentialdiagnose zwischen Pylorustumor einerseits und Gallenblase und Pankreastumor andererseits.

Häufig ist damit auch schon die Frage entschieden: Ist der gefundene Tumor überhaupt ein pathologisches Gebilde? Vor allem sind es stark kontrahierte Darmteile, Kotballen, der gravide Uterus und die gefüllte Harnblase, an die man denken muß, will man nicht in Fehldiagnosen fallen. Ein Grundprinzip jeder Abdominalpalpation ist, daß aus einmaligen Befunden niemals definitive Schlüsse gezogen werden dürfen.

Was für eine Art von Tumor schließlich vorliegt, auch hierüber kann die Betastung nicht in allen Fällen Auskunft geben. Ist der Tumor mit seiner Umgebung verbacken, bzw. auf seiner Unterlage nicht verschieblich, so wird natürlich der Verdacht auf malignes Neoplasma sehr groß. Aber die Differentialdiagnose zwischen entzündlichen und bösartigen Geschwülsten im Bereiche des Darmes kann sehr schwer sein, meist werden erst allgemein klinische Gesichtspunkte die Entscheidung bringen.

In manchen Fällen, in denen starker Meteorismus oder Aszites ein allmähliches, vorsichtig tastendes Palpieren illusorisch macht, kann es der plötzlich stoßenden Hand noch gelingen, weit genug in das Abdomen vorzudringen, um ein vergrößertes oder verlagertes Organ, wenn auch nur in momentaner Berührung, zu tasten. Es ist selbstverständlich, daß eine solche ballotierende Palpation niemals erlaubt ist, wenn nicht alle klinischen Gesichtspunkte eine drohende Schädigung (Perforation!) als ganz außer dem Bereich des Möglichen erscheinen lassen. Unter dieser Voraussetzung kann die ballottierende Palpation manchmal wertvolle Aufschlüsse bringen.

Der palpatorische Schmerz.

Neben der palpatorischen Entdeckung von Tumoren steht als vorzüglichster Wegweiser zum Sitz der Erkrankung die palpatorische Druck- und Klopfempfindlichkeit.

Wie früher geschildert, ist es fraglich, ob die inneren Organe selbst Schmerzempfindung besitzen. Sicher dagegen ist, daß sie in ihrer Erkrankung durch die Beteiligung ihres peritonealen Überzugs lokalen Schmerz auslösen können und höchstwahrscheinlich ist, daß sie auf dem Weg viszeromotorischer oder viszerosensibler Reflexe ihren Schmerz projizieren können in die peripheren Headschen Zonen (siehe S. 55). Ganz unabhängig von ihren Organen und ihren Headschen Zonen können natürlich Haut und Muskulatur des Bauches auch selbständig (im Sinne einer Neuralgie bzw. Myalgie) er krankt und schmerzüberempfindlich geworden sein. Dann ist der Ursprungsort eines beim Palpieren auftretenden Druckschmerzes nicht ohne weiteres klar, aber oft ist er per exclusionem unschwer zu finden.

Wird Kneifen der Haut schon schmerzhaft empfunden, so sind, soferne nicht eine Headsche Zone vorliegt, die Haut oder die Hautnerven selbst erkrankt.

Zeigt die Haut keine besondere Überempfindlichkeit, treten dagegen beim Spannen der Bauchmuskeln verstärkte Druckschmerzen auf, dann liegt wahrscheinlich nur eine Myalgie vor. Sicher ist dies aber nicht, Kontraktion der Bauchmuskeln kann auch durch Druck auf erkrankte innere Organe oder durch deren Verlagerung Schmerz hervorrufen.

Häufiger aber wird der Druckschmerz innerer Organe bei gespannter Bauchwand erträglicher, da die gespannten Bauchdecken den Druck abfangen — das ist ja auch der offenbare Sinn der Muskelkontraktion als Abwehrreaktion. Besonders über den seitlichen an sich weniger muskelstarken Bauchpartien ist diese défense musculaire meist sehr ausgeprägt und ein wichtiges Signal einerseits als Symptom der Erkrankung eines inneren Organs, andererseits als Warnung vor gewaltsamer Palpation. Schmerz und défense musculaire gehen sich nicht immer parallel, es ist aber schon jedes der beiden Zeichen für sich allein beachtenswert genug.

Schließlich besitzt die hintere Bauchwand eine Reihe von Stellen, die schon normalerweise besonders aber bei asthenischen und nervösen Patienten auf stärkeren Druck schmerzen können. Dazu gehören die **Druckschmerzhaftigkeit der Lendenwirbelsäule** bis zum Promontorium (in ihrem obersten Bereich als ,,epigastrischer Druckpunkt") und die Überempfindlichkeit der beiderseitigen Musculi Psoas, der recht häufige sog. **Psoasschmerz**. Über beide breitet sich ein dichtes Netz sympathischer Nervengeflechte aus. Recht schwierig kann nun die Entscheidung werden, ob ein bei Tiefenpalpation auftretender Druckschmerz auf ein inneres Organ zu beziehen ist oder auf eine der druckempfindlichen Stellen der hinteren Bauchwand. Für Organerkrankung fällt dann in die Wagschale: umschriebener und sehr heftiger Druckschmerz, besonders wenn er sich auf ein über die Norm gut tastbares Organ konzentriert, und wenn die korrespondierende Stelle der anderen Seite keine entsprechende Schmerzhaftigkeit zeigt. Auch wenn bei früheren, exakten Abtastungen die hintere Bauchwand nicht oder nur wenig druckempfindlich gefunden worden war, deutet das Erscheinen erheblicheren Druckschmerzes auf die Beteiligung eines inneren Organs.

Von ganz besonderem differentialdiagnostischen Interesse ist der **Schmerz, der weniger beim Drücken selbst als beim Nachlassen des Druckes** empfunden wird; er ist höchst verdächtig auf Erkrankung eines inneren Organs, während überempfindliche Muskeln, gleichviel ob sie der vorderen oder der hinteren Bauchwand angehören, beim Drücken viel stärker schmerzen als beim Loslassen. Aus ähnlichen Gründen verstärkt auch ein ausgesprochener Klopfschmerz den Verdacht auf eine Affektion der Baucheingeweide selbst.

Sei dem wie ihm wolle, niemals dürfen neben den palpatorischen Erkenntnismöglichkeiten die anderen vernachlässigt werden. Anamnese und Allgemeinzustand müssen selbstverständlich berücksichtigt werden, die chemische Untersuchung des Magendarmtraktus soll nach Möglichkeit vorgenommen werden und schließlich ist die Röntgendurchleuchtung die souveräne Untersuchungsmethode des Bauches — sofern sie zur Verfügung steht.

Die Fluktuation.

Beklopft man die Bauchwand an einer Stelle, wo freie Flüssigkeit in der Bauchhöhle vermutet wird (im allgemeinen also über den seitlichen Partien), mit kurzen etwas brüsken Stößen, so fühlt bei Aszites die der entgegengesetzten Bauchseite angelegte Hand die fortgeleitete Stoßwelle als „Wellenschlag", Fluktuation oder Undulation. Ist dagegen keine freie Flüssigkeit vorhanden, so wird der Schlag bei mit zähem Kot gefüllten Därmen oder bei flüssigkeit- und gasgefüllten Därmen nur als langsamere, trägere Bewegung (Pseudofluktuation) empfunden werden. Grundlage des Fluktuationsphänomens ist einerseits eine große Masse — diese Masse fehlt ganz bei Gasen —, andererseits kleine innere Reibung (Viskosität) der angestoßenen Substanz und Einhaltung einer bestimmten Stoßrichtung; letztere beiden Voraussetzungen sind zähen, dicken Flüssigkeiten von Anfang an nicht eigen und gehen zu Verlust, wenn in dünner Flüssigkeit Scheidewände, hier die Darmwände, die Bewegung hemmen. So ist deutliche Fluktuation ein recht zuverlässiges Symptom freier Flüssigkeit in der Bauchhöhle.

Die Speiseröhre.

Bei diesem schmalen Schlauch, der tief in den knöchernen Thorax versenkt ist, schalten gänzlich aus die Inspektion mit unbewaffnetem Auge, die Palpation und die Perkussion. Die Auskultation der Speiseröhre, zu der man das Stethoskop am besten im linken Interskapularraum oder im linken Epigastrium ansetzt, läßt schon in der Norm beim Schlucken von Flüssigkeiten ein Durchspritzgeräusch erkennen; fehlt das Geräusch beim Schluckakt, so kann es sein, daß eine Stenose die Passage des Ösophagus überhaupt unmöglich gemacht oder doch so sehr verlangsamt hat, daß die Voraussetzungen zur Geräuschbildung nicht gegeben sind. Die Stenose muß also schon einen ziemlichen Grad erreicht haben, bis es zu einem Erlöschen des Geräusches kommt. Über die besondere Art der Stenose aber, ob Narbe, ob Karzinom, ob Divertikel ist auch mit Hilfe der Auskultation nichts zu erfahren und durch die Sondierung erfährt man auch nicht mehr als die Existenz einer Stenose.

Eher hilft da noch weiter die Beobachtung des Verhaltens des Kranken und allgemeine klinische Gesichtspunkte.

Die weitere Untersuchung aber muß auch schon beim Verdacht auf Speiseröhrenerkrankung unbedingt eine spezialärztliche sein: Röntgendurchleuchtung und evtl. Ösophagoskopie.

Der Magen.

Es ist gut, sich von vornherein darüber klar zu werden, daß bei Erkrankungen des Magens und Darmes mehr als sonstwo die objektiv feststellbaren Zeichen ihren Wert erst erhalten in Verbindung mit der Anamnese, daß ferner hier die Prüfung der wichtigsten, der sekretorischen Funktionen weder durch Palpation noch Perkussion noch Auskultation ersetzbar sein kann. Es sind im wesentlichen die Größe und Form andererseits die Wandbeschaffenheit des Magens, über die uns die letzteren Methoden Auskunft geben können.

Die **Perkussion** bzw. der laute, sog. Magenschall entspricht der im Magen enthaltenen (L u f t -) M a g e n b l a s e. Im Liegen sammelt sich, dem Gesetz der Schwere entsprechend, der feste bzw. flüssige Inhalt des Magens in den rückwärtigen Partien, die Luft vorne unter der Bauchwand; im Stehen dagegen liegt der breiige Inhalt unten, die Luftblase oben. So ist im Liegen meist nur die Luftblase perkutierbar, im Stehen oben Luft und unten breiiger Inhalt; die Verlagerung tritt natürlich — wie immer, wenn Luft und Flüssigkeit in einem Hohlraum zusammen sind — sofort beim Lagewechsel ein.

Im Bereich des flüssigen und breiigen (luftleeren) Mageninhalts findet sich Gebilden leiser, hoher und kurzer = gedämpfter Klopfschall; der Schall der lufthaltigen Magenblase dagegen ist laut und tympanitisch und seine Höhe ist abhängig von der Größe des Luftvolumens. Der tympanitische Magenschall ist oft tiefer als der tympanitische Darmschall, trotzdem ist seine perkutorische Abgrenzung gegen den gasgefüllten Darm höchst problematisch wegen der großen schon mehrfach erwähnten Schwierigkeit, lautschallende Gebilde voneinander abzugrenzen. Aus dem gleichen Grunde kann auch die perkutorische Bestimmung der Grenze Magenblase-Lunge nur ungenau sein. Abgrenzbar aber ist die Magenblase gegen die sie umgebenden festen Organe: Leber, Herz und Milz; ihrem oberen Teil, entspricht der (halbmondförmige) T r a u b e s c h e n R a u m (s. S. 59); wird dieser erheblich zu klein gefunden, so erheischt das genaue Nachforschung, welches der umrahmenden Organe vergrößert oder verlagert ist und dadurch den Traubeschen Raum eingeengt hat.

Die Perkussion des leeren oder nur mit wenig Luft gefüllten Magens kann im besten Falle Aufschlüsse geben über die Größe der Magenblase, nie aber über die Größe des Magens selbst. Auch dessen — früher viel geübte — Aufblähung durch Brausepulver ergibt Resultate, die nichts zu tun haben mit der physiologischen Form und Lage des Magens, und ist obendrein eine keineswegs harmlose Prozedur wegen der Gefahr der Perforation eines etwaigen Magengeschwürs. Die gleiche Gefahr droht von der Sondenuntersuchung. Dagegen ist es auch heute noch ein empfehlenswerter Weg zur Auffindung des Standes der unteren Magengrenze den nüchternen Patienten im Stehen ein Glas warmen Tees langsam trinken zu lassen und währenddessen perkutorisch zu suchen, wo die zu erwartende Dämpfung erscheint. Deren tiefster Punkt steht normalerweise nicht unter Nabelhöhe. Bei atonischem und ptotischem Magen rückt er, je schwerer die Magenfüllung wird, um so tiefer nach abwärts bis weit unter Nabelhöhe. Bei ektatischem, gefülltem Magen kann schon perkutorisch eine starke Verbreiterung der Dämpfung auffallen.

Die **Palpation** des normalen Magens ist nur von wenigen, besonders dazu befähigten Ärzten erlernbar. Wohl aber kann die Palpation bei krankhaft veränderter Magenwand wertvolle Befunde zutage fördern. Die Art der Palpation ist wieder die Tiefen- und Gleitpalpation. Da die respiratorische Gegenbewegung des Magens nicht nennenswert ist, muß die Tasthand selbst gleitende Bewegungen ausführen. Der weitaus wichtigste Palpationsbefund am Magen ist das Magenkarzinom; durch exakte Tiefenpalpation kann es bei nicht zu dicken Bauchdecken schon im verhältnismäßig frühem Stadium erkannt werden; bei Verdacht kann gar nicht ausdauernd genug nach ihm gefahndet werden, allerdings immer mit der gehörigen Rücksicht auf den Kranken, besonders auch im Hinblick auf ein evtl. Magengeschwür. Aber auch ohne schwer anatomische Wandveränderungen wird der Magen bei hochgradigem Gastrospasmus hie und da fühlbar; wie ein zusammengezogener Schlauch liegt er dann im Epigastrium und kann der tastenden Hand einen Pankreastumor vortäuschen.

Leichter ist die Palpation des Pylorus. Er ist nicht selten schon in der Norm tastbar, und zwar meist dicht rechts neben der Mittellinie; als Pylorus ist er daran erkennbar, daß er entsprechend seiner rhythmischen Peristaltik bald gefühlt werden kann (in seiner Kontraktionsphase), bald unfühlbar wird (in seiner Erschlaffungsphase). Auch er kann zu Verwechslungen mit Tumoren Anlaß geben.

In solchen zweifelhaften Fällen ist von großem differentialdiagnostischem Wert die **Auskultation**. Magen und Pylorus geben unter dem Druck der Palpation häufig ein recht typisches Gurrgeräusch von sich und charakterisieren sich dadurch eben als Magen; denn bei der Palpation von Pankreas, Leber, Gallenblase und anderen festen Tumoren kommt es begreiflicherweise nie zu Gurrgeräuschen. Gurren ist allerdings nur dann als eindeutiges Magensymptom verwertbar, wenn es ausgesprochen durch Druck auf die palpierte Niveaudifferenz provoziert wird, nicht aber beim Druck auf die Nachbarschaft, wo auch der Darm, besonders der Dickdarm, auf Druck bald da bald dort Gurrgeräusche von sich geben kann; je verbreiteter diese auftreten, um so mehr büßen sie als Symptom an Wert ein.

Das andere, auskultatorische Phänomen des Magens ist das sog. Magenplätschern, wie Plätschern immer ein Zeichen, daß ein Hohlraum gleichzeitig Luft und Flüssigkeit enthält. Es ist daher einige Stunden nach der Speisenaufnahme ganz regelmäßig zu treffen, sofern der Magen sich nicht zu rasch entleert. Nur, wenn es auch noch 7 Stunden und später nach der letzten Mahlzeit vorgefunden wird, ist es bedeutsam im Sinne einer verzögerten oder sonst schwer behinderten Magenentleerung. Auch hier ist wieder zu bedenken, daß auch im Dickdarm und sogar im Dünndarm Plätschern vorkommen kann.

Der Darm.

Schon oben wurden die Schwierigkeiten betont, die sich einer Auswertung der Perkussion für die Diagnostik der einzelnen Teile des Darmtraktus entgegensetzen. Von viel größerer Fruchtbarkeit ist hier die Palpation, allerdings noch nicht im Hauptbereich des Dünndarms. Erst die **Pars coecalis ilei** wird recht häufig schon in der Norm tastbar, dort wo sie den rechten Musculus Psoas überschreitet, um ins Zökum einzutreten. Sie ist mit tiefer Gleitpalpation, oft am besten mit der Doppelhand, von der rechten Körperseite aus auf der unteren Hälfte des Musculus Psoas zu suchen. Die Pars coecalis ilei erkrankt besonders häufig zugleich mit dem nach rechts und außen dem Psoas parallel liegenden **Zökum**. Vor allem tuberkulöse Prozesse, seltener karzinomatöse, siedeln sich gerne hier an und führen zu den sog. Ileozökaltumoren. Auch schon ein kotgefülltes Zökum kann als Tumor imponieren und zu differentialdiagnostischen Schwierigkeiten gegenüber der Typhlitis führen.

Der Druckschmerz allein bringt hier nicht die Entscheidung, da er auch bei chronischer Typhlitis nicht sehr intensiv zu sein braucht. Von größerer Bedeutung ist die Feststellung, ob der Tumor bei mehrmaliger Untersuchung immer fühlbar ist, ob er auch nach Öleinlauf nicht verschwindet. Ist er nicht konstant tastbar, dann handelt es sich wahrscheinlich um ein kotgefülltes Zökum. Der Platz des Zökums befindet sich gewöhnlich rechts außerhalb des Psoas; aber Verlagerungen des Zökums (Coecum mobile) sind häufig; sie sind öfters bekleidet von Beschwerden durch Zerrungen an der Mesenterialwurzel oder durch Stauungen im Dünndarm.

Mit dem Zökum wandert seine **Appendix**. Auch für sich allein ist der Wurmfortsatz sehr variabel, kann rückwärts des Zökums liegen und bei abnormer Länge hinauf bis zur Gallenblasengegend und hinunter in das kleine Becken reichen; die Wichtigkeit der bimanuellen, rektalen oder vaginalen Palpation solcher Fälle ist einleuchtend. Sogar bei normaler Lage ist der kleine und weiche normale Wurmfortsatz nicht tastbar, so daß eine fühlbare Appendix fast immer als pathologisch gelten muß. Die kritische Frage ist nur die, haben wir wirklich die Appendix getastet und nicht etwa die Pars coecalis ilei, die ja nur wenig oberhalb oder unterhalb der Appendix den Psoas kreuzt. In manchen Fällen mag die palpatorische Provokation eines Gurrgeräusches zur Entscheidung verhelfen: solche sind nur der Pars coecalis ilei, nicht aber der Appendix zu entlocken.

Eine ganz besondere Rolle in der Diagnostik der Wurmfortsatzgegend spielt der Druckschmerz; der Mac Burneysche Druckpunkt, in der Mitte zwischen Nabel und rechter Spina iliaca superior, galt einige Zeit als charakteristisch für Appendizitis. Das ist aber in dieser Form nicht richtig. Auch schon der normale Psoas kann, wie oben erwähnt, überempfindlich sein und ebenso das Zökum, ohne daß es erkrankt zu sein braucht. Nun erheblicher Druckschmerz und besonders der Schmerz, der vorzüglich beim Zurücknehmen der drückenden Hand empfunden wird, ist pathognomonisch für entzündliche Erkrankungen der Appendix. Eine überempfindliche (Headsche) Hautzone der gleichen Gegend ist immer bemerkenswert, aber in Anbetracht des bisher Gesagten auch nicht eindeutig. Größte Vorsicht bei der Palpation ist nirgends am ganzen Abdomen so sehr erstes Gebot als in dieser Region.

Vom **Dickdarm** sind außer dem Zökum häufig tastbar Teile des Colon ascendens und des Colon descendens, seltener das Colon transversum. Oft bewähren sich dabei die schrägen Palpationsarten.

Die physikalische Untersuchung des Dickdarms interessiert sich im wesentlichen für das Bestehen von Neoplasmen, für Zustände von Atonie oder Spasmen, für Verlagerungen und schließlich für Zeichen diarrhoischer Füllung. Die Fahndung nach Neoplasmen deckt sich mit dem, was früher über die Tumordiagnostik ausgeführt worden.

Tastbarkeit und Form des Dickdarms sind abhängig vom Zustand seiner Wand (Kontraktion, Infiltration) und von seinem Inhalt bzw. von seiner Füllung. Ein leerer oder wenig gefüllter kontrahierter Darm imponiert als eine bleistiftförmige bzw. rosenkranzartige harte Schnur oder als einzelne kleine Kugeln, während ein stark gefüllter Darm sich wie eine dickere, wenig haustrierte, eindrückbare Wurst anfühlt. Es geht aber keinesfalls an, den palpatorischen Nachweis eines stark gefüllten Dickdarms mit chronischer Obstipation oder einen palpatorisch festgestellten kleinkalibrigen, vielleicht nur bleistiftdicken Dickdarm mit spastischer Obstipation zu identifizieren; beides kann bei ganz normalem Darm, auch bei ganz normaler Funktion vorkommen. Nur der öftere Befund großer Skybala im gleichen Dickdarmabschnitt beweist atonische Obstipation sogar dann, wenn tägliche Stuhlentleerung erfolgt; zum Beweis der spastischen Obstipation bzw. des krankhaften Darmspasmus gehört neben dem typischen Palpationsbefund notwendigerweise die verzögerte Entleerung harter, kleinknolliger (spastischer) Kotmassen. Füllung und Kontraktionszustand wechseln im Verlauf des Dickdarms, und es ist nichts Auffälliges, am gleichen Darm neben engen, spastisch kontrahierten auch weite, kotgefüllte, weiche Stellen anzutreffen.

Gurren und Quatschen sind im Dickdarmbereich durchaus normale Befunde; dagegen ist Plätschern pathologisch. Es kommt nicht nur bei Kolitis vor, sondern vor allem auch dann, wenn bei Dünndarmenteritis dünnflüssiger und gashaltiger Dünndarminhalt rasch in den Dickdarm ergossen wird; vom Magenplätschern wird es unterschieben durch sein Auftreten an Stellen, die mit dem Magen sicher nichts zu tun haben; schwer werden kann diese Unterscheidung bei hochgradiger Magenektasie.

Wohl der am häufigsten palpable Teil des ganzen Darms ist das Sigmoid. Seine Fühlbarkeit erweckt daher nur, wenn sie mit erheblichem Druckschmerz verbunden ist, den Verdacht auf eine krankhafte Grundlage — Abszess oder Neoplasma —, und außerdem dann, wenn sie ganz konstant ist. In letzterem Falle entscheidet auf einfache Weise ein Öleinlauf; er bringt die vermehrte Tastbarkeit zum Verschwinden, wenn allein Kotfüllung deren Ursache gewesen.

Die Kombination der primitiven, physikalischen Methoden — immer zusammen mit Anamnese, Allgemeinuntersuchung und Untersuchung der Exkremente — führen die große Mehrheit der Ärzte, die allein auf sie angewiesen sind, ein gutes Stück hinein in die Erkenntnis einer Magen- oder Darmkrankheit. Aber auch der Arzt, dem die Röntgenuntersuchung zur Verfügung steht, wird nur dann das Röntgenbild voll auswerten können, wenn er zuvor die anderen diagnostischen Möglichkeiten ausgeschöpft hat. Andernfalls wird er manchem keine Beobachtung schenken, das nicht an sich pathologisch ist, sondern erst im Gesamtbild krankhafte Bedeutung gewinnt.

Die Mastdarmuntersuchung. Die palpatorische Darmuntersuchung von den Bauchdecken aus hat am Sigmoid ihre Grenze erreicht. Das tief im kleinen Becken liegende Rektum ist ihr nicht mehr zugängig, dafür ist es aber dem tastenden Finger möglich, in das Rektum selbst einzudringen und die Darmwand von innen aus zu untersuchen. In Knieellenbogenlage des Patienten wird der mit einem Gummifingerling überzogene und gut eingeölte Zeigefinger langsam durch den Anus hindurch geführt unter vorsichtiger Überwindung des Widerstandes des M. sphinkter ani. Zugleich achtet das Auge auf Veränderungen der Analfalte und des Anus selbst: Auf Ekzeme, Hämorrhoiden, Fissuren, Fisteln periproktitischer Abszesse und auf andere Abszeßzeichen. Macht die Einführung des Tastfingers trotz schonenden Vorgehens stärkere Schmerzen, so erweckt dies allein schon den Verdacht auf irgend einen krankhaften Prozeß.

Im Innern des Rektums richtet sich die Aufmerksamkeit auf die Beschaffenheit der in der Norm sammtweichen Schleimhaut: auf innere Hämorrhoiden, auf Strangbildungen und auf Verhärtungen; letztere sind immer dringendst karzinomverdächtig. Auf der Vorderseite des Mastdarms ist beim Manne die Prostata als kastaniengroßer, glatter, ziemlich harter Körper tastbar; erhebliche Prostatavergrößerungen sind bei alten Leuten meist der Ausdruck einer Prostatahypertrophie, erwecken aber bei Unverschieblichkeit den Verdacht auf malignen Tumor.

Bei jüngeren Leuten kommt als Ursache einer Prostatavergrößerung oder umschriebener Verhärtungen in erster Linie Prostatitis in Betracht, die oft gonorrhoischer Natur ist. Zur Klärung eines zweifelhaften, palpatorischen Befundes ist die rektoskopische Untersuchung unentbehrlich; sie hat schon deshalb größere Chancen, als die Digitaluntersuchung, weil das 35 cm lange Rektoskop natürlich eine viel größere Darmstrecke übersehen kann als der palpierende Zeigefinger.

Die Leber.

Der Stand der oberen Lebergrenze fällt zusammen mit dem Zwerchfellstand, ist durch ihn bestimmt und hängt mit ihm ab vom Druckverhältnis zwischen Brusthöhle einerseits und Bauchhöhle andererseits. Die Leberkuppe reicht in der rechten Mammillarlinie bis zur Höhe der vierten Rippe. Von der unteren Lungengrenze, also von der sechsten Rippe an abwärts, beginnt die Leber, sich der Thoraxwand direkt anzulegen und erstreckt sich weiter nach abwärts in der Mammillarlinie bis zum Rippenbogen, in der Medianlinie bis zur Mitte zwischen Brustbein und Nabel. Nach rechts füllt die Leber den Raum bis zur seitlichen Thoraxwand aus, nach links reicht sie bei jüngeren Leuten bis zur linken Mammillarlinie, bei älteren oft kaum bis zur Mittellinie. In der Inspiration tritt die Leber mit dem Zwerchfell tiefer, in der Exspiration folgt sie ihm wieder nach aufwärts.

Die normale Leber zeichnet sich niemals sichtbar auf der vorderen Bauchwand ab, die vergrößerte nur bei mageren Bauchdecken. Auch im letzten Fall ist der Wert der Inspektion der Lebergegend meist von untergeordneter Bedeutung.

Zur Feststellung der Lebergröße verhelfen uns Perkussion und Palpation gemeinsam, die Erkennung der Leberform und Konsistenz obliegt der Palpation allein.

Die Leberkuppel bildet den Gipfel der Leber; trotzdem spielt sie keine diagnostische Rolle, da ihr höchster Punkt meist zu weit von der Brustwand entfernt ist, um perkutorisch erreicht werden zu können. Das, was man Leberdämpfung nennt, beginnt oben mit der unteren Lungengrenze, und wie diese ist auch die obere Grenze der Leberdämpfung mit leisen Schlägen als absolute Dämpfung aufzusuchen; man schreitet dazu am besten perkutierend von oben nach unten fort. Die untere Grenze der Leberdämpfung ist leicht festzustellen, wenn die Leber der Brustwand direkt anliegt, um so schwerer auffindbar wird sie, wenn die Leberdämpfung sehr klein ist, wenn starke Tympanie der Därme besteht, oder wenn sich gasgefüllte Darmschlingen zwischen Leber und vordere Brustwand eingeschoben haben. Die akustische Empfindlichkeit gasgefüllter Darmschlingen ist so groß, daß sie auch schon durch schwache, von der Nachbarschaft fortgeleitete Perkussionsstöße zum Mitschallen gebracht werden; auch, wenn man vorschriftsgemäß leise — am besten von unten nach oben fortschreitend — die untere Lebergrenze perkutiert, erhält man daher im untersten Leberbereich keine absolute Dämpfung, sondern infolge des Mitschwingens der benachbarten Därme eine nur relative Dämpfung mit tympanitischem Beiklang. Diese Abgrenzung ist natürlich um so ungenauer, je weiter der untere Leberrand von der vorderen Brustwand entfernt ist; in solchen Fällen ist es sehr ratsam, mit dem Plessimeterfinger die vordere Bauchwand und zugleich die hinter ihr liegenden Darmschlingen intensiv zu komprimieren, um auf diese Weise so nahe wie möglich an die Leber selbst heranzukommen.

Die Beurteilung der Lebergröße richtet sich nicht nach der absoluten Breite der Leberdämpfung; diese ist außer von der Lebergröße zu sehr auch von deren Stellung abhängig. Vielmehr zeigt schon der Stand der unteren Lebergrenze für sich allein an, ob die Leber normal groß, verkleinert oder vergrößert ist. Der Grund dafür liegt darin, daß Volumenveränderungen des Organs — abgesehen von zirkumskripten Vergrößerungen wie Abszessen und Echinokokkusblasen — sich nicht an seiner durch das Zwerchfell fixierten oberen, sondern vorzüglich an seinem unteren Rande bemerkbar machen. **Die Leber gilt also für vergrößert, wenn ihre untere Grenze in der Mammillarlinie den Rippenbogen, in der Medianlinie die Mitte zwischen Brustbein und Nabel überschreitet.**

Immerhin ist auch die Feststellung der **oberen Lebergrenze d. h. des rechten Zwerchfellstandes** einerseits, und andererseits die Berücksichtigung des Drucks in der Bauchhöhle unentbehrlich zur Kritik der gefundenen Leberdämpfung. Tiefstand des rechten Zwerchfells infolge von rechtsseitigem Pleuraerguß, Pneumothorax oder hochgradigem Emphysem[1] drängt die Leber mit nach abwärts und läßt ihren unteren Rand den Rippenbogen überschreiten. Das gleiche ist der Fall,

---

[1] Die emphysematöse Lunge kann allerdings gleichzeitig die Leber so überlagern, daß die Leberdämpfung als Ganzes sehr verkleinert wird.

wenn die Leber infolge von Enteroptose nach abwärts sinkt. In diesen Fällen entspricht also dem Tiefstand der unteren Lebergrenze keine Vergrößerung der Leber selbst, es liegt nur scheinbare Lebervergrößerung vor[1].

Umgekehrt rückt, wenn das rechte Zwerchfell durch Lungenschrumpfung hinaufgezogen wird, auch die Leber mit nach aufwärts, so daß der untere Leberrand nicht mehr bis zum Rippenbogen reicht. Wichtiger, weil viel häufiger, ist die Hinaufdrängung der Leber durch Druckvermehrung in der

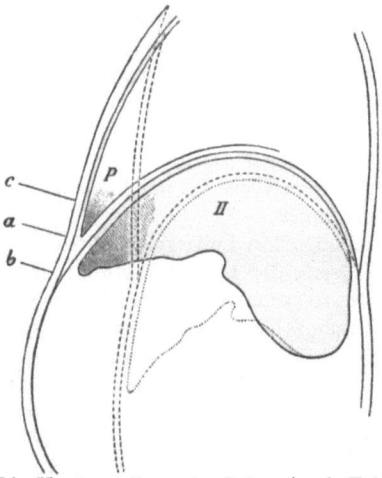

Abb. 35. Die Kantenstellung der Leber (nach Edlefsen).

Bauchhöhle, wie sie bei Bauchtumoren, vor allem auch in der Schwangerschaft, bei Fettleibigkeit, bei Aszites und Meteorismus statthat. Dabei kommt es zugleich mit der Vorwölbung der vorderen Bauchwand und der Hochdrängung des Zwerchfells zu einem Aufwärtsrücken der vorderen Leberteile; wie schmal bei dieser sog. Kantenstellung der Leber die der Bauchwand anliegende Leberzone werden kann, veranschaulicht besser als Worte Abb. 35. Wie zuvor eine scheinbare Vergrößerung, so liegt jetzt eine scheinbare Verkleinerung der Leber vor. Erst, wenn alle diese Fehlerquellen ausgeschaltet sind, sei es, daß sie sich in der Richtung einer scheinbaren Vergrößerung

---

[1] Auch lobäre Infiltrationen des rechten Mittellappens können zu Täuschungen Anlaß geben, wenn die Infiltrationen selbst nicht erkannt und der ganze Dämpfungsbezirk der Leber zugerechnet wird.

oder im Sinne einer scheinbaren Verkleinerung bewegen, erst dann ist ein sicheres Urteil möglich über die wahre Lebergröße.

Als Ursachen einer **wahren Leberverkleinerung** kommen nur senile Atrophie, atrophische Leberzirrhose und akute gelbe Leberatrophie in Betracht. Um so mannigfaltiger ist die Ätiologie der **Lebervergrößerung**: Hepatitis, Cholangitis, Hindernisse im Gallenabfluß, hypertrophische Leberzirrhose, Stauungsleber, Amyloidleber und manche Formen der Leukämie gehen mit diffuser Lebervergrößerung einher, andere Lebererkrankungen wie Abszeß, Leberkrebs, Leberlues und Echinokokkus dazu mit lokal umschriebenen Vergrößerungen.

Die Vergrößerungen der Leber können bald besser durch Perkussion, bald besser durch **Palpation** gefunden werden; besonders bewähren sich hier die oben erwähnten schrägen Palpationsmethoden mit der Drei- oder der Sechsfingerreihe. Die normal große Leber von normaler Festigkeit ist nicht oder doch nur undeutlich fühlbar. Kann eine Leber deutlich palpiert werden, so ist sie entweder größer oder härter als in der Norm: in zweifelhaften Fällen werden immer sowohl Perkussion wie Palpation heranzuziehen sein. Ganz besonders wichtig ist die Palpation für die **Beurteilung von Festigkeit, Form und Schmerzhaftigkeit** der Leber. Die Festigkeit der Leber ist vermehrt bei fast allen ihren Vergrößerungen, besonders bei Leberzirrhose, Stauungs- und Amyloidleber und bei Leukämie. Sehr derb fühlt sich auch die mit luischen Gummen oder mit karzinomatösen Metastasen durchsetzte Leber an; aber besonders charakteristisch ist bei diesen beiden Formen ihre oft ungleichmäßige Oberfläche: bei Leberkarzinom harte, höckrige Tumoren, manchmal versehen mit einer zentralen Eindellung (Krebsnabel), bei der (seltenen) Leberlues tiefe, narbige Einziehungen, und dementsprechende Lappenbildungen. Palpatorischer Druckschmerz des Leberrands scheint vorzüglich der Stauungsleber eigen zu sein, sogar schon bei geringgradiger Vergrößerung des Organs; erist so ein recht wertvolles Symptom. Natürlich muß man sich dabei sehr vor Verwechslungen mit Gallenblasen- und Gallengangsentzündungen hüten. **Fluktuation** kommt nur über großen Echinokokkusblasen der Leber vor; über diesen ist dann hie und da auch eine Art von Schwirren hörbar. Dieses sog. Hytadidenschwirren bei Leberechinokokkus und die perihepatitischen Reibegeräusche des peritonealen Leberüberzugs, wie sie bei Leberabszeß beobachtet werden, stellen die beiden einzigen **Auskultationsphänomene** der Leber dar.

Ein Organ, das besonders häufig durch Spontanschmerz die Aufmerksamkeit auf sich lenkt, ist die Gallenblase und zwar gehören der spontane Schmerz und mehr noch der Druckschmerz der Gallenblasengegend zu den vieldeutigsten Symptomen, da hier Duodenum, Colon transversum, Leberrand und Gallenblase meist auf ein sehr kleines Projektionsfeld zusammengedrängt sind. Um so größerer Beachtung bedarf diese Region. Nur sehr selten wird die Gallenblase so groß, daß sie sich dem Auge auf der vorderen Bauchwand zu erkennen gibt; in solchen Fällen bestätigen Perkussion und Palpation unschwer die Diagnose. In den weniger extremen Fällen wird auch die Perkussion — mit sehr schwachen Schlägen — zumeist versagen. Die besten Resultate bekommt man noch mit Hilfe der vorsichtig tastenden Hand, die die geschwollene Gallenblase nicht selten als eiförmige, meist glatte und nachgiebige Geschwulst feststellt. Deren Erkennung speziell als Gallenblase muß einerseits per exclusionem erfolgen, indem die übrigen Organe, die hier differentialdiagnostisch konkurrieren können, vor allem der Pylorus, an anderer Stelle gefunden werden, andererseits mit Hilfe der übrigen klinischen Symptomatik. Über entzündlichen Gallenblasen ist in nicht seltenen Fällen reiben hörbar und und fühlbar, oder doch eines von beiden.

Die Bauchspeicheldrüse.

Die Bauchspeicheldrüse liegt so tief versenkt hinter Magen und Leber, direkt vor den großen Gefäßen nächst der Wirbelsäule, daß es nur in Ausnahmefällen (bei großen Tumoren) gelingt, ihrer perkutorisch oder palpatorisch habhaft zu werden. Auch die chemischen und mikroskopischen Untersuchungsmethoden lassen im Beginn akuter Pankreaserkrankung nicht selten im Stich. Um so mehr soll der spontane Schmerz und Druckschmerz in Pylorus- und Magengegend auch Pankreaserkrankungen in den Kreis der diagnostischen Erwägungen ziehen, besonders wenn der Schmerz sich zusammenfindet mit anderen Verdachtsmomenten: ileusähnlicher Obstipation, Fettstühlen, Zucker im Harn, Ikterus.

Die Milz.

Normalerweise liegt die Milz völlig bedeckt vom Brustkorb mit ihrer Außenfläche teils noch unter dem linken Zwerchfell, teils liegt sie der Brustwand an. Hinten grenzt sie mit ihrer oberen Hälfte an die Wirbelsäule, mit ihrer unteren an die linke Niere, vorne und unten und mit ihrer Innenfläche an Magen und Därme.

Der Perkussion zugänglich ist die Milz nur von der Linie an, wo sie unter der das Zwerchfell bedeckenden Lunge heraustritt und sich direkt der Brustwand anlegt; diese Linie ist die obere Milzgrenze; sie ist — wie die obere Lebergrenze — identisch mit der unteren Lungengrenze. Maßgebend für die Beurteilung der Milzgröße ist die Ausdehnung der Milzdämpfung nach unten. Diese drückt sich aus einerseits in dem Abstand der Milz vom Rippenbogen, der normalerweise 4—6 cm beträgt[1] und andererseits in der absoluten Breite[2] der Milzdämpfung, d. h. in dem Abstand zwischen oberer und unterer Milzgrenze; die Breite der Milzdämpfung überschreitet in der Norm 7 cm nicht und umfaßt in der Axillarlinie die Fläche von der 9. Rippe bis herab zur 11. Rippe. Im Alter wird die Milz und damit auch ihre Dämpfung wesentlich kleiner.

Die beste Lage des Kranken zur Milzperkussion ist eine Mittellage zwischen Rücken- und rechter Seitenlage, die sog. rechte Diagonallage. In dieser Lage wird die Milz in der Axillarlinie perkutiert, und zwar am besten bei Mittelstellung des Zwerchfells zwischen In- und Exspirium. Im Inspirium rückt die Milz mit dem Zwerchfell nach abwärts, aber die gleichzeitig tiefer tretende Lunge überdeckt sie so sehr, daß es trotzdem zu einer inspiratorischen Verschmälerung der Milzdämpfung kommt. Dagegen führt das exspiratorische Höhertreten der Lunge zu einer Verbreiterung der Milzdämpfung.

Die Milz, an sich wie jedes luftleere Organ stumm, d. h. absolut gedämpft, ist abgrenzbar nur gegen lufthaltige Organe, also gegen die Lungen und gegen gasgefüllte Teile von Magen und Darm. Aus den gleichen Gründen, wie sie bei der Leberperkussion ausgeführt wurden, muß die Perkussion der unteren Grenze gegen die tympanitisch klingenden, sehr schallempfindlichen Därme mit leisesten Schlägen erfolgen. Da die Milzdämpfung nur gegen laut schallende Organe abgrenzbar ist,

---

[1] Die alte Angabe, daß die Milz die Linea costoarticularis — die Verbindungslinie des vorderen Endes der 11. Rippe mit dem Sternoklavikulargelenk — nicht überschreiten dürfe, trifft wegen der großen Variation dieser Linie so häufig nicht zu, daß diese Angabe selbst nicht brauchbar erscheint.

[2] Korrekter sollte es „Höhe" der Milzdämpfung heißen; aber der ärztliche Sprachgebrauch bedient sich ganz allgemein der Bezeichnung Breite.

wird ihre Breite unbestimmbar, wenn die ihr oben angrenzende Lunge verdichtet oder von Flüssigkeit (Pleuraerguß) verdrängt oder wenn der ihr nach unten anliegende Teil des Colon (Flexura coli sinistra, Colon descendens) mit Kot gefüllt ist. Aus dem gleichen Grunde ist eine perkutorische Bestimmung der hinteren Milzgrenze gegen die linke Niere zu von vornherein unmöglich und damit ist auch die Feststellung eines Längsmaßes der Milzdämpfung illusorisch.

Mehr noch, als im Inspirium, wird die Milz von oben überlagert und wird ihre Dämpfung verkleinert durch die emphysematöse Lunge. Umgekehrt kann die Milz von unten her durch Aszites, durch Meteorismus oder sonstige verdrängende Prozesse so weit unter das von Lunge überdeckte Zwerchfell hinaufgedrückt werden, daß ihre Dämpfung wiederum ganz oder fast ganz verschwindet, ohne daß eine Verkleinerung der Milz selbst vorliegt.

Fehlt die Milzdämpfung völlig, ohne daß ein Grund erkennbar wäre, so muß an Wandermilz gedacht werden und es darf nicht versäumt werden, die Milz in anderen Gegenden der Bauchhöhle und im Becken zu suchen. Schließlich wird die Milz auch dann palpabel, wenn sie aus ihrer Lage verdrängt wird: bei hochgradigem Tiefstand des linken Zwerchfells, durch großen Pleuraerguß und mehr noch durch retrolienal gelegene linksseitige Nieren- und Lymphdrüsentumoren.

Die scheinbare Vergrößerung der Milzdämpfung durch benachbarte kotgefüllte Därme führt zu diagnostischen Schwierigkeiten, die sich oft nur durch eine ausgiebige Stuhlentleerung beseitigen lassen. So sind auch bei der Milz perkutorische Vergrößerungen und Verkleinerungen ihrer Dämpfung mit Kritik zu bewerten, sie entsprechen nicht immer wirklichen Vergrößerungen oder Verkleinerungen der Milz selbst.

Trotzdem ist die Milzperkussion unentbehrlich. Geringgradige Vergrößerungen der Milzdämpfung können schon lange, ehe die Milz tastbar wird, eine Vergrößerung der Milz anzeigen. Bei hochgradigen Milzvergrößerungen allerdings liefert die Palpation raschere und exaktere Ergebnisse.

Unter normalen Verhältnissen ist die Milz nicht tastbar. Die Palpation sagt daher gar nichts aus über die normal große und normal gelagerte Milz, um so mehr über Eigenschaften des krankhaft veränderten Organs, über dessen Größe, Form, Konsistenz, und Schmerzhaftigkeit. Die Milz ist am leichtesten von der rechten Seite des Kranken aus zu palpieren. Die rechte Hand geht dabei vom Bauch aus mit den Kuppen der drei mittleren Finger ziemlich flach unter den linken Rippenbogen in der vorderen Axillarlinie, während die linke Hand von hinten einen Gegendruck ausübt (bimanuelle Palpation S. 212 und Abb. 32). Die Palpation kann hier nicht so ausgesprochen exspiratorisch sein, wie sonst; im Inspirium bietet sich der Betastung der Milz oft sogar besonders günstige Gelegenheit, wenn die inspiratorisch herabsteigende Milz körperlich fühlbar an den Fingerkuppen der rechten Hand vorbeigleitet oder an ihnen anstößt. Die rechte Hand hat dabei lediglich auf dem Anstand zu liegen, und die herabsteigende Milz zu erwarten; versucht sie im Inspirium aktiv gegen die Milz vorzudringen, so wird sie empfindliche Bauchmuskeln sehr rasch zu reaktiver Spannung bringen und so erst recht nichts fühlen. Einen ähnlichen Nachteil hat die Milzpalpation, die mit gekrümmter rechter Tasthand die Milz von hinten her zu tasten strebt.

Die Milz wird erst palpabel, wenn sie krankhaft vergrößert oder verlagert ist. Wie immer, muß der Arzt dann suchen, so viel über sie zu erfahren, als überhaupt möglich ist: Über ihre Größe nicht nur, sondern auch über Form, Oberflächenbeschaffenheit, Konsistenz und evtl. über Druckschmerzhaftigkeit. Milztumoren können bei Leukämie, Pseudoleukämie und Granulom bis auf die rechte Bauchseite und tief ins Becken hinunterreichen; als Milz wird ein solcher Tumor charakterisiert durch seinen Zusammenhang mit der Milzgegend, mehr aber noch durch eine oder mehrere Kerben, die den vorderen Milzrand (Margo crenatus) schon in der Norm kennzeichnen, aber erst bei vergrößerter Milz fühlbar werden. Unschwer davon zu unterscheiden ist die höckerige Beschaffenheit, die ihre sonst glatte Oberfläche bei den seltenen malignen Geschwülsten und bei Gummen der Milz erleiden kann. Die Konsistenz der Milz kann besonders bei chronischen und bei nichtentzündlichen Milzvergrößerungen eine sehr harte werden; so bei Leukämien und Pseudoleukämien, Granulom, Lues oder Malaria, bei Leberzirrhose, bei malignen Geschwülsten, bei Amyloidmilz und bei Milzinfarkt. Aber auch für einige der akuten Infektionskrankheiten ist eine mit Vergrößerung einhergehende, wenn auch mäßige Härtezunahme bemerkenswert, so für Typhus, Paratyphus, Fleckfieber und Rückfallfieber. Dagegen wird unter der Wirkung der Infektionen aus der Streptokokken-, Staphylokokken- und Pneumokokkenreihe die Milz wohl auch größer, aber nicht zugleich härter, sondern weicher und bei septischen Erkrankungen sogar „pflaumenweich".

Druckschmerzhaftigkeit ist bei großen Milztumoren wohl Folge der Spannung der Milzkapsel, erweckt aber immer auch den Verdacht auf Perisplenitis. Bei dieser kommt es dann manchmal zu fühlbarem, peritonealem Reiben und gleichzeitig zum einzigen Auskultationsphänomen der Milz, dem peritonealen bzw. perisplenitischen Reibegräusch, ähnlich dem pleuritischen Reibegeräusch; es verdankt seine Entstehung der respiratorischen Verschiebung der Milz gegenüber ihren Nachbarorganen.

Die Inspektion der Milzgegend führt nur bei harten, großen Milztumoren zu positiven Erkenntnissen. Ist der Kranke dazu mager, so kann man hie und da auf der Bauchwand eine deutliche Kontur zugleich mit den Respirationsphasen auf- und absteigen sehen. Ganz große Milztumoren, wie sie besonders bei Leukämien vorkommen, treiben das Abdomen manchmal in einer Weise auf, wie sonst nur die schwangere Gebärmutter das tut. Im allgemeinen aber spielt die Inspektion der Milzgegend gegenüber der Palpation und Perkussion der Milz eine nur nebensächliche Rolle.

Die Nieren.

Im obersten Teil des Retroperitonealraumes liegen die Nieren beiderseits dicht neben der Wirbelsäule in der Höhe des letzten Brust- und der drei ersten Lendenwirbel. Der rechten Niere lagern sich vorne an Leber, Duodenum und Colon ascendens, der linken vorne Magen, Milz, Pankreas und Colon descendens. Hinten sind beide Nieren in ihren medialen zwei Dritteln durch den dicken Musculus erector trunci geschützt, in dem seitlichen Drittel durch den Musculus quadratus lumborum. Die obere Kuppe beider Nieren ist noch mit dem Zwerchfell verwachsen.

Angesichts dieser starken Muskeldecke ist eine sehr erhebliche Nierenvergrößerung nötig, bis sie äußerlich sichtbar wird, entweder in der Nierengegend selbst oder weiter vorne in den Flanken. Dennoch könnte bei sonst unerklärlichen, septischen Fieberbewegungen ein rechtzeitiger Blick auf die genannten Gegenden manchmal frühzeitiger die Diagnose des nephritischen oder paranephritischen Abszesses bzw. Senkungsabszesses bringen. Die nicht entzündliche Schwellung in der Nierengegend ist hie und da begleitet von einem tief sitzenden regionären Ödem der Haut.

Die Perkussion kann die normal großen, hinter den Rückenmuskeln versteckten Nieren nicht durchaus gegen ihre Nachbarschaft abgrenzen, sondern nur nach den beiden Seiten gegen die Därme zu und auch das nur unsicher, und nur sofern die Därme gasgefüllt sind; dagegen ist eine Grenzbestimmung gegen kotgefüllte Därme ebenso unmöglich wie gegen Leber und Milz. Für die Höhe des unteren Nierenpols kann man einen Anhaltspunkt daraus gewinnen, daß die Lendenwirbelsäule von ihm abwärts wieder tympanitischen Schall gibt, während sie vom unteren Nierenpol aufwärts bis zur Lunge gedämpft schallt, infolge der Anlagerung von Nieren, Milz und Leber.

Vergrößert sich eine Niere wesentlich durch Tumor, Abszeß oder Hydronephrose, so wird die Nierendämpfung ausgedehnter und intensiver. Verkleinerungen der Niere, z. B. bei Schrumpfniere, sind perkussorisch niemals feststellbar; wohl aber kann das völlige Fehlen der Nierendämpfung diagnostisch wichtig werden als Zeichen von Nierensenkung bzw. Wanderniere.

Sicherer und meist auch ertragreicher wie die Perkussion ist die Palpation der Nieren. Zwar kann auch sie die Nieren nicht finden, so lange sie richtig gelagert und nicht vergrößert sind, wohl aber bei Verlagerung und bei Vergrößerung. Nierenverlagerung ist immer gleich Nierensenkung, wobei die Niere nach unten und nach vorne rutscht und schließlich unter dem Rippenbogen in der Flanke getastet werden kann. Die höheren Grade von Senkniere nennt man Wanderniere (Ren mobilis); besonders disponieren zu ihr rasch aufeinanderfolgende Schwangerschaften und Abmagerung (Enteroptosis); sie ist bei Frauen entschieden häufiger als bei Männern, rechts häufiger als links. Zur Nierenpalpation muß immer bimanuell (s. S. 212 und Abb. 32) getastet werden; der Gegendruck der nicht palpierenden Hand ist nötig, um die muskulöse, hintere Brustwand und damit die Niere selbst der suchenden Hand zu nähern. Die Tasthand liegt am oder unter dem Rippenbogen auf Anstand, dringt während der Exspiration vor und erwartet in der Inspiration die tiefertretende Niere. Bekommt man ein glattes, beim Einsetzen der Exspiration wieder entschlüpfendes Gebilde zwischen die beiden Hände zu fassen oder gelingt es gar, den ganzen glatten Tumor fest zu ergreifen, so ist die Diagnose Wanderniere sichergestellt; meist wird zugleich ein dumpfer Schmerz empfunden. Albuminurie, die kurz nach der Palpation der Nierengegend auftritt, spricht auch dafür, daß tatsächlich die Niere gefaßt worden war.

Vergrößerungen der Niere führen, wie schon gesagt, bei genügendem Umfang zu sichtbaren Vorwölbungen, können perkutiert und auch getastet werden, werden aber niemals so erfaßt oder umgriffen, wie die verlagerte Niere. Die Handhaltung des Arztes und auch die diagonale Lage des Kranken sind trotzdem die gleichen wie dort. Ebenso wird auch hier die Niere in ihrem inspiratorischen Tiefertreten von der Tasthand erwartet. Vor allem sind es Neoplasmen — Nieren- und Nebennierengeschwülste —, Abszesse und Hydronephrosen, die die tastbaren Vergrößerungen der Niere verursachen. Welcher Art im speziellen Fall der gefühlte Tumor ist, darüber gibt die Palpation nur in besonders günstig gelagerten Fällen Auskunft, dann z. B. wenn höckerige Tumoren eine maligne Neubildung sehr wahrscheinlich machen.

Der Druckschmerz der Nierenpalpation kann sehr erheblich sein, bringt aber keine Entscheidung zwischen Neoplasma und Abszeß. Nur manchmal verrät sich ein Abszeß durch äußerlich tastbare Fluktuation. Meist werden weitere klinische Gesichtspunkte zur Differentialdiagnose verhelfen müssen.

Die Harnblase.

Die leere Harnblase ist ein schlaffer Sack, der auf keine unserer physikalischen Untersuchungsweisen manifest wird. Die gefüllte normale Blase dagegen ist über der Symphyse perkutierbar und tastbar, meist in der Mittellinie, öfters auch etwas seitlich davon. Die überfüllte Blase kann zu einem enormen Tumor anschwellen und dann sogar durch die Bauchdecken hindurch ihre Konturen sichtbar werden lassen. Anlaß zu Überfüllung geben vor allem die Verlegungen und Stenosen der Harnröhre: Prostatahypertrophie, Harnröhrensteine, schwere Strikturen, die aufsteigende Gebärmutter im Beginn einer Schwangerschaft, in seltenen Fällen auch hochgradige Mastdarmüberfüllung und dazu Lähmungen der Blaseninnervation bei Rückenmarksleiden und bei Benommenheit. Bei akuter Harnverhaltung durch Verschluß der Harnröhre macht der gequälte Kranke selbst auf die Störung aufmerksam. Bei chronischen Harnverhaltungen aber kann die Blase hochgradig gefüllt sein, ohne daß der Kranke Harndrang hat, ohne daß er überhaupt etwas davon weiß; er entleert dann wohl spontan Urin, die Blase behält aber dauernd einen „Restharn", dessen Menge manchmal so groß ist, daß die Blase auch nach der spontanen Entleerung noch vergrößert zu perkutieren und zu palpieren sein kann. Oder, wie es besonders bei Innervationsstörungen vorkommt, die spontane

Entleerung ist überhaupt aufgehoben und die Blase „läuft über", wenn ein gewisser Füllungsgrad erreicht ist. Ähnlich steht es mit den klinisch besonders wichtigen Fällen, in denen ein benommener Kranker auf seine Harnverhaltung nicht aufmerksam machen kann. Solche Harnverhaltungen werden so leicht übersehen, daß jeder Arzt es sich zur Regel machen sollte, bei benommenen Kranken immer auch auf den Zustand der Blase zu achten. Die Untersuchung der Blase verlangt keine Besonderheiten, weder bei der Perkussion, noch bei der Palpation. Die harngefüllte Blase gibt absolute Dämpfung: in den sehr seltenen Fällen von Gasbildung in der Blase ist der Klopfschall natürlich tympaniert.

Verwechslungen der gefüllten Blase mit anderen Tumoren der Regio hypogastrica sind wohl möglich, vor allem mit der schwangeren Gebärmutter und mit entzündlichen und nicht entzündlichen Geschwülsten der weiblichen Genitalien. Sie werden aber leicht vermieden, wenn in zweifelhaften Fällen prinzipiell vor allen weiteren Manipulationen die Blase (evtl. durch den Katheter) entleert wird. Verschwindet damit der fragliche Tumor, so ist es klar, daß er die gefüllte Harnblase war.

Der Arzt muß alle diagnostischen Möglichkeiten ausschöpfen, muß alles sehen und betrachten, belauschen und behorchen, betasten, auf alles achten, was er wahrnehmen kann, und muß jeden seiner Sinne ausnützen so viel er kann. Er darf nicht an eingeübten Untersuchungsreihen hängen bleiben, sondern er soll sich in die Besonderheiten der Probleme vertiefen und lernen, sie mit freier Beherrschung seiner Sinne zu klären. Im ärztlichen Denken und Handeln werden sich dabei in jedem Augenblick die vielfältigen Beziehungen zeigen, die das Körperliche mit dem Seelischen verbinden. Deren verständnisvolle Erfassung bedeutet sicher die Krone des ärztlichen Erkennens. Dieses Buch aber ist bestimmt, vorerst zu lehren körperlich zu sehen, zu hören und zu fühlen. Das bleiben die Fundamente, ohne die kein Weiterbauen möglich ist.

Sachverzeichnis.

Abdominalpalpation 208.
Abschwächung des Stimmfremitus 97.
Abwehrlagen 9.
Abwehrreaktion 217.
Adam Stockesscher Symptomenkomplex 180.
Ägophonie 94.
Affenhand 10.
Agitation 10.
Akustik, physikalische Einführung 26.
Ammoniakgeruch 57.
Angina pectoris 197.
Aneurysma 125, 128, 157, 166, 196.
Anschoppungsstadium 112.
Aortenform des Herzens 195.
Aortenklappeninsuffizienz 154, 165, 166, 194.
Aortenklappenstenose 154, 165, 194.
Appendix 223.
Arbeit des Herzens 121.
Arrhythmia perpetua 117, 178.
— — frustrane Systolen 178.
— — Pulsdefizit 178.
Arrhythmien der Herzaktion siehe Herzunregelmäßigkeiten 172.
Arterien, Auskultation der 167.
— Inspektion der 166.
— Palpation der 169.
— Schlängelung der 170.
Arterientöne, eingeborene (autochthone) 167.
— eingewanderte 167.
Arteriosclerosis cerebri 197.
Arteriosklerose 163, 165, 197.
— des Intestinaltraktus 197.
— der Körperperipherie 197.
Astheniker 7, 134.
Asthma bronchiale 108, 111.

Asymmetrie des Brustkorbs 70.
Aszites 201.
Atelektase 109.
Atemfrequenz 63, 66.
Atemgeräusche 79.
Atemgeräusch über pathologischen Hohlräumen 89.
— pueriles 83, 86.
— unbestimmtes 84.
— Verschärfung des 86, 88.
Atemzentrum 63.
Athletiker 7.
Atmen, abgeschwächtes 83.
— amphorisches 90.
— metamorphosierendes 91.
— sakkadiertes 86.
Atmung, abdominale 63.
— Anatomie und Physiologie 61.
— Biotsche 66.
— Cheyne-Stokessche 66.
— große Kußmauls 66.
— kostale 63.
— Rhythmizität 63, 66.
Atrioventrikularknoten, Aschoff-Tawara 119.
Augen 20.
Augenhintergrund 21.
Auskultation 48.
— Geschichte der 32.
— physikalische Einführung 26.
— der Arterien 167.
— des Bauches 206.
— des Herzens 138.
— der Lunge 79.
— der Stimme 92.
— der Venen 190.
— vergleichende 80.
Auswurf, geschichteter 110.
Automatie des Herzens 119.
Azetongeruch 56, 57.

Sachverzeichnis.

Barttracht 18.
Basedow 6, 120, 144.
Bauch, Auskultation 203.
— Betrachtung 199.
— Palpation 208.
— Perkussion 205.
Bauchdecken 200, 208.
Bauchhaut 199.
Bauchschall, gedämpfter 204.
— metallischer 204.
— tiefer und lauter 204.
Bauchspeicheldrüse 230.
Bauchwand, schwache 201.
Behaarung 17.
Behorchung s. Auskultation.
Beiklang, metallischer 91.
— — der Herztöne 142.
Berührungsempfindung 51.
Betastung 1, 51, 60.
— des Bauches 207.
Betrachtung 2, 4.
— des Bauches 199.
Bettlage, aktive 9.
— passive 9.
Bewegungsempfindung 51.
Bewegungsgefühl 53.
Bläschenatmen 81 ff.
— Abschwächung 85.
Bleivergiftung 164.
Block, partieller 180.
— totaler 179.
Blutdruck 144, 162.
— erhöhter 164.
— niedriger 165.
— und Psyche 164.
Blutdruckmessung, auskultatorische 185.
— oszillatorische 185.
— palpatorische 184.
Blutdruckwerte bei Arrhythmia perpetua 186.
Blutgefäße, Physiologie 161.
Bluthochdruck 194, 197.
Bradykardie 121, 180.
Bronchialatmen 80, 87, 91, 93.
— physiologisches 80.
Bronchial-Hilusdrüsen 97.
Bronchiektasien 90, 108.
Bronchien, Kompression der 85.
— Verstopfung der 85.
Bronchiolitis 108, 110.
Bronchitis, akute 107.
— chronische 110.

Bronchophonie 93, 97.
Bronchopneumonie 88, 109, 112.
Bronchovesikuläratmen 84.
Brustdrüse 65.
— und Perkussion 41, 132.
Brustkorb, Betrachtung 64.
— Schrumpfung 65.
Brustwand, ihre Rolle bei der Perkussion 41, 132.
— und Stimmfremitus 96.
Brustwandarterien, pulsierende 166.

Caput Medusae 190, 199.
Claudicatio intermittens 197.
Colon ascendens 224.
— descendens 102, 112.
Crepitatio indux 101, 112.
— redux 101, 112.

Dämpfung 30.
— absolute 37.
— des Lungenschalls 71.
— medizinische 37.
— physikalische 30.
Damoiseau-Ellissche Kurve 115.
Darmgeräusche 206, 207.
Darmschall, Tympanie 40.
Darmsteifungen 203.
Darmtraktus 222.
Darmverschluß 202.
Dauer eines Tones 27, 30.
Défense musculaire 217.
Dilatation des Herzens 198.
Distanzton 193.
Dolores osteocopi 196.
Doppelgeräusch bei Aorteninsuffizienz (Duroziez) 169.
Doppelton bei Aorteninsuffizienz 169.
Drüsenerkrankungen, Inspektion 23.
Druckgefühl 51 ff.
Druckgeräusche, künstliche, über Gefäßen 169.
Ductus Botalli, Offenbleiben des 196.
Durchbiegbarkeit eines Körpers 29, 41.
Dysbasia angiosclerotica 196.
Dysthyreose (Basedow) 6, 120, 144.

Eigenton eines Körpers 25.
— der Lunge und Schalleitung 94.
Elastizitätsmodul 26 ff.
Elektrokardiographie 172.
Emphysem 40, 72, 82, 88, 97, 108, 132, 134.
Emphysemknistern, mediastinales 160.
Enteroptose 201.
Entfaltungsknistern 102.
Epigastrische Pulsationen 127.
Erdanziehung (Schwerkraft) 26.
Erhöhung, relative, des Klopfschalls 42.
Erweiterung des Herzens 122.
Exantheme, akute 18.
Expektoration, maulvolle 110.
Expirium 63, 84.
— Verlängerung des 86.
— Verschärfung des 84, 88.
Explosionsgeräusche 99.
Extrasystolen, atrioventrikuläre 174.
— aurikuläre (Vorhof-) 174.
— Bigeminie 176.
— frustrane 174.
— interpolierte 175.
— ventrikuläre 173.

Facies hippokratica 20.
Festigkeit 26, 28.
Fettleibigkeit 6, 41, 145, 200.
Fingerperkussion 34.
Flattern der Vorhöfe 117.
Flimmern der Vorhöfe 117.
Fluktuation 218.
Foetor ex ore 57.
Foramen ovale, Offenbleiben 196.
Füße, Betrachtung der 24.

Gänsegurgelarterie 170.
Gallenblase 230.
Galopprhythmus 146.
Ganges, Betrachtung des 9.
Gangrän 24, 109.
Geblähten Schlinge, Symptom der 202.
Gefäßgeräusche, autochthone 195.
— eingeborene 168.
— eingewanderte 168.
Gefäßspasmen 197.

Gehör 1, 60.
Gelenkempfindung 51.
Gelenkerkrankungen 10.
Gelenkknacken 103.
Geräusch des fallenden Tropfens 104, 116.
— des gesprungenen Topfes 74.
— kardiopleurales 106.
— physikalische Grundlage 27, 31.
Geräuschbildung im Kreislauf, Grundlagen der 148.
Geräusche, kardiale 148.
— perikardiale 159.
— pleurale 105.
Gerhardtscher Schallwechsel 77, 78.
Geruch aus dem Mund 57.
— bei Infektionskrankheiten 55.
— nach Ammoniak 57.
— nach Azeton 57.
— des Kotes 57.
— urämischer 56.
Geruchsinn 1, 55.
Gerüst, knöchernes, und Betrachtung 5.
Geschmack 1.
Gesicht 1, 19, 60.
Gibbus 65.
Gleitpalpation 212, 222.
Gliedmaßen, Betrachtung der 23.
Grenzen, absolute (oberflächliche) des Herzens 43.
Grenze, relative (tiefe) des Herzens 43.
Griffelperkussion 46.
Grocco-Rauchfußsches Dreieck 115.
Gurrgeräusche des Darmes 216.

Haarausfall 18.
Haartracht 18.
Habitus asthenicus 7.
— pycnicus 7.
— sthenicus oder athleticus 7.
Hals, seine Betrachtung 23.
Haltung des Körpers 9.
Hand, ihre Betrachtung 23.
— herabhängende 10.
Harnblase 236.
Harnsperre 164.
Härte des Pulses 183.
Haut, ihre Betrachtung 11.
— ihre Feuchtigkeit 12.
— Glanz und Glätte 13.

Sachverzeichnis.

Hautfarbe 14.
Hautnarben 19.
Hautsekrete, Geruch 56.
Hautvenen 190.
Headsche Zonen 55, 223.
Hernien 200.
Herz, Anatomie und Physiologie 117.
— Aortenform 136.
— Arbeitsüberlastung 122.
— Auskultation 138.
— Automatie 121.
— und Brustkorbdeformationen 137.
— Diastole 138.
— Entenschnabelform 136.
— Güte des Herzmuskels 122.
— hängendes 133.
— Hypertrophie 121, 122, 126, 135.
— Kugelform 136.
— und Lungenerkrankungen 137.
— Medianabstände 130.
— bei Meteorismus 134.
— Mitralform 136.
— Perkussion 128.
— Phase der Herzaktion 153.
— und Pleuraerkrankungen 137.
— Rhythmus 171.
— Schlagvolumen 121.
— Schuhform 136.
— Stromvolumen 121.
— Systole 138.
— Vergrößerung der Dämpfung 134.
— Verkleinerung 134.
— Verlagerungen 134.
Herzaktion, akustische Analyse der 140.
Herzarbeit 121.
Herzbeutelergüsse 135, 196.
Herzbeutelerkrankungen 196.
Herzbuckel 124, 132.
Herzdämpfung, absolute 69, 130.
— Bewertung der 132.
— relative 129.
Herzerweiterung 122, 126.
Herzfehler, die angeborenen 195.
Herzfehlerzellen 111.
Herzfunktionsprüfung 198.
Herzgeräusche 138, 147.
— akzidentelle 155.
— und Blutverdünnung 151, 157.
— Charakter der 151.

Herzgeräusche, extrakardiale 158.
— durch Kompression 156.
— Lautheit der 151.
— musikalische 158.
— nervöse 156.
— organische 152.
— Phase der 153.
— Punctum maximum 154.
— relative 152.
— und Schwingungsfähigkeit 150, 157.
— und Weite des Strombetts 148.
— und Störungsgeschwindigkeit 150, 157.
— ihr Ursprungsort 153.
Herzgrenzen, oberflächliche 130.
— tiefe 129.
Herzklappenerkrankungen, erworbene 193.
Herzmuskelerkrankung 122, 124, 192.
Herzschlag, Beschleunigung 120.
Herzschlagfolge 120.
— Unregelmäßigkeiten der 172.
Herzschlagverlangsamung 120.
Herzspitzenstoß 125.
Herzstoß 125.
— negativer 128.
Herztöne 138.
— Abschwächung 145.
— Lautheit 143.
— Schalleitung der 145.
— Spaltung der 145.
— Verstärkung 144.
— Verdopplung der 145.
Herzunregelmäßigkeiten 172.
— Adam-Stokesscher Symptomenkomplex 180.
— Arrhythmia perpetua 177.
— Bigeminie 178.
— Bradykardie 180.
— Extrasystolen 173.
— Frustrane Extrasystolen 174.
— — Systolen 178.
— interpolierte Extrasystolen 175.
— Kammerautomatie 180.
— kompensatorische Pause 173.
— paroxysmale Tachykardie 179.
— Pulsdefizit 175.
— Pulsus alternans 178.
— refraktäre Periode 173.
— Sinusarrhythmie 172.
— Sinusvorhofarrhythmie 182.

Herzunregelmäßigkeiten, Sinusvorhofblock 182.
— Vorhofflattern 177.
— Vorhofflimmern 177.
— Vorhofkammerblock, partieller 180.
— — totaler 179.
— Wenckebachsche Perioden 182.
Herzvergrößerung 122, 135, 198.
Herzzentren, automatische 120.
Hinken, intermittierendes 197.
Hissches Bündel 119.
Hochdruck 164.
Höhlensymptome, perkussorische 73.
Hohlräume, Tympanie 73.
Hohlraumsymptome, Nebengeräusche als 104.
Husten, Behorchung 61.
Hypertension (Hypertonie), primäre 164.
Hypogenitalismus 17.
Hypotension 138, 165.
Hypotonie, Symptomenkomplex der 166.

Ikterus, Betrachtung 16.
Ileozökaltumoren 222.
Infarkt der Lunge 101, 109, 113.
Infiltration der Lunge 97.
Innersekretorische Störungen 5.
Inspektion der Arterien 166.
— (Betrachtung) 2, 4.
— der Herzgegend 124.
— der Lebergegend 226.
— der Milzgegend 234.
— der Venen 189.
Inspiration, ziehende 111.
Insuffizienz der arteriellen Ostien 123.
— der venösen Ostien 123.
Interkapularraum 81.

Kammerautomatie 180.
Kammerextrasystolen 173.
Kammerscheidewand, Defekte der 195.
Kapillarpuls 161, 166.
Katzenmusik 111.
Kavernen (s. auch Hohlräume) 37, 40, 73, 108.

Keuchhusten 111.
Klang 31.
Klangähnlichkeit 40, 204.
Klangfarbe 31.
Klappeninsuffizienzen 123.
Klappenschlußunfähigkeiten 123.
Knacken über der Lunge 103.
Knistern über der Lunge 101.
Konsistenzgefühl 51, 52.
Konstitution 7.
Körperform 7.
Körpergröße 5.
Körperhaltung 8.
Körperumfang 6.
Koronarsklerose 197.
Kotgeruch 57.
Krallenhand 10.
Krepitation 101.
Kroenigsches Schallfeld 69.
Krugatmen 90.
Kußmaulsche Atmung 66.
Kyphose 65.
Kyphoskoliosen 124.

Lageempfindung 51.
Lagegefühl 52.
Lagen des Körpers (Betrachtung) 8.
— Bettlagen 9.
— Abwehrlagen 9.
Lautheit des Bronchialatmens 91.
— des Lungenschalls 82.
— eines Tones oder Schalls 27, 36.
Längenwachstum, Betrachtung 5.
Leber, Fluktuation 229.
Leber, Kantenstellung der 288.
— scheinbare Verkleinerung 228.
— Schmerzhaftigkeit der 229.
Leberdämpfung 226.
Lebergröße 226.
Leberkuppel 226.
Lebervergrößerung 227, 229.
— scheinbare 228.
Leberverkleinerung 229.
Lederknirschen 105.
Lendenwirbelsäule, Druckschmerzhaftigkeit der 218.
Lobäre Pneumonien 109, 112.
Lobuläre Pneumonie 88, 109, 112.
Lokomotivgeräusch 159.
Lordose 65.
Luftwege 60.
Lunge des Kindes 38, 82, 86, 88, 95.

Kindliche Lunge, Atemgeräusch 82, 86, 88.
— — Perkussionsschall 38.
— — Schalleitung 95.
Lungenabszeß 97, 109, 113.
Lungenembolie 113.
Lungenemphysem 110.
Lungengangrän 113.
Lungengewebe, verdichtetes 100.
Lungeninfarkt 101, 109, 113.
Lungengrenzen 62, 67.
— mediale 69.
Lungenlappengrenzen 62, 69.
Lungenspitzengrenzen 69.
Lungenkompression 97.
Lungenlues 113.
Lungenödem 101.
Lungenschrumpfung 83.
Lungenspitzen 81.
Lungensyphilis 109.
Lungentuberkulose 109, 113.
Lungentumor 85, 109, 113.

Mac Burneysche Druckpunkt 223.
Magen, Auskultation des 222.
— Klopfschall 40.
— Palpation des 221.
— Perkussion des 220.
Magenplätschern 222.
Magerkeit 6.
Maskengesicht 10.
Mastdarmuntersuchung 225.
Medianabstände des Herzens 130.
Mesaortitis luica 196.
Metallklang, perkussorischer 73.
Meteorismus 134, 201.
Methodik der Palpation 209.
Milz 230, 232.
— Konsistenz der 233.
Milzdämpfung 231.
Milzgröße 231.
Milztumoren, Druckschmerzhaftigkeit 234.
Mitralform des Herzens 136.
Mitralinsuffizienz 137, 193, 154.
Mitralstenose 137, 193.
Münzenklirren 75.
Mundhöhle 21, 60.
Mundschleimhaut 22.
Muskelempfindung 51.
Muskelknacken 103.
Muskeltonus 8.
Muskulatur, Betrachtung 7.

Nase, Betrachtung 21.
Nebengeräusche 97.
— diskontinuierliche 100.
— feuchte 100.
— kontinuierliche 99.
— pulmonale 98.
Nekrose 197.
Neoplasmen 224.
Nervenerkrankungen, Betrachtung 9.
Nervenschmerz 53.
Nervus vagus 120.
— sympathicus 120.
Niere 234.
— Vergrößerung 235.
Nierenerkrankungen und Blutdruck 164.
Nonnensausen 192.
— an- und abschwächendes 192.

Ödem der Bauchwand 200.
— Betrachtung 13.
Olliver Cardarellisches Symptom 128, 197.
Organschmerz 53.

Palpation 51, 107, 124, 169, 189, 207.
— der Appendix 223.
— der Arterien 169.
— des Bauches 207.
— — ballotierende 216.
— — bimanuelle 212.
— — mit der Doppelhand 214.
— — Handhaltung 212.
— — schräge 213.
— — steile 213.
— — Psoaspalpation 211.
— — Tumordiagnostik 215.
— — und Schmerzempfindung 217.
— bimanuelle 212.
— des Blutdrucks 183.
— des Dickdarms 224.
— der Herzgegend 124.
— der Leber 229.
— der Lunge 107.
— des Magens 221.
— der Milz 232.
— der Nieren 235.
— der Pars coecalis ilei 222.

Palpation der Venen 189.
Pars coecalis ilei 222.
Pause, kompensatorische 173.
Pericarditis adhaesiva 196.
— exsudativa 196.
— sicca 196.
Perikardialerguß 97.
Periode, refraktäre, des Herzens 173.
Perkussion, direkte 33.
— Geschichte 32.
— des Herzens 128.
— indirekte 33.
— des Magens 220.
— physikalische Einführung 26.
— topographische 35, 43, 45 ff.
— — des Bauches 205.
— — des Herzens 128.
— — der Lunge 66 ff.
— vergleichende 35.
Perkussionshammer 33.
Pfötchenhand 10.
Phlebitiden 190.
Plätschergeräusche des Bauches 207.
— in Hohlräumen der Lunge 104.
Plessimeter 33.
Plessimeterfinger 46.
Pleuraerguß 75, 83, 85, 97, 109.
Pleuraschwarte 83, 85, 97, 109.
Pleuritis exsudativa 115.
— sicca 115.
Pneumonie, chronische 112, 124.
— genuine 112.
— lobäre, genuine 109, 112.
— lobuläre 88, 109, 112.
Pneumoperikard 74.
Pneumoperitoneum 37, 40, 74.
Pneumothorax 37, 40, 72, 74, 85, 88, 90, 97, 108, 116.
Primärbehaarung 17.
Prinzipien der Bauchpalpation 208.
Pseudoleberzirrhose 196.
Psoaspalpation 211.
Psoasschmerz 218.
Pulmonalsklerose 137.
Pulmonalstenose 195.
Pulsdefizit 175, 178.
Pulsgröße (Höhe) 171.
Pulshärte (Blutdruck) 171.
Pulskraft (Energie) 171.
Pulsrhythmus 171.
Pulsschnelligkeit 171.

Puls, schwacher 189.
Pulsus alternans 176.
Pulszahl (Frequenz) 171.
— und Herzschlagzahl 171.
Punctum maximum der Herzgeräusche 154.
Pyopneumothorax 116.

Rachitischer Rosenkranz 132.
Radialpulse, Differenz der 197.
Rasselgeräusche 99, 100.
— großblasige 103.
— kleinblasige 102.
— klingende 100.
Rasseln, metallisches 104.
— subkrepitierendes 101.
Raumempfindung (-gefühle) 51.
Raynaudsche Krankheit 24.
Reibegeräusch, peritoneales 234.
Reibegeräusche in der Bauchhöhle 207.
— perikardiale 159.
Reiben, pleuritisches 105.
Reizentstehungsstörungen 172.
Reizleitungsstörungen 179.
Reizleitungssystem 119.
Reizursprungssystem 119.
Rektoskopie 226.
Rekurrenslähmung 197.
Relative Herzdämpfung 129.
Reprise 111.
Resonanz 73, 94.
Resonanzmaximum der Lunge 95.
Respiratorischer Schallwechsel 76.
Rhonchi sibilantes 99.
Rhythmus des Herzens 171.
Rippenatmung 63.
Roseola 199.

Saitengalvanometer 172.
Schachtelton 110.
Schalldauer 36.
Schalleitung 50, 87.
— der kindlichen Lunge 95.
— der verdichteten Lunge 87, 92 ff.
— der Stimme 92.
Schalleitungsfähigkeit der normalen Lunge 95.
Schallwechsel, Friedrichscher 76.
— statischer 75.
— Wintrichscher 75.

Schallwechselphänomene 75.
Schilddrüse 23.
Schlagvolumen des Herzens 121, 123.
Schlauchstethoskope 49.
Schmerz, Charakter 54.
— Headsche Zonen 55.
— Ort und Ausbreitung 55.
— palpatorischer 217.
— Rhythmizität 55.
Schmerzgefühl 51.
Schrumpfniere, sekundäre 164.
Schrumpfungen 134.
Schuhform des Herzens 195.
Schwellenwertperkussion 46.
Schwerkraft (Erdanziehung) 26.
Schwingungen, longitudinale 26.
— periodische 26.
— transversale 26.
Senkniere 235.
Seropneumothorax 116.
Sigmoid 224.
„Signe du sou" 74.
Skoliose 132.
Skybala 224.
Sinusarrhythmie 172.
Sinusknoten (Keith-Fleck) 118.
Sinusvorhofarrhythmie 182.
Sinusvorhofblock 182.
Spannung 26, 28.
Spannungsverminderung des Lungengewebes 73.
Speiseröhre 219.
Spitzenstoß, schnellender 127.
— Verlagerung 126.
Sprache 60.
Spulengalvanometer 172.
Steppergang 10.
Stethoskop 48.
Stimmfremitus 95.
— Abschwächung 97.
— Verstärkung des 97.
Stimmzittern 95.
Störungen, innersekretorische 5.
Stoffwechsel, erhöhter 120.
— herabgesetzter 121.
Streifenperkussion 78.
Striae 200.
Stridor 61.
Stromvolumen des Herzens 121.
Succussio Hippocratis 104, 116.
Symptomenkomplex, Adam Stokesscher 180.
Systolen, frustrane 178.

Tachykardie, paroxysmale 179.
Temperaturempfindung 51.
Temperaturprüfung 51.
Temperatursteigerung 120.
Terminalbehaarung 17.
Thorax, Asymmetrie 65.
— Ausdehnungsfähigkeit 82.
— emphysematöser 124.
Thoraxbau 64.
Thoraxform 7.
Tiefenpalpation 210.
Tiefenperkussion 44.
Tintement métallique 104.
Ton 26, 31.
— präsystolischer 147.
— protodiastolischer 147.
Tonbeherrscher 39.
Toncharakter der Nebengeräusche 98.
Tonhelligkeit 31.
Tonhöhe 27, 36, 82.
Tonvolumen 31.
Topographie 57.
Trachealatmen 80.
Trachealrasseln 61, 100.
Traubescher Raum 59, 220.
Trikuspidalinsuffizienz 137, 189.
Trockenheit der Haut 12.
Trommelschlegelfinger 16, 24, 196.
Tropfenherz 133.
Tumordiagnostik (palpatorische) 215.
Turgor der Haut 13.
Tympanie 39, 72, 108, 204.
Typhus 121.

Undulation 219.
Unregelmäßigkeiten der Herzschlagfolge 172, s. Herzunregelmäßigkeiten.

Vagusdruck 121.
Valsavascher Verusch 159.
Varikozele 190.
Varizen 190.
Venen 189.
— Auskultation der 190.
— Inspektion der 189.
— Palpation der 189.
Venenerweiterungen 24.
Venengeräusche 191.

Venenpuls, penetrierender 161.
— positiver 189.
— systolischer 195.
Venentöne 190.
Venenzeichnung auf Brust und Bauch 190, 199.
Verdichtung, partielle, des Gewebes 38.
— totale, des Gewebes 38.
Vergleichende Perkussion der Lunge 70.
Verschärfung des Atemgeräusches 86.
Verschieblichkeit der Lungengrenzen 67.
Vertebra prominens 59, 81.
Vertiefung, relative, des Klopfschalls 42.
Vesikuläratmen 81.
— Dauer des 85.
— inspiratorisches 81, 84.
— Lautheit des 84.
Vorhofextrasystolen 174.
Vorhöfe, Flattern der 117.
— Flimmern der 117.

Vorhofkammerblock, partieller 180.
— totaler 179.

Wandermilz 232.
Wanderniere 235.
Wasserpfeifengeräusch 104.
Wenckebachsche Periode 182.
Widerstände im Kreislauf 122.
Windkesselwirkung 161.
Wintrichscher Schallwechsel 75.
Wirbeldornfortsätze 59.
Wurmfortsatz 223.

Zähne 22.
Ziegenmeckern 94.
Zischlaute 93.
Zökum 222.
Zunge 21.
Zwerchfell 62.
Zwerchfellatmung 63.
Zwerchfellhochstand 66, 126, 133.
Zwerchfelltiefstand 66, 126, 132.
Zwischenrippenräumen 45.
Zyanose 15, 196.

VERLAG VON J. F. BERGMANN IN MÜNCHEN

Lehrbuch der Entwicklungsgeschichte des Menschen.
Von Dr. H. K. Corning, Professor der Anatomie an der Universität Basel. Zweite Auflage. Mit 694 Abbildungen, davon 105 farbig. 1925. In Ganzleinen geb. 36.—RM.

Grundriß der chirurgisch-topographischen Anatomie.
Mit Einschluß der Untersuchungen am Lebenden. Von Geh. Med. Rat Prof. Dr. O. Hildebrand, Direktor der chirurgischen Universitäts-Klinik Berlin. Vierte, verbesserte und vermehrte Auflage. Mit 194 teils mehrfarbigen Abbildungen im Text. 1924.
Gebunden 13.50 RM.

Grundriß der pathologischen Anatomie.
Von Professor Dr. Gotthold Herxheimer, Prosektor am städt. Krankenhaus zu Wiesbaden. Allgemeiner Teil. Mit 266 zum großen Teil farbigen Abbildungen. Neunzehnte Auflage des Schmausschen Grundrisses der pathologischen Anatomie. 1926. 28.20 RM.
Spezieller Teil erscheint Anfang 1927

Lehrbuch der Herzkrankheiten.
Von Dr. R. Geigel, Professor an der Universität Würzburg. Mit 60 Abbildungen. 1920. 11.— RM.

Lehrbuch der Lungenkrankheiten.
Von Dr. R. Geigel, Prof. a. d. Universität Würzburg. 1922. 10.— RM., geb. 12.— RM.

Pathologisch-anatomische Diagnostik an der Leiche
nebst Anleitung zum Sezieren. Von Dr. Hermann Beitzke, o. ö. Professor der pathologischen Anatomie a. d. Universität Graz. Mit 287 teilweise farbigen Abbildungen. 1926. 36.— RM., geb. 37.80 RM.

Allergische Diathese und allergische Erkrankungen.
Von Dr. Hugo Kämmerer, Professor der Universität München, Leiter des Ambulatoriums der 2. Medizin. Klinik. 1926.
13.50 RM., geb. 16.20 RM.

Klinische Physiologie.
Von Prof. Dr. Bernhard Stuber, Oberarzt der Med. Klinik der Universität Freiburg i. Br. I. Teil: Allgemeiner und spezieller Stoffwechsel. Mit 3 Abbildungen und 9 Tabellen. 1926. 9.60 RM.
Teil II und III in Vorbereitung.

Lehrbuch der Ernährungstherapie für innere Krankheiten.
Von Prof. Dr. med. F. Klewitz, Königsberg i. P. 1925.
6.— RM., geb. 7.50 RM.

Taschenbuch der medizinisch-klinischen Diagnostik.
Von Dr. Otto Seifert, Professor in Würzburg und Dr. Friedrich Müller, Professor in München. Dreiundzwanzigste Auflage. Bearbeitet von Friedrich Müller. Mit 126 teilweise farbigen Abbildungen und 2 Tafeln. 1922. Gebunden 7.50 RM.

VERLAG VON J. F. BERGMANN IN MÜNCHEN

Die klinische Diagnose der Bauchgeschwülste. Vollständige Neubearbeitung der ersten Auflage von E. Pagenstecher von Professor Dr. Th. Naegeli, Bonn. Mit einer Einführung von Geh. Med.-Rat Professor C. Garrè in Bonn. Mit 348 Abbildungen. 1926. 39.— RM., geb. 42.— RM.

• **Grundriß der allgemeinen Chirurgie.** Von Professor Dr. E. Melchior, Oberarzt der Chirurgischen Universitäts-Klinik in Breslau. Mit einer Einführung von Geh. Rat Professor Dr. H. Küttner. Zweite Auflage. Mit 16 Abbildungen im Text. 1925. 12.60 RM., geb. 15.— RM.

Kursus der klinischen Untersuchungsmethoden für Studierende der Zahnheilkunde. Von Dr. Gerhard Denecke, Priv.-Doz. für innere Medizin an der Universität Marburg. Mit 44 Abbildungen im Text. 1926. 5.10 RM., geb. 6.30 RM.

Einführung in die Physik. Von Dr. med. Ph. Broemser, o. Professor für Physiologie an der Universität Basel. Mit 206 Abbildungen im Text. 1925. 10.50 RM., geb. 12.— RM.

Lehrbuch der physiologischen Chemie. Unter Mitwirkung von Professor S. G. Hedin in Upsala, Professor J. E. Johansson in Stockholm und Professor P. Thunberg in Lund, herausgegeben von Olof Hammarsten, ehem. Professor der medizinischen und physiologischen Chemie an der Universität Upsala. Elfte völlig umgearbeitete Auflage. Mit einer Spektraltafel. 1926.
29.40 RM., geb. 32.40 RM.

Lehrbuch der Mikrochemie. Von Friedrich Emich, o. Professor an der Technischen Hochschule Graz, korr. Mitglied der Akademie der Wissenschaften, Dr. phil., h. c., Dr.-Ing. ehrenh. Zweite gänzlich umgearbeitete Auflage. Mit 83 Textabbildungen. 1926. 16.50 RM., geb. 18.60 RM.

Lehrbuch der Harnanalyse von Ivar Bang. Zweite verbesserte und ergänzte Auflage. Bearbeitet von Professor Dr. F. von Krüger, Vorsteher der physiol.-chemischen Abteilung des Phys. Instituts der Universität Rostock. Zweite Auflage. Mit 19 Abbildungen im Text. 1926. 8.70 RM.

Allgemeine Chirurgie, vorgetragen in Frage und Antwort, nebst einigen Kapiteln über Frakturen, Luxationen und Hernien. Von Dr. Julius Feßler, a. o. Professor für Chirurgie an der Universität München und Dr. Joseph Mayer, Reg.-Medizinalrat am Versorgungsamt Ingolstadt, früher Kais. Reg.-Arzt. 1924. 6.— RM.

Fuß und Bein, ihre Erkrankung und deren Behandlung. Von Dr. med. Georg Hohmann, Professor für orthopädische Chirurgie in München. Mit 71 zum Teil farbigen Abbildungen im Text und 17 Tafeln. 1923. Steif kartoniert 10.50 RM.

MIX
Papier aus verantwortungsvollen Quellen
Paper from responsible sources
FSC® C105338

If you have any concerns about our products,
you can contact us on
ProductSafety@springernature.com

In case Publisher is established outside the EU,
the EU authorized representative is:
**Springer Nature Customer Service Center GmbH
Europaplatz 3, 69115 Heidelberg, Germany**

Printed by Libri Plureos GmbH
in Hamburg, Germany